中国现代化研究论坛

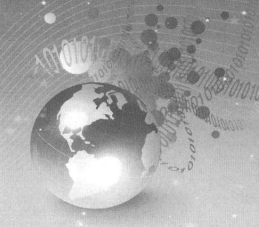

健康中国和健康现代化

中国科学院中国现代化研究中心　编

科学出版社

北　京

图书在版编目（CIP）数据

健康中国和健康现代化 / 中国科学院中国现代化研究中心编. —北京：
科学出版社，2020.6

（中国现代化研究论坛）

ISBN 978-7-03-064835-8

Ⅰ.①健… Ⅱ.①中… Ⅲ.①医疗卫生服务-现代化建设-研究-中国
Ⅳ.①R199.2

中国版本图书馆CIP数据核字（2020）第064461号

责任编辑：付　艳　卢　淼 / 责任校对：何艳萍
责任印制：李　彤 / 封面设计：陈　敬

科 学 出 版 社 出版
北京东黄城根北街 16 号
邮政编码：100717
http://www.sciencep.com

北京凌奇印刷有限责任公司 印刷
科学出版社发行　各地新华书店经销

*

2020 年 6 月第 一 版　开本：720×1000 B5
2020 年 6 月第一次印刷　印张：16 1/2
字数：330 000

POD定价：　99.00元
（如有印装质量问题，我社负责调换）

"中国现代化研究论坛"组委会成员

《健康中国和健康现代化》
编委会

人类从非洲走来，在亚洲创造了农业文明，在欧洲创造了工业文明，在美洲孕育了知识文明。从农业文明向工业文明转变是第一次现代化，从工业文明向知识文明转变是第二次现代化。如果说第一次现代化是以工业和城市为基础的经典现代化，那么，第二次现代化则是以知识和信息为基础的新现代化。显然，现代化是人类文明的最新篇章。

在人类文明的长河里，不同民族有不同的表现，不同国家有不同的成就。不同民族和国家的文明进程是不同步的，世界现代化具有进程不同步性和分布不均衡性。目前，大约有20个国家已经进入第二次现代化，大约有100个国家处于第一次现代化，有一些国家和地区仍然处于农业社会，有一些少数民族仍然停留在原始社会。虽然不同国家和地区的现代化水平不同，但它们多数受到第二次现代化的吸引和影响。科学和信息正在改变世界。

众所周知，实现现代化既是中华民族几代人的追求和梦想，也是我国两个世纪的奋斗目标，它关系我们每一个人的未来，需要每一个人的努力，我国科学界更是肩负着不可替代的历史责任。根据邓小平同志提出的"三步走"发展战略，中国将在2050年前后达到世界中等发达国家水平，基本实现现代化。在一个近14亿人口的发展中大国，用50年时间基本实现现代化是史无前例的伟大壮举。中国要达到世界发达国家水平，全面实现现代化，预计要到21世纪下半叶。如此宏伟的现代化世纪工程，如果没有科学的现代化理论和战略研究，现代化目标就有可能落空。特别是在经济全球化条件下，对现代化规律和特征的认识，是制定国家发展战略、地区发展战略、部门发展战略和科技发展战略等的重要基础。

世界现代化研究是在20世纪50年代开始起步的，虽然其思想源头可以追溯到更早。在 20 世纪后 50 年里，世界现代化研究出现了三次浪潮，它们分别是 20 世纪 50—60 年代的（经典）现代化研究，70—80 年代的后现代化研究，80—90 年代的新现代化研究。在这三次研究浪潮中产生了一系列的理论创新，而且流派纷呈。20 世纪 30 年代，我国学者就进行过现代化讨论。20 世纪 80 年代，我国学者开始进行经典现代化理论研究，先后出版一批高水平的学术著作。20 世纪 90 年代以来，在国家自然科学基金委员会、科技部和中国科学院的资助下，新现代化研究取得了一批研究成果，如 1999 年以来陆续出版的"第二次现代化丛书"和 2001 年以来陆续出版的"中国现代化报告"年度系列等。2002 年中国科学院中国现代化研究中心成立，中国现代化研究进入一个新阶段，现代化研究成果不断涌现。

为服务于国家现代化的战略目标，推动中国现代化的理论研究，促进自然科学与社会科学的学科交叉，建立现代化研究的交流与合作平台，参照国际科学研究的惯例，中国现代化研究中心于 2002 年开始编印《科学与现代化》简报，从 2003 年开始编印《科学与现代化文集》，从 2003 年开始联合举办"中国现代化研究论坛"，从 2011 年开始编印 Modernization Science Newsletter 简报，从 2013 年开始联合举办"世界现代化论坛"，从 2017 年开始编印《现代化动态》简报，介绍和交流现代化研究的最新进展和研究成果。

截至 2018 年，中国现代化研究中心已经编印了 76 期《科学与现代化》简报、31 期 Modernization Science Newsletter 简报和 4 期《现代化动态》简报，举办了 16 期"中国现代化研究论坛"和 2 期"世界现代化论坛"。《科学与现代化》和《现代化动态》不是正式出版物，虽然有些论文或内容已经发表，但仍有许多精彩文章没有正式发表。

为适应我国现代化建设和现代化研究的快速发展的需要，为了让更多读者能够分享现代化研究的成果，中国现代化研究中心决定编辑出版"中国现代化研究论坛"文丛，并得到科学出版社的大力支持。已经出版的文集包括：《中国现代化战略的新思维》《中国经济现代化的新路径》《中国社会现代化的新选择》《中国文化现代化的新探索》《生态现代化：原理与方法》《全球化与现代化：全球化背景下中国现代化的战略选择》《世界现代化进程的关键点》《现代化的新机遇与新挑战》《21 世纪现代化的特征与前途》《第六次科技革命的战略机遇》《中国复兴的科学基础和战略机遇》《农业现代化的趋势和路径》《城市和郊区的现代化》《服务业现代化的发展趋势和战略选择》《现代化对话》等。

第十六期中国现代化研究论坛以"健康中国和健康现代化"为主题，由中国科学院中国现代化研究中心、中国未来研究会现代化研究分会、北京大学世界现代化进程研究中心、复旦大学中外现代化进程研究中心、天津《理论与现代化》杂志社、中国未来研究会医学委员会联合主办。本书《健康中国和健康现代化》是第十六期中国现代化研究论坛论文集的选编，包括"健康现代化的战略分析"、"健康现代化的特征与经验"、"健康现代化的实证研究"和"健康现代化的案例分析"四个方面的优秀论文，在一定程度上代表了我国健康现代化研究领域的最新成果。

"中国现代化研究论坛"文丛中每一篇文章都是文章原作者的成果，文章原作者拥有文章的全部知识产权。秉承"百花齐放，文责自负"的原则，本书中每一篇文章的科学性和客观性由文章的原作者负责。

在过去的十余年里，现代化研究得到有关领导和部门的大力支持，得到许多专家学者的积极响应和参与，受到媒体和社会的关注。特此向他们表示衷心的感谢！感谢为现代化研究和本文集做出贡献的朋友！感谢为本文集编辑、出版辛勤劳动的科学出版社的领导和编辑！

让我们携手努力，把中国现代化研究推向世界前沿，为中华民族伟大复兴添砖加瓦！

何传启

国际欧亚科学院院士

中国科学院中国现代化研究中心主任

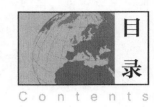

目 录

Contents

前言

Ⅰ.健康现代化的战略分析

健康中国 2030 的机遇与挑战

王陇德

中国工程院院士/中华预防医学会会长

（根据录音整理）

我以"健康中国 2030"规划为主题，结合健康中国建设谈谈相关问题。我从以下三个方面进行讨论。首先，重温中央对健康中国建设的一些重大决策；然后，简单介绍《"健康中国 2030"规划纲要》（以下简称《纲要》）的主要内容；最后，讲讲影响健康中国建设目标的实现上存在的主要问题以及我们应该采取怎样的应对办法的思考和建议。

一、健康中国建设的重大决策

十八届五中全会确定了健康中国建设的宏伟方略，十九大再次重申"实施健康中国战略"。2016 年 8 月 19 日，全国卫生与健康大会在北京召开，习近平总书记、李克强总理、刘延东副总理作了重要讲话，其中提到许多和健康卫生事业发展相关的，特别是把握规律的内容。此次大会发布了新时期的卫生与健康工作方针，和以往卫生工作方针最大的差别就在于，它明确了把健康融入所有政策。也就是说，健康不再仅仅是卫生部门的事情，而是和政府的各部门都有关系。各部门在自己的职责范围内都要制定相关的健康政策，这是非常重要的决定。

习近平总书记在全国卫生与健康大会的讲话里还指出很多符合卫生和健康事业发展规律的要点，特别是要坚定不移地贯彻预防为主方针，坚持防治结合。随着社会发展，卫生的主要矛盾发生了一些变化，原来是以传染病、母婴疾病为主，现在已经变为以慢性病①为主。另外，习近平总书记提到要把人民健康放在优先发展的战略地位，同时也指出要重视重大疾病防控，因为这是保障人民健康的关键一环。我觉得习近平总书记对人民健康的定位非常准确，现在重大疾病是影响我们健康的一个突出问题。习近平总书记强调要优化防治策略，最大程度减少人群患病。我觉得这是给我们卫生健康工作提出的终极目标，目前的医疗技术

---

① 慢性病的全称为慢性非传染性疾病。

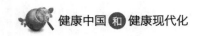

水平对现在流行的一些重大慢性疾病是不能彻底治愈的，但这些疾病大部分是可以预防的。所以，我觉得中央提的终极目标非常准确。

二、《"健康中国 2030" 规划纲要》简介

2016 年 8 月 26 日，中共中央政治局通过了《"健康中国 2030" 规划纲要》，可以说是我们今后 15 年推进健康中国建设的行动纲领。《纲要》特别强调了要坚持以人民为中心的发展思想，以提高人民健康水平为核心，预防为主，推进健康文明的生活方式，营造绿色安全的健康环境，减少疾病发生。同时也强调要调整优化健康服务体系，要全方位、全周期维护和保障人民健康，大幅提高健康水平，显著改善健康公平等关键问题。

《纲要》总体上要遵循四个方面的原则：①健康优先，要把健康融入所有政策。②改革创新，要坚持政府主导，发挥市场机制的作用，形成具有中国特色、促进全民健康的制度体系。③科学发展，把握健康领域发展规律。④公平公正，因为我们的公平性还是比较差的，健康中国必须得缩小不同人群间的服务质量水平差异。

战略主题有两个方面：一方面是我们采取什么基本路径；另一方面是我们要实现什么样的根本目的。健康问题政府有责任，社会有责任，个人也有责任，特别是个人的责任还是非常重要的。我们要从全人群和全生命周期两个着力点出发，提供公平可及、系统连续的健康服务。"共建共享、全民健康"，这是建设健康中国的战略主题。

战略目标分为两个阶段：到 2020 年主要健康指标居于中高收入国家的前列；到 2030 年主要健康指标进入高收入国家行列。具体的指标分为 5 大类、13 个主要方面。在健康水平方面，以人均期望寿命和重点人群的死亡率为主要指标，同时也加上了国民体质的问题。缺乏体育运动，人群体质水平下降严重，这是影响健康的一个重大问题，所以在健康指标里特别把它列了上去。在健康生活里特别强调国民健康素养的问题，因为调查显示，我国国民健康素养较低，这是引发慢性病、影响健康的基础性问题。在健康生活里还强调要逐步提高经常参加锻炼的人数；在健康服务与保障里面强调重大慢性病过早死亡率的降低；在健康环境里强调空气、水的质量问题；健康产业主要提出产值的目标。

其中还有一项指标我们是做了研究、思考的，就是健康期望寿命。世界卫生组织在 21 世纪初提出了一个新的指标——健康期望指标，即不仅要活得长，而且要活得健康、幸福。发达国家健康期望寿命与期望寿命相差大概 10 岁。2014 年北京市疾控中心发布"北京市户籍成人居民健康期望寿命"，按其中的测算，北京市居民的健康期望寿命与期望寿命之间相差 20 岁，是发达国家的两倍。2014 年

北京市 18 岁人群的健康期望寿命是 40 年，也就是说，北京市 18 岁人群预期可在健康状态下平均活到 58 岁以上。这个问题非常严重，主要是因为大量慢性病的发生。现在许多重大慢性病发病基本上在 50 岁左右，有的甚至 30 多岁就发生了。这个问题是影响健康中国建设的一个非常重大的问题。《纲要》里多次提及人均预期寿命指标，所以我们考虑应在最近几年开始组织健康期望寿命评估，争取在 2020 年能有一个基本数据，到 2030 年就能笼统地从宏观的角度提高健康期望寿命。

三、影响健康中国建设目标实现的主要问题

要推动社会向前发展，要完成一项既定的重大任务，最重要的是要找出当前影响关键目标实现的主要问题。首先我们谈谈工作上的问题。要提高国民健康水平，先是要应对慢性病。我们怎样去建成一个政府主导、多部门合作、全社会参与的工作机制？比如生活行为是影响健康的最重要因素，但是生活行为是从小形成的。比方说孩子喜欢吃什么、不喜欢吃什么，三四岁、四五岁就定型了，所以幼儿园阶段非常重要。比如青少年超重和肥胖问题，孩子运动少、热量摄入过多，就得从小开始注意。还有一些重大疾病的影响，像艾滋病在两个人群中快速增长，一个是老年人，另一个是大学生。我们多年前就提出教育要从应试教育转向素质教育，卫生健康教育是素质教育的重要内容，孩子健康生活行为的形成能力很重要。我举这个例子来说明为什么要多部门合作，这个工作机制我们到现在还没有建立。

有针对性的干预治疗措施没有得到广泛实施。很多重大疾病的危险因素控制不好，比如中风，它是成年人因为疾病而致残的第一位原因，极大地影响人们的生活质量和寿命。中风的主要原因是高血压，而高血压的控制率非常低，这是我国重大疾病流行的重要原因。现在中风发生率还非常高，缺血性中风只要及时发现并送到能够抢救的医疗机构，及时给病人做溶栓治疗，60%—70% 的残疾可以避免。但是像这样的技术我们绝大多数的医疗机构没有。这个问题我觉得也是因为一些控制风险因素、治疗疾病的措施我们没有广泛实施。

防治疾病的网络体系建设仍处在探索阶段。以前传染病控制主要靠群体的疾病预防，靠接种疫苗起了很好的作用。但是慢性病防控得针对个人情况，这些工作必须由医疗机构来做，但是绝大部分的医疗机构仍然是在等着病人发病。病人病了来到医院，医院给其治疗，治疗好了病人出院，出现残疾了去康复，医院对于个体的危险因素的发现和干预做得很少。就这个意义上来说，我们的防治疾病网络体系建设仍处在一个探索阶段，人才队伍亟待加强。

另外，专业分工的碎片化、学科合作缺乏也是一个问题。我们各个专业只是按自己的规范程序来运作，但慢性病的进展是一个长期的过程，不同进展阶段的

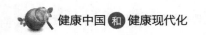

治疗方法是不一样的。要提高诊疗水平确实需要各学科的整合,对一个病人来说,应该是多个学科共同关注,才能给患者提出最佳诊疗方法。

疾病预防方面首先应关注危险因素。我们知道吸烟、高脂饮食、缺乏运动都是慢性病发生的重要因素。我国是烟草产销大国,吸烟引起的慢性病问题正在快速增加,高热能饮食导致的儿童超重和肥胖也在快速增加。此外,我国居民食盐的摄入量超过 WHO 推荐摄入量的 1 倍以上,是 2.7 亿高血压患者患病的主要原因之一,这些危险因素还在普遍流行。改革开放 40 年来,我国儿童肥胖率增长了30 倍。儿童肥胖以后糖尿病、高血压患病率普遍增加,实际上肥胖是会给儿童一辈子造成不良影响的。缺乏锻炼已经被世界卫生组织评定为全球第四大死因,仅次于高血压、吸烟和高血糖。缺乏锻炼也会导致超重和肥胖,引发很多重大疾病。

这些疾病危险因素流行的基本原因在于我们国民健康素养较低。卫生部和卫计委三次全国调查显示,在 10 个中国人里只有 1 个基本上具备健康素养,慢性病的防控素养也是这个水平。因为这些危险因素的广泛流行,所以我们慢性病的患病人数在快速增多,发病率仍然呈上升趋势。现在慢性病造成死亡占总死亡原因的 85%以上,其中特别是中风这种疾病,进入 21 世纪以来已成为我国居民第一位死因。

根据近 300 万人的调查资料统计,现在的中风病人里边有近 50%是中年人,中年人的身体出问题对家庭和社会的影响更为严重。一个 31 岁的青年人,因为多年血压控制不好在深圳中风,送到北京宣武医院抢救了 3 个多月,最后没有抢救过来。中国人讲白发人送黑发人是人生最痛苦的事情,而且他留下了一个 10 个月大的孩子,这对孩子将来一辈子的影响会非常大。我在中央电视台《开讲啦》节目上用了这个例子。当时我说了一句话:"每个人有责任让自己健康。"后来没想到这句话在网络上广为流传,很多人觉得说到他们心里去了。

如果我们现在不重视的话,慢性病年轻化的趋势还要更明显。我们觉得这个问题非常严重,就给中央写了一份院士建议,标题就叫《筛查和干预中年人的"中风"风险刻不容缓》,习近平总书记看了这个报告后批给了刘延东副总理,刘延东副总理批示了三次,要求开展这项工作,实施有效的健康干预。2018 年 5 月,《柳叶刀》发布了全球健康服务可及性和质量排行榜,我们通过实施免疫规划来应对疾病。我国的人均寿命从新中国成立初期的 35 岁增加到现在的 76 岁,最主要的原因是对儿童传染病的防治工作做得较好。但现在最难抓的问题是慢性病控制。如果慢性病控制不了,会影响健康中国建设,这是一个重大问题。

四、应对措施及建议

就应对措施我们提出了这样一些主要内容。首先是明确责任、立法保障,希望把健康入法，用法律来保障健康。我们向国家财政部门、卫生部门等提出了一些相应的建议。比如，现在很多地方最基础的门诊高血压用药医保才报销 50%，有些甚至不报，住院了才能报销。这极大地影响了我们对疾病危险因素的控制。危险因素控制好了，投入产出效益才能大幅度增加。再比方说，现在的年轻人不知道怎么去带孩子。我前不久碰到一个同事，他说有一个 8 岁的骨质疏松病人，他就很奇怪这么小的孩子为什么会骨质疏松，询问了这个孩子的生活方式才知道这个孩子只喝可乐不喝水。如果民政部门在新婚夫妇登记结婚的时候做一个关于儿童健康营养知识的培训，也许情况就会好很多，关键是民政部门能不能履行这个责任。现在单位很少有专人管健康，我到一些搞健康工作的单位里去看，里面甚至没有一张健康内容的宣传画，都等到人病了再送医院，这是很有问题的。在法律上把部门的责任定下来，我看很有必要。

世界卫生组织明确指出，生活方式和行为对健康和寿命的影响占 60%，而且健康的生活方式和行为可以预防大部分的慢性病，绝大部分的高血压是可以避免的。所以提高国民健康素养很重要。我曾在《开讲啦》节目上讲过保健，很多人非常重视。但媒体也是双刃剑，如今健康知识谣言满天飞，不知道该信谁的；有些还是商家的虚假宣传，其目的是为了敛财，结果有些还是谋财害命。习近平总书记在全国卫生与健康大会上强调，健康教育是专业性非常强的一项工作，不可以随便一个人都搞讲座，要求电视台、网络媒体要把好关。当前主要是实施健康生活方式行动——"三减三健"，即减盐、减油、减糖，健康口腔、健康体重、健康骨骼。干预生活方式是健康中国建设其中的一个重要内容。

还有一项工作是要防控危险因素，狠抓关键危险因素。在心脑血管病的问题上，中国和美国相比，人家是在快速下降，我们是在快速上升。美国总结 100 年来中风发病率持续下降的第一原因是控制好了血压，但我国居民高血压的知晓率和控制率和美国比还有差距。我建议在全国开展 30 岁以上居民测量血压行动。英国在 2017 年就发起了全民测量血压行动，因为血压对英国居民的健康寿命影响非常大。我们能不能也发起这项行动？现在的问题是我们很多职工不去看病。我觉得能不能给单位领导一个责任，要求所有 30 岁以上的职工都测量自己的血压。卫生系统再以网格化管理的方式把发现的高血压患者尽可能管理好。如果能管理好血压问题，可以有效地减少心脑血管疾病的发生。控制血压并不难，测量血压也很简单，而且现在控制血压有很多药品。

另外，我们要组建宣传教育工作体系。比如要在全国建立中风防治基地医院，由这些医院开展危险因素筛查来控制这种疾病的发生。同时，我们也提出了 32 字防治策略，最关键是要关口前移，教给民众知道怎样去防控这些疾病，开展学科合作，控制好高危人群，控制发病率和死亡率。另外，组建宣传教育体系就要多部门合作，比如建设健康教育体系，单靠健康或教育哪一个单一部门都不行。教

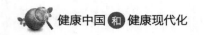

育部门、卫生部门、宣传部门等都要联合起来，多用人民群众听得到、听得懂、听得进的方法，普及健康知识技能。

我认为中央的蓝图已经绘就得很清楚、要点也很清晰，关键是抓落实。习近平总书记在 2017 年中共中央政治局民主生活会上的这段话讲得特别好："抓落实来不得花拳绣腿，光喊口号、不行动不行。"①具体做了没有？没有监测，没有跟踪督察也是不行的。吉林长春长生生物的疫苗事件也是这样，监督部门的责任尽到哪儿去了？习近平总书记提了要求——"抓铁有痕、踏石留印"。我想如果我们建立了政府主导、多部门合作、全社会参与的合作机制，我们一定能推动健康中国建设目标早日实现。

以上就健康中国建设有关情况和想法给大家做一个简要汇报，不妥之处请大家批评指正。

心态与健康

秦伯益

中国工程院院士/军事医学科学院原院长

（根据录音整理）

我想就"心态与健康"这个问题跟大家交流一下。只谈一个案例，这个案例我是很清楚的，因为这就是我自己的经历。我于 1932 年出生，今年 86 岁，江苏无锡市人。我的健康情况从 60 岁开始就归纳为八个字："清楚、通畅、不高、不大"，即脑子、眼睛和耳朵等感官清楚，呼吸道和两便通畅，血脂、血压、血糖不高，前列腺、肝脾、心脏问题不大。所有化验正常，所有的影像诊断没有异常，所以我到目前为止没有住过一天医院。

1. 心态平衡，顺其自然

我们这代人学过的东西很多，从最古老的四书五经、上私塾到新中国成立以后的教育等我们都接受过了；中国很重要的一些历史时期我们也经历了，三次大的民族命运转变我们都经历过——第一次抗日战争胜利、第二次新中国成立、第三次改革开放。我到过那么多国家和地方，经历过那么多事情，倒霉过、也顺利

---

① 人民网.中共中央政治局召开民主生活会 习近平主持并发表重要讲话.http://cpc.people.com.cn/n1/2017/1227/c64094-29730489.html.（2017-12-27）

过。我被国民党的学校退过学、没有上高三就考大学了。我现在每三年写一本书，两部游记写完了，我去年写了一本《百年纠结》，是以一个老党员爱护共产党的角度来写我们共产党的事。

很多媒体经常来采访我："你的健康情况很好，有什么养生之道？有什么保健措施？"我说："老实讲我什么保健、养生都没有，要我说就是八个字——心态平衡，顺其自然。"我一天到晚活得开开心心的，一切发生过的事都不当回事，顺其自然。想吃就吃，想玩就玩，想笑就笑，想哭就哭。人家经常问我吃这个好还是吃那个好，睡觉头朝南好还是朝北好，走路甩着手走好还是背着手走好，我说你想怎么做就怎么做，我从来不想这些问题。从来不想这些问题就没有焦虑，如果一天到晚在想这些问题就会处于焦虑状态，焦虑本身就不利于健康。

2. 健康长寿，无疾而终，瓜熟蒂落，一了百了

这是大家希望的临终阶段——健康长寿，无疾而终，瓜熟蒂落，一了百了。我再加四个字，必须做到"均衡衰老"。西医没有养生之说，医生的办法就是定期检查，没有什么可以养生，其实我就是这个观点。60岁以后医生让我每年检查一次，我年年不落。如果我出差今天来不了，就到别的医院去补查一下。我觉得这样做还是蛮好的，预防保健，定期检查，早诊早治。任何疾病早期都好应对，到了晚期就不得了了。很多人觉得反正早期问题不大不当回事，到后来就成了致命的大病。我目前还没有什么大病，能够每年体检一次有什么就治什么，治什么并不是说你一辈子都要治。比如说我一度血压稍微高一点，我这个人情绪容易激动，平时挺稳的，兴奋起来一量血压有 160—170mmHg；有的时候对人家发火，到190—200mmHg 的情况也有。我也用降脂药，我血压高的时候吃药，血压低时就不吃药了，尽量避免见效快的降血脂药。所有治疗都是要靠医生和患者配合，到底要用什么药、要用多长时间、用多少剂量，每个人每天都在变。医生会随时调节疗程及用药，调节差不多了患者就停；停了以后继续请医生查，查了以后没事就完了，查了以后又高了，患者自然继续吃药，这样就掌握这些问题了。

据媒体报道，2018 年我老家江苏对 4 000 个百岁老人进行调查，调查他们的生活方式、饮食习惯、居住环境等因素，结论是他们的长寿和别的因素都没有显著的关系，最有影响的是乐观的情绪、乐观的心态。这样的调查报告已经在好几个地方做过，有的地方样本达七八百个，有的地方达上千个，江苏做得最多。这些百岁老人有的人爱吃猪肉，有的不爱吃猪肉，找不出规律来。唯独有规律的是他们总是乐呵呵的，很少看见愁眉苦脸的人，所以心态是一个重要的因素。中医有没有养生之道？中医是重视通过提高整体性和系统性来预防疾病的，养生一直是中医的一门学问，尤其是道家。中国工程院有一次请国医大师王琦教授来讲养生，他报告的总标题是《中医养生》，三个副标题我一看就乐了，叫"养生不在养"

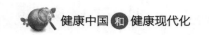

"养生不在补""养生不在同"。他讲道，养生不是养出来的，是由各种因素综合得来，光靠养生是不够的。你自己的身体已经不行了，还想靠中医的养生把你养好更不行。养生不在补，不是吃什么补出来的，要有各种因素的调理。养生更不在同，有的人吃这个合适，有的人吃那个合适，每个人都非常个性化，现在叫精准医学就有这个意思。

3. 人生有不同的阶段，不同的阶段我觉得都很美好

幼年时候父母呵护，成长发育；少年时候学校培养，天天向上；中年时候成家立业，做出奉献、事业有成；到了老年充分自由，乐享天年。一个乐观的人看自己的一生都很快乐。人和人不同，不同的境遇下人的心态更是决定了他的生活快乐不快乐，以及他的身心的健康不健康、开心不开心。总的来说，人就是这么过来的，正确定位，到哪个阶段就把自己定位在哪里，幼年到少年，少年到青年，青年到中年，是顺应自然的，可是中年到老年、到退休阶段，这是个关键的大变化。退休后关键的问题是要正确定位，在位的时候要全力以赴、废寝忘食。切忌在位的时候磨磨蹭蹭，总觉得来日方长，不着急，到退休的时候又说很多事情没有做完。我觉得人的老年阶段是最美好的阶段，人生没有哪一个阶段是比老年更美好的，问题是你怎么看待老年。为什么老年好？因为责任已尽、负担已除，经济无虞、身体尚健，经历风雨、无怨无悔，感悟了人生、也懂得了生活。

我还要讲到老年的一些心态问题。在我的感受中，我一生经历过的几个阶段中最快活的是退休以后的老年，我真正能够做我自己想做的事情、我爱做的事情、我能做的事情，我有了充分的自由。我们这一辈子最缺的就是自由，晚年有了自由，我才觉得自由真好。我现在每三年出一本书，每一本书我相信都是别人写不出来的，有的可以传世，有的可以警世，我觉得晚年真是黄金时期。开始人家不知道我为什么要退休，后来才知道我每三年写一本书，都是有分量的东西，不然一天到晚和大家开会商量一些跟我无关的事、别人也做得了的事，没有必要。60多岁以后我就不招研究生了，留在我身边的三个研究生已经是博士生导师，他们都可以带博士生。

4. 不同的年龄应该有不同的活法

老年人有老年的活法。前几年有一本书叫《老年，你指望谁？》，其中有提出靠老伴的，但老伴也老了；靠新伴，风险很大，不是都能成功的；靠子女，子女有时也靠不住；亲属有的时候可以关心你，但是要靠亲属养老是不可能的；靠保姆，找到好的还真是不错，但找到好的不容易；靠组织，组织可以在原则上大的方面给你解决些问题，具体的日常生活小事可能解决不了；靠养老院，有的养老院条件好还可以，但每个人情况也不一样，有的人适合养老院生活，有的人不适

合养老院生活。

我觉得各种关于养老的措施都很难适合每个人，根本还是要靠自己，靠自己的安排和设计。因为每个人的老年生活不一样，要有思想准备、经济准备、物质准备、环境准备，都不是一时弄得了的。比如我喜欢看书，我家里现在有上万册书，是四十多年每个月跑琉璃厂买来的。早期是骑自行车，车前车后驮一大堆书，家里上万册书绝不是有钱就能买到的，书的出版有的时候是一二十年一版，有的一两百年一版，还有的就是绝版了。你要买到需要的书就像沙里淘金一样，淘书也是一种乐趣，在书海里头找到一本向往已久的书不是很开心吗？人就要活得开心一点。

我现在看很多老年人的生活有很大差别，差别在于中年时期。细细地观察这些老年人，在他们中年的时候已经有一些老年生活习惯的基础。中年的生活要看你的业余时间在做什么。中年的业内生活大家都差不多，你干活，我也干活，顶多你干得多点，我干少点，你干得好点，我干得差点。业余生活才是质的差别，有的人继续工作，有的人在看书，有的人在搞家务，有的人在休闲，有的人在跑买卖，有的人在炒股票……而业余生活才是真正体现一个人的兴趣爱好和精神追求。晚年以后业务工作没有了，其他都放开了，那个时候就可以充分地去追求你一生最希望得到的东西。

人类的寿命现在大大延长了，因此老年病也必然会增加。过去人类平均寿命是五六十岁，我们的器官用五六十年没问题；现在人们活到八九十岁，早过器官的保质期了，我们在超期使用它们。所以若有的时候有点腰疼，或别的地方有点不合适了，你得谅解它们，它们不是能够再生的器官。现在老年人要秉持"不要不用，省着点用"的观点。这些器官你不用它会加快衰退，但是你要省着点用，用得合适。要不要锻炼这个问题应该因人而异。比如钟南山教授从小就锻炼，身体强健。他在全国运动会 400 米栏项目上获得过金牌，现在每天还要锻炼，在床旁边放一个跑步机，每天都要跑步。如果叫我去跑步那是要了我的命了，一辈子没跑过，我就是一个文弱书生，各有各的活法。

5. 老年心态及时调整

老年人要懂得享受老年的自由和快乐，老年有成熟之乐、天伦之乐、发扬个性和兴趣之乐、享受孤独之乐。孤独是一种快乐，孤独不是寂寞，孤独是没人打搅你，你可以做你真正想做的事情。孤独的时候有最大的自由，这就如刘禹锡所说，"无丝竹之乱耳，无案牍之劳形"，而对自己的事情就是刘勰《文心雕龙》上的那句话，叫"寂然凝虑"，就是安静得很，集中思想在考虑问题，可以思接千载、悄焉动容、视通万里。这种境界，只有孤独的时候才有，人群吵吵闹闹时绝对不可能有这种境界。

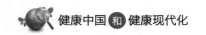

现在我的生活水平虽不算高，但条件已经可以说很好了，我的心态是，别人有的我不羡慕，我有的别人没有。比如说我家的上万册书，别人家里拿不出来。珍惜自己的生活，我不受别人的影响，也尊重别人的爱好。有的人喜欢打麻将也好，有的人喜欢跳广场舞也好，我都尊重他们的爱好，但是我不会去参加。每个人有每个人的爱好，这才构成丰富多彩的世界。

6. 坦然自处，体现本真，活出自我，素面朝天

在我担任军事医学科学院（简称军科院）院长期间，人家说你这个领导怎么说起话、办起事来，好像跟其他领导的做派不一样，我没太介意。当军科院正军级干部自然就是少将军衔，过一阵又有朋友说，你这位戴少将军衔的人好像说话、处世、做派跟别的将级军官不太一样，我也没当回事。我当了院士几年，又有人说，你这个院士怎么跟别的院士也不太一样。我想了一下说："不一样的才是我自己，那些院长、少将、院士等头衔只不过是我的职务行为，我做了点事领导给我肯定，但是这些都不是我刻意要追求的，我刻意追求的还是一个自由自在的文化人。"我始终没有被各种其他东西动摇我的目标，我认为一个人要做到这样，就不在乎人家什么考评也好，什么打分也好，谁说你几句，都不在乎，真正的美在我自己心里。

7. 知足常乐，自得其乐，助人为乐

知足常乐、自得其乐、助人为乐是老年人最快乐的境界。年轻时候得到帮助很快乐，老年积累了一些东西我可以帮助别人，那个时候才是真正的快乐。也有人说，心态好是不是就是没心没肺，碰到好事也不在意，碰到坏事也不伤感？我说可以这么看，但所说的没心没肺也有不同，有的人是糊里糊涂地没心没肺，有的人是明明白白地没心没肺，有的人是大彻大悟以后就无所谓心肺了。

无所求就无所失，大彻大悟以后就没有了大悲大痛。这是我总结的一句话，你感到失就是因为你有所求。人要有自己的快乐，快乐无须外求。你不可能买到快乐，你也不可能请求别人给你快乐，快乐就在你心中，快乐不会失去。

我很欣赏任仲夷先生。大家知道他曾任广东省委书记，是开辟深圳特区时期的一位闯将。他60多岁时一只眼球摘除了，他说："我现在虽只存一目，但依然是了然的，大家照样工作。不要因为我对大家有什么影响，我仍然一目了然。"又过了一段时间一只耳朵背了，听不见了，他说："我现在偏听了，但是我决不偏信。"再过一阵一个胆囊切除了，胆汁回流到血液里了，他说："我现在浑身是胆，不怕了。"80多岁以后患胃癌，胃大部分被切除了，他说："到我这个年龄无所谓（胃）了。"他一直干到91岁。一个人真正有好的心态，乐观，有事业要做，有愿意奋斗的精神，我觉得这就是健康。每个人体质不一样，精神排第一位。我的小外孙

10 岁的时候对我说:"外公挺自恋的。"我说:"自恋两字是不是你妈妈教给你的?"他说:"不是,是同学里互相说的。"我说:"自恋好还是自卑好?还是自闭好?"他说:"那还是自恋好!"我说:"你就让我继续自恋下去吧。"

最后说说生死。人固有一死,或重于泰山,或轻于鸿毛,这是从历史价值上看人的生死;人固有一死,或辉煌一生,或窝囊一世,这是从人生价值上看生和死;人固有一死,或健康长寿、无疾而终,或久病缠身、生不如死,这是从健康价值上来看人的生死;人固有一死,或走得舒坦、安详、有尊严,或走得痛苦、凄凉、很狼狈,这是从临终时人的价值上看人的生死。前两个太高的层面我们不涉及,后两个层面我们可以讨论一下。

东西方在生死观上有不一样的看法。西方人认为,一个人的存在就是灵魂和肉体的结合,当灵魂离开了肉体,肉体就腐烂了;灵魂在天空中飘荡,那边是天国,是一片净土。所以西方人对死并不害怕,只觉得人生新的阶段要开始了。东方人则不同,我在有的地方谈这些问题,下面就有听众在说:"呸呸呸!乌鸦嘴,今天开会开得高高兴兴的干吗来谈死?"孔夫子说,"未知生,焉知死",生,我还没弄明白呢,怎么知道死?人们是回避谈死的。《孝经》里面讲,儿子要"言不称老",跟爸妈讲话的时候不要谈到"老"字,不能说爸妈你们老了,也不要说自己老下来了,也不要说隔壁邻居大妈大爷老了,不要引起他们的联想;父母如果去世,必须号啕大哭,哭不出来也要干嚎几声。我爷爷去世时我才 10 岁,按照无锡当地的风俗,灵柩要在厅堂里放七天,七天里头要哭声不断,从早到晚。而且有客人来吊唁的时候,还要哭得更加响亮一点。哭了两天,大家都哭不动了。到第三天早晨,我看见有两个不认识的老太婆在爷爷的灵堂里号啕大哭,我爸说这两位是哭丧婆,她们的职业就是帮人家去哭,制造悲剧的场景。我这才第一次知道,原来中国的很多喜庆、哀伤的场面是拿钱买来的,并不是真正的感情流露。

2013 年中信出版社出了一本书《死亡如此多情》,这本书是邀请了 100 个直接负责临终病人的医生,让他们以叙事的方式撰写病人的死亡过程。然后请韩启德写了序言,里面提了很尖锐的问题:"我的死亡谁做主?""我病成这个样了,应该以何种方式治疗,我要安静地去世,谁能做主?"这本书非常畅销。隔了几年生活•读书•新知三联书店又出了第二部《死亡如此多情Ⅱ》,请我写序言。我因为受了第一本书的启发,明确地说:"我的死亡我做主。"现在的死亡谁在做主?三类人在做主——医生、患者、家属。其实医生没法做主,医生一切都明白,但是他只能告诉你现在是什么情况,用什么方式治疗,每一种治疗方式能解决什么问题,有什么样的缺点和局限,要付多少钱,最后决定是让家属做主。家属是一个和死亡对象最密切的群体,但是我认为这个群体是最不能理性对待亲人的死亡的。他们有各种纠结,受感情上、道义上的各种约束和谴责,有经济上的问题,还有各种各样的矛盾,所以由家属来决定病人最后的治疗方式,事实上很难做到

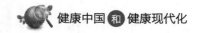

理性的判断。

8. "我的死亡我做主"

我认为国家应该有一套法律，允许病人在头脑清醒的时候做出决定。应该让病人生前立好遗嘱，而且还要进行公证，然后由律师来具体承办。国家对这套程序已经讨论过几次，但一直没有通过。因为安乐死和临终关怀有区别，在没法治的情况下，安乐死是采取医药手段提前结束病人的生命，免除其临终阶段的痛苦；临终关怀是不采取积极的手段促进死亡，而是用尽一切医疗的办法减少痛苦，让病人自然死亡，但是也不采取任何方法延迟死亡。一个是快速死亡，没有痛苦；一个是自然死亡，减少痛苦，区别就在这里。

现在安乐死立法的是荷兰和比利时。最近逐渐发现这些国家老人们陆陆续续地到法国、德国、英国这些国家去养老，人家很奇怪，你们国家晚年福利安排都很好，怎么到老了都到外头来了？他们回答说，怕在自己国家里被安乐死，给你打麻醉你就过去了，很容易的事情。安乐死如果在中国实现，牵扯种种伦理问题，到时候真是说不清楚。临终关怀还是可行的，但是要人大立法。现在有人在呼吁，也正式成立了临终关怀工作的委员会，由韩启德牵头，向国家呼吁立法。2017年琼瑶写了一篇文章《预约自己的美好告别》，她不会用医学术语如临终关怀这样的话语，但她希望临终的时候，"不要给我用各种各样创伤性的治疗，就给我用止疼药、安定药，不知不觉当中就让我去了"。这篇文章影响非常大。这个问题能不能提到议程上来，大家还在努力。我是坚决支持的。

临终关怀是1967年7月由英国一位肿瘤医院的护士西塞莉·桑德斯提出的，到现在只不过半个世纪左右，她在伦敦筹备了第一个临终关怀医院——圣·克里斯托弗临终关怀医院。她认为，对于绝症患者来说，减少痛苦比延长生命更重要。这句话现在大家都认同了，但当时在宗教国家里说这样的话是很有挑战性的。与其想方设法给病人延长两三个月的寿命，不如让他好好地走完残余岁月免受痛苦。这一认识在全世界引起了很大的观念扭转，西塞莉·桑德斯也因而被破格授予博士学位，真是英雄不问出处啊！

1990年中国在天津首先发起临终关怀行动，每年开一次会。我也是在会议上遇到圣·克里斯托弗临终关怀医院的新院长，正好那年9月我要去爱尔兰开会，我对他说到时想去他们医院看看。到医院后他非常热情，整个医院带我都参观了。我看到一个大房间，里面有十几个人都在做自己的事，有的人在玩扑克，有的人在织毛线，有的人在看画报，有的人在玩牌等，都像普通人一样走来走去，互相聊天，很融洽。可是院长跟我说，这些人都活不过一个月了。我心里一惊，一个月，我们病人还剩一个月都是在抢救的，但他们还可以过着几乎正常人的生活。我问："你们靠的是什么办法？"他说："我们靠的是两条，一条是对症药物用够，一条是安慰工作做好。"对症药物主要分三类，疼痛的时候镇痛药用够；焦虑烦躁的时候镇静药用够；晚上睡不好觉的时候安眠药用够。他说："我们还有安慰工作，如社工安慰、心理医生安慰、社会上的志愿者安慰、牧师安慰。"医院每个礼拜向志愿者发榜，告知有多少病人，什么年龄，什么病，什么职业，病了多久，大概什么状况。志愿者由医院安排时间，完全是自愿对口的，教师找教师，工程师找工程师，医生找医生，护士找护士，商人找商人，工人找工人，农民找农民等。谈的都是自己圈子里的事情，而且临终病人和志愿者最后都结下了感情。

在我国医生为了尽责，家属为了尽孝，怕被旁人挑理，经常做一些无谓的努力，最后病人痛苦不堪，家属倾家荡产，医护人员心力交瘁。现在科学技术很发达，医院都配备了"生命支持系统"。这个名称我很不同意，我给它换个名称叫"生命替代系统"。这两个有什么区别？一个使人感觉到这套系统是在支持着还存在的生命，而事实上这套系统是在取代没有生命的躯体，"生命替代系统"只要一停，人就没了。所以我总结了几句话：出于感情而做无益的救治，并不理性；迫于道义和舆论过度抢救，不是善策；为了救治绝症患者而倾家荡产，没有必要。

2017年我在一次做报告时，广东省人民医院的党委书记耿庆山问我："你自己对死亡是什么态度？"我说："死亡是人生的最后归宿，是一切快乐和烦恼的摆脱。临终前，什么抢救、复苏、切开、插管我统统不要，我只要对症药物用够，疼痛时镇痛药用够，烦躁的时候安定药用够，睡不好时安眠药用够，最后一把安眠药吃了，第二天安安静静没声没息地走了，这是最好的。我快快乐乐活了八九十年，还在乎受尽痛苦再活几个月吗？划不来。我后事都交代好了，不要有什么其他举动，对我来说人世的喧嚣已经结束了，我累了，要永远地、甜蜜地休息了。请让我安详、舒坦、有尊严地离去。请告诉亲友们，我曾经是一个快乐而长寿的老头儿，我充分享受了人生，我知足了！请给我放一段舒曼的《梦幻曲》，或者萨克斯管演奏的"Going home"。

做好健康养生这篇大文章[①]

田雪原

中国社会科学院

现代健康养生，还是一个需要进一步研究并形成一定共识的概念。如今，关

---

①田雪原，中国社会科学院学部委员、博士生导师，国家有突出贡献专家，国家社科研究专家咨询委员。

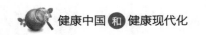

于锻炼有争论，"晨练"巅峰对决——是要健康还是想早死？！关于吃的有争论，肥肉、蛋黄、动物内脏……，有的说不能吃，有的说不能不吃、不可缺少。大浪淘沙，鱼龙混杂，到了需要真正将健康养生提上议事日程，并且走上正本清源、科学推进和发展之路的时候了。

一、健康养生是篇大文章

健康养生，是既古老又年轻的话题，古今中外尽皆有之。健康养生的目的是长寿。中世纪，西方国家盛传炼金术——一种化学哲学思想，企图通过化学方法将一些普通金属转化为贵金属黄金，制造出长生不老万灵药。这种炼金术对现代化学产生很大影响，但终因其科学依据不充分，如同中国的炼丹术一样被历史淘汰出局。中国关于长寿的神话传说很多，秦始皇曾派徐福率三千童男童女渡海东瀛寻找仙丹妙药。在一般人眼中，长寿无疑是人们追求的目标，为人生福、禄、寿、喜四大理想目标之一。其中福、寿更具普遍意义，"福如东海长流水、寿比南山不老松"寿联，堪称家喻户晓、人人皆知。作为封建社会最高统治者的皇帝，则以"万岁爷"自居，臣民见了要三呼"万岁"，凸显"寿"之尊、之贵。

古代君王追求健康养生，于是各种健康之道、养生之法盛行开来。上至君臣官宦，下到黎民百姓，都在做健康养生这篇大文章。现代社会人们同样如此，发达国家注重健康养生自不待言；发展中国家在基本解决温饱之后，健康养生也开始增值，越来越受到重视。

健康养生是符合经济、社会、科技、文化不断发展进步规律的。站在以人为本的立场看待人类社会发展进程，可以分为贫困、温饱、小康、富裕、更富裕五个阶段。虽然每个阶段人们对健康养生都有追求，然而追求的程度和内涵不尽相同，具有某种阶段性特征。举个笔者亲历的例子：1986年中国老年学学会成立，上海代表在发言中谈到老年需要时，将解决"看病难"问题锁定在第一位。大城市人口稠密、交通拥挤、医院少、挂号难、就诊难、取药难。广西代表发言时，将解决老年人"吃饭难"问题排在第一位。因为敬老院随着人民公社解体而解散，例如，武鸣县有的村庄采取让无人照料的老年人挨家挨户轮流吃派饭的办法。其中不乏有尊老敬老意识较强之家将老人照料得较好；但是也有人家认为，我们同这些老年人一不沾亲、二不带故，他们凭什么来我家吃饭，我们没有义务供养他们。无需多言，吃派饭其苦其难可以想见。依据世界银行提出的标准，我国已跨入中高收入门槛，健康养生升温升值是很自然的事情。

说"健康养生是篇大文章"，一曰涉及每家每户每一个人。不分民族、种族、地域和国别，也不分年龄、性别、职业和文化，涉及一切个体、群体、全人类。二曰涉及人的终生。它涵盖全部生命周期，人的一生都需要健康养生。如果这样的说法成立，则需要澄清以下两个"养生"误区。

误区一，"养生"是老年人的事情。毫无疑问，老年人需要养生。但是养生不是老年人的专利，所有年龄人口都需要养生。生命是什么？从时空观观察，生命是时间的延续。年龄——以岁计算的自然年龄，就是衡量这种延续的尺度。自然年龄像树的年轮一样，一圈又一圈地增加。如果少年人口不养生，包括生理、心理、社会全方位的养生，很难保证青少年、成年人口的健康和养生。如果青少年、成年人口不养生，老年人口养生的基础就会受到破坏，很难养出水平、养出健康来。因此，健康养生是全球人口共同的事情，具有承上启下、代际相传的意义。

误区二，"终生"是从出生到死亡。此话不够完整，缺少降生前母亲怀胎的时间，健康养生应从受精卵结合产生生命时开始。举一个例子，一位女士怀孕了，但缺少生殖健康方面的知识，认为"一张口养活两个人"，需要加强营养，便有意多吃、多喝、多睡，而且要吃高蛋白、高营养食品。结果 10 个月内体重增加将近 20 公斤，生下来的婴儿超重，导致婴幼儿、少年时期体重超标，提前加入肥胖队伍，高血压、高血糖、高血脂等老年疾病提前在少年时期报到。他的母亲呢？一改原来苗条身段步入肥胖人群，减肥无效致"三高"接踵而来。这是怀胎期间不知养生导致母子健康出了问题，造成难以挽回影响的一个实例。可见胎养、胎教不可少，关系到母子双重健康养生，是健康养生的真正起点。

二、健康养生是篇重文章

所谓"重文章"，就是重要、具有举足轻重地位和作用，受到各国、各地区、各民族普遍重视之意。联系中国实际，可从下面三个层面来解读。

1. 纳入生命周期层面

长寿是人们追求的目标。但是，长寿≠健康。

依据世界卫生组织（WHO）的定义，健康不仅是没有疾病，它包括生理健康、心理健康、社会适应性良好。站在生命周期立场，正常人一生包括三个不同时期或阶段：健康期—带病期—伤残期。

包括养生在内的健康，归根结底要落脚到延长健康期、缩短带病期和伤残期上面。因此，人们追求的目标应该是"长寿+健康"。

衡量健康养生状况，主要看人口体能健康素质。在多种衡量指标中，尤以婴儿死亡率（infant mortality rate）和出生时预期寿命（life expectancy at birth）最为重要。旧中国被称为"东亚病夫"，多少志士仁人为拯救人民于水火而进行斗争。霍元甲浴血奋战洋人于拳台之上，祈盼"睡狮"早日醒来；鲁迅早年东渡日本想走学医救国之路，顿悟后才改学文。在黑暗的旧中国，人们的愿望未能实现。新中国成立后，很快将"东亚病夫"的帽子甩掉，人口健康素质得到迅速提升。婴儿死亡率持续下降，如图1所示。

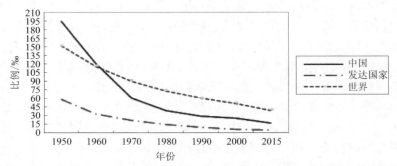

图1　1950—2015年中国、发达国家与世界婴儿死亡率下降比较

资料来源：田雪原. 2019. 发展健康养生产业：高热度、冷思考. 北方经济，（5）：14-18

　　图1表明，1950—2015年，无论世界、发达国家还是中国，都经历了婴儿死亡率长期持续的大幅度下降，中国下降的速度更快一些、幅度更大一些。按照联合国公布的数据，2015年中国比世界平均水平低22个千分点，比发达国家高12个千分点。中国统计部门公布的数据比联合国还要低一些，即比世界平均水平更低一些，与发达国家更接近一些。

　　出生时预期寿命延长趋势如图2所示。2015年世界人口出生时的平均预期寿命为70.1岁，发达国家为78.9岁，中国为74.9岁。中国统计部门公布的数据稍高一些，达到76.34岁，比联合国数据高出1.44岁。

2. 纳入现代化全面发展战略层面

　　习近平总书记在党的十九大报告中提出了实现"两个一百年"奋斗目标，从2020年到21世纪中叶可分两阶段来安排：第一个阶段，从2020到2035年，在全面建成小康社会的基础上，再奋斗十五年，基本实现社会主义现代化；第二个阶段，从2035年到21世纪中叶，在基本实现现代化的基础上，再奋斗十五年，把我国建成富强民主文明和谐美丽的社会主义现代化强国。[①]无论基本实现现代化还是建成现代化强国，都应包括健康养生和健康养生现代化。众所周知，我国人口年龄结构正加速走向老龄化。虽然养生不是老年人的专利，但毫无疑义老年人口更需要养生，而且应是与时俱进的现代化养生。如前所述，新中国成立以来人口健康素质有了巨大的提升，但是与发达国家比较仍有明显差距，突出表现在现代化健康养生上。实现健康养生现代化需要从速纳入国家发展战略现代化层面。

---

①新华网. 习近平：决胜全面建成小康社会　夺取新时代中国特色社会主义伟大胜利——在中国共产党第十九次全国代表大会上的报告.（2017-10-27）

2016 年 10 月，中共中央、国务院发布《"健康中国 2030"规划纲要》，从战略到规划行动上开启了健康中国建设的新征程。

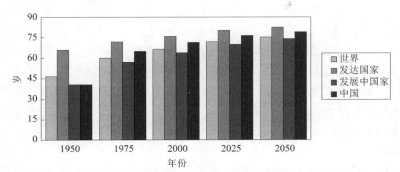

图 2　1950—2015 年中国与世界的出生时预期寿命延长预测比较

资料来源：田雪原.2019. 发展健康养生产业：高热度、冷思考. 北方经济,（5）：14-18

　　我国已进入新的历史时期。俗话说，三十年河东，三十年河西。笔者以为，改革开放前三十年，发展立足提高效率、兼顾公平，重点放在效率优先——把蛋糕做大上面。效率优先有很强的针对性，针对计划经济时期的绝对平均主义。面对"干好干坏一个样、干与不干一个样"，只有打破绝对平均主义和"铁饭碗"，实施一部分人先富裕起来的政策，才能带动共同富裕。回首改革开放 40 年，我们发现，一部分人先富裕起来实现了，共同富裕问题还很多。资源分配不合理、收入分配不公平、贫富差距拉大等问题突出。因此，要在继续做大蛋糕的同时，重点转向切好和分好蛋糕、建立现代化经济体系。

　　这是从重点发展向全面发展、现代化发展的转向，带有转折意义的根本转向，各行各业都要面对这种转向。经济要加速转方式、调结构，实现转型升级；社会要推进公平、法治化改革，加快服务型政府建设；发展要走资源节约型、环境友好型道路，推行现代化可持续发展战略。归结到发展动力上，就是要完成传统工业化以产出（生产）资本为主要驱动力，向现代化以人力资本为主要驱动力的转变。人力资本是什么？是人的知识、技能、经验和健康具有的价值。基础是体能健康素质，关键是智能科教素质，保障是素养文明素质。健康养生是全部人力资本形成和提升的基础，也是新时期现代化全面发展战略不可或缺的应有之义。

3. 纳入人口发展战略重点转移承接层面

　　20 世纪 80 年代前期，笔者提出并论证了集控制人口数量、提高人口素质、调整人口结构于一体，实施"三步走"的人口发展战略。

　　第一步，以人口数量控制为重点，兼顾人口素质提高、结构调整，适当关注人口与社会经济平衡发展。这一步通过计划生育基本国策的贯彻实施，取得了显

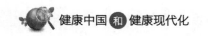

著成效。1992年总生育率、妇女净再生产率下降到生育更替水平以下，步入低出生、低死亡、低增长为特征的人口再生产类型。

第二步，以提高人口素质、调整人口结构为重点，兼顾人口数量控制。2010年15—64岁劳动年龄人口占比达到74.5%的峰值，即通常称之为"刘易斯拐点"到来为标志，分为前后两个阶段。前一阶段（1992—2010年），为以人口数量控制为重点向以人口素质提升、结构调整为重点转移或过渡阶段；后一阶段（2010—2030年），为以人口素质提升、人口结构调整为重点，适当兼顾人口数量控制阶段。直面人口预测2030年前后将实现人口零增长，人口结构变动与社会经济协调发展受到更多关注。

第三步，2030年前后实现人口零增长以后，进入全方位适度人口阶段。所谓全方位适度人口，包括人口数量是适当的，人口体能健康素质、智能科教素质和素养文明素质是比较高的，人口自然结构、经济结构和社会结构是比较合理的，人口与经济、社会、资源、环境之间的发展是协调和可持续的。

当前，我国进入人口发展战略"三步走"中的第二步后期前端，全面提升人口素质的新时期已经到来。笔者始终认为，人口素质三要素——体能健康素质、智能科教素质和素养文明素质是一个统一的整体。但三要素各自有着比较明确的内涵和外延，在承接人口发展战略重点转移中的地位和作用迥然不同。尽管学术界对人口素质的划分、界定、地位和作用认识存在差异和分歧，但是对体能健康素质的基础性质和作用，却有着较多的共识。将体能健康素质——健康养生融入人口发展战略第二步，作为战略重点转移的重要承接，是必然、必要和必需的。

三、健康养生是篇实文章

落实《"健康中国2030"规划纲要》、实现"两个一百年"奋斗目标，需要从理论与实践的结合上提高认识，将"两个一百年"奋斗目标落到实处。笔者以为，以下几点是至关重要的。

1. 深入研究，澄清目前健康养生的是是非非

前面提到，目前对健康养生存在诸多模糊认识和误区。就生理健康而言，从衣、食、住、行到用药、理疗、康复、锻炼，不同甚至完全相反的说教不绝于耳，常常使人们感到左右为难、无所适从；就心理健康来讲，科学研究和现实状况均落后许多。查阅各种书籍、统计年鉴、网站，很难找到比较完整的数据资料，与现代心理健康养生理论和实践相去甚远；就社会健康而论，虽然健康养生关系到从胎儿到坟墓的人生全过程，然而老年人口更为需要健康养生是不争的事实。面对人口老龄化加速，经济发展进入中高收入国家行列，老年健康养生研究却严重

滞后，对于许多问题给不出科学的答案。21 世纪上半叶，中国老龄化加速引起的人口年龄结构变动如图 3—图 5 所示。

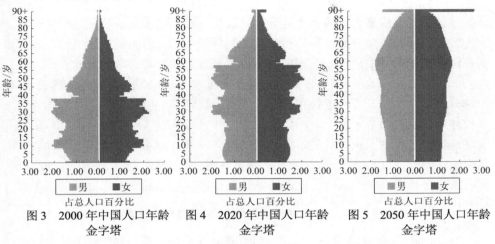

图 3　2000 年中国人口年龄　　图 4　2020 年中国人口年龄　　图 5　2050 年中国人口年龄
　　　　金字塔　　　　　　　　　　　　金字塔　　　　　　　　　　　　金字塔

资料来源：田雪原等. 21 世纪中国人口发展战略研究. 北京：社会科学文献出版社，2007：75

2. 摆正在人口发展战略中的位置，承接战略重点转移重任

人口发展战略第二步以人口素质提升以及同人口素质提升相关的结构调整为重点，兼顾数量控制。如前所述，人口素质由三部分组成，当前对提升健康素质关注多一些，而且有科教兴国战略做保证，实施的力度和效果要更好一些，从而在现代化道路上继续向前推进。实现现代化科技是关键、基础在教育，将提升人口智能科教素质摆在核心位置是应该的、必需的。不能因此而淡化体能健康素质的作用和功能，也不能削弱全部人口素质提升的基础。《"健康中国 2030"规划纲要》的发布恰逢其时，需要我们进一步加以重视，认真打好这个基础。

3. 切实纳入国家战略层面，推进健康养生现代化前行

中国改革开放取得巨大成功，令世人瞩目。但是也要看到，巨大成绩的取得是以大量自然资源、人力资源、财力资源投入为基础的。目前自然资源短缺越加明显；2010 年劳动年龄人口占比达到峰值，劳动力无限供给时代宣告结束；边际投资效益不断下降，很难胜任拉动经济增长主杠杆重任；提振消费有一定起色，但是不能完全对冲投资、外贸下降的影响。所有这一切表明，社会经济已经到了转方式的历史节点：不管愿意与否，要想发展——包括中高速甚至中速发展——就必须转变经济发展方式。在国际市场上，随着时间推移和产品升级换代、成本上升，价格优势逐渐丧失，倒逼经济转方式、调结构，由价格取胜转向以质量、品种、品牌取胜。走现代化发展之路，必须提升人口素质、增强

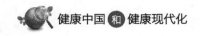

人力资本积聚。

4. 深化医药、卫生、体育等部门的体制改革，创造有利于健康养生的社会环境

改革的方向应是大刀阔斧地进行体制改革。在坚持国家医药标准的前提下，大力发展集体、个体、股份制、股份合作制等多种形式的医药卫生机构。发挥市场在医药资源配置中的决定性作用，从根本上解决供给与需求的矛盾。

深化体育体制改革，重点在打破竞技体育独大、以拿冠军为核心的体制机制。争当冠军应当鼓励，有利于扬我国威、振奋民族精神。但是如果将拿冠军、发展竞技体育作为主要甚至是唯一的目的，整个体育事业围绕这一轴心旋转，便脱离了增进健康、增强人民体质的本意。要重申"发展体育运动、增强人民体质"的体育运动方针，提升人口体能健康素质本义。而且群众性体育是竞技体育的基础，只有群众性体育蓬勃发展，才能砥砺竞技体育前行，才能涌现出更多的冠军。

5. 按市场规律办事，大力推进现代化健康养生产业发展

健康、医疗、卫生、养生、体育等带有事业性质的行业，有些属于社会公益、社会福利范畴，需要更好地发挥政府的作用。尤其在制定发展规划、政策引导、法治管理等方面，政府的作用是不可替代的。然而在市场经济条件下，健康养生产业的不断壮大和发展，还必须主要依赖市场，遵循市场主体法人化、要素流动市场化、宏观调控间接化、市场运行法治化的基本准则。当前的根本问题是健康养生资源的合理配置，发挥市场在资源配置中的决定性作用。虽然许多资源带有社会公益性质，但是绝大部分资源要通过市场进行配置，需要引进市场机制、市场规范、按照市场化规则运行。国家和各级政府要出台相应的政策，用榜样的力量带动相关产业发展，满足广大民众不断增长的健康需求。

参考文献

陈希.2015-11-11. 加快建设人才强国.人民日报（07）

欧阳淞，高永中.2014.改革开放口述史.北京：中国人民大学出版社

田雪原.2016.大国之路——21 世纪中国人口与发展宏观.北京：中国社会科学出版社

习近平.2017.决胜全面建成小康社会　夺取新时代中国特色社会主义伟大胜利——在中国共产党第十九次全国代表大会上的报告.北京：人民出版社

中国网.2017-08-23. 中共中央　国务院印发《"健康中国 2030"规划纲要》. http://www.china.com.cn/guoqing/2017-08/23/content_41460279.htm

中共中央.2015-11-4. 中共中央关于制定国民经济和社会发展第十三个五年规划的建议. 人民日报（02）

Department of Economic and Social Affairs Population Division. 2009. World Population Prospects: the 2008 Revision. New York: United Nations

Tian X Y. 2014. The Hope of the Country with a Large Population, Theories and Practices of China's Population Transformation. Heidelberg: Springer

Tian X Y. 2017. China's Population Aging and the Risk of 'Middle-income Trap'. Singapore: Springer

中国健康现代化的路线图

何传启

国际欧亚科学院院士/中国科学院中国现代化研究中心主任

2017 年党的十九大报告提出了我国现代化建设的"两步走"战略安排，即从 2020 年到 2035 年基本实现社会主义现代化，从 2035 年到 21 世纪中叶全面建成社会主义现代化强国。[1]从国际经验看，健康现代化是国家现代化的一个重要领域，一个现代化国家必然是健康寿命、健康生活、健康服务和健康质量达到世界先进水平的国家。[2]

1949 年以来，中国卫生事业取得巨大成就，人民健康水平取得明显进步，这里以新生儿出生时平均预期寿命为例。1960—2015 年，中国人均预期寿命从 43.4 岁提高到 76 岁，提高了 32.6 岁；中国与高收入国家人均预期寿命的差距从 25.1 岁下降到 4.8 岁，下降了 20.3 岁。[3]1960 年以来，中国人均预期寿命与国际的差距缩小了 20 岁。虽然成绩是显著的，但问题也不少。例如，中国的健康服务和健康质量距离发达国家水平仍有较大差距，"看病难、看病贵"的社会现象依然存在。2016 年中共中央、国务院发布《"健康中国 2030"规划纲要》[4]，为健康中国建设和健康现代化提供了政策指引。

《中国现代化报告 2017》（以下简称《报告》）分析了世界健康现代化的发展趋势、历史经验和中国健康现代化的基本国情，认为要解决近 14 亿人"看病难"的问题，仅从卫生系统内部解决是不够的；建议从"社会大系统、国家大战略"的层面，寻求"现代化、系统化"的解决方案。《报告》提出了"中国健康现代化的路线图"，建议借鉴中国高铁的发展经验，采用"系统升级、四轮驱动"的发展战略（简称"健康高铁"战略），重点实施"中国健康高铁工程"，实现从工业时代分立的医疗卫生体系向信息时代的整合型国民健康体系的转型升级，建设健康服务强国和健康长寿社会。[2]

本文简介中国健康现代化路线图的基本思路、主要内容和政策建议。

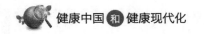

一、研制"中国健康现代化路线图"的基本思路

1. 充分认识"健康现代化"的战略地位

1）健康长寿是人类发展的一个核心目标。健康是人的基本权利，是人生的首要财富。1990 年，联合国开发计划署发表《人类发展报告》，提出人类发展指数（human development index, HDI），包括三个维度：健康长寿、良好教育和体面生活。[5]由此可见，健康长寿是人类发展的核心目标，是世界人民的共同愿望，是国家发达的重要标志。

2）健康现代化是国家现代化的基本要求。健康不仅是人的基本权利，而且是生活质量的生理基础。没有健康，就没有生活质量。18 世纪以来，世界现代化分为两个阶段，其中，第一次现代化是从农业社会向工业社会的转变——"以经济增长为中心"；第二次现代化是从工业社会向知识社会的转变——"以生活质量为中心"。[4]在第二次现代化过程中，提高生活质量是国家现代化的核心目标，实现健康现代化是国家现代化的基本要求，健康现代化就是要促进全民健康长寿。

3）没有健康现代化，就没有人的现代化。人既是现代化的行为主体，也是现代化的受益者。20 世纪 60 年代以来，国家现代化成为一项系统工程，涉及方方面面。其中，人的现代化是核心，制度现代化是本质，器物现代化是外观。人的现代化，既包括健康和素质的现代化，也包括观念和行为的现代化。其中，健康和素质现代化是基础，观念现代化是本质，行为现代化是表象。没有健康现代化，就没有人的现代化，也就没有国家的现代化。

4）2020 年后中国将迈入"健康优先"时代。1987 年邓小平同志提出"三步走"发展战略。[6]"三步走"战略的前 40 年（1980—2020 年），以第一次现代化为主，以工业化为主，以经济建设为中心，并取得了巨大成就。2020 年中国将全面建成小康社会，将基本实现第一次现代化。"三步走"战略的后 30 年（2020—2050 年），将进入以第二次现代化为主，以知识化为主，以生活质量为中心的阶段。[7]

以生活质量为中心，要求"把健康放在优先发展的战略地位"。因为，健康是生活质量的生理基础，没有健康就没有生活质量。可以预计，届时中国将迈入"健康优先"时代，即"质量优先，健康优先，创新驱动，绿色发展"。

2. 充分尊重《"健康中国 2030"规划纲要》

1）2016 年的 10 月，中共中央、国务院发布《"健康中国 2030"规划纲要》（简称《纲要》）。《纲要》包括 8 个部分：总体战略、健康生活、健康服务、健康保障、健康环境、健康产业、支撑措施和组织实施。《纲要》提出的原则是"健康优先、改革创新、科学发展、公平公正"。《纲要》的战略主题是"共建共享、全民健康"。

《纲要》提出的战略目标分为三步走：到 2020 年主要健康指标居于中高收入国家前列；到 2030 年主要健康指标进入高收入国家行列；到 2050 年建成与社会主义现代化国家相适应的健康国家。

2）笔者团队曾为《纲要》的编制工作做了一点贡献。2016 年 4 月，我们受国家卫计委委托，开展《"健康中国 2030"规划纲要》综合平行研究，并高质量地按时完成。[8]2016 年 10 月，国家卫计委发来感谢信，感谢我们为《纲要》编制工作做出了突出贡献。

3. 充分利用信息革命的"技术红利"

信息革命给我们带来了互联网、健康物联网、健康大数据、通信技术、健康信息系统、人工智能、生物和医学技术、智能社会等，这些都可以应用到中国健康现代化建设中。

4. 充分借鉴中国高铁的发展经验

什么是高铁呢？一般而言，高速铁路是时速 250—380 公里的铁路。而快速铁路是指时速 160－250 公里的铁路。普通铁路则是时速约 80—160 公里的铁路。

高速铁路与普通铁路的差别是什么呢？首先是速度，高速铁路一般开行时速 250 公里以上，普通铁路开行时速 160 公里以下；其次是质量，高速铁路很舒适、平稳、安全，轨道封闭，控制系统是专用系统。可以说，高速铁路是速度与质量、舒适与安全的结合。形象地说，高速铁路是信息时代的铁路系统，信息化、智能化；普通铁路则是工业时代的铁路系统，机械化、电气化。

中国高速铁路的发展经验，可以归纳为系统升级、技术整合。它包括铁路升级、列车升级、控制升级、管理升级以及技术整合。

二、"中国健康现代化路线图"的主要内容

健康现代化是健康领域的现代化，是 18 世纪以来健康领域发展的世界前沿，以及追赶、达到和保持健康发展的世界前沿水平的行为和过程。中国健康现代化的路线图是中国健康现代化的目标、路径、监测指标和政策举措等的系统集成。

1. 战略目标

中国健康现代化的总目标是全面建立分工合作制国民健康体系，全面提升健康生活和健康服务的水平，全面改进健康环境和健康治理的质量，分步实现健康现代化，建成具有世界先进水平的国民健康体系和健康长寿社会，实现"人人享

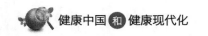

有健康服务、家家拥有健康保险、健康生活和健康服务达到世界先进水平、健康环境和健康质量达到发达国家水平"的健康目标。

中国健康现代化的分阶段目标如下。

1）第一步，在2030年前后，建成和完善"分工合作制国民健康体系"和"公益型全民健康保险体系"，实现健康服务全覆盖和公共卫生服务均等化，健康生活和健康服务水平全面超过世界平均水平，部分健康指标进入高收入国家行列，健康现代化水平进入世界前40名左右，基本实现健康现代化。

2）第二步，在2060年前后，建成高效运行的福利型国民健康体系，建成具有世界先进水平的健康服务强国、健康科技强国和绿色健康家园，健康生活、健康服务、健康环境和健康治理水平进入发达国家行列，健康现代化水平进入世界前20名左右，全国平均实现健康现代化。

3）第三步，在2080年前后，建成高水平的健康长寿社会，健康生活和健康服务水平进入发达国家前列，健康现代化水平进入世界前10名左右，高标准实现健康现代化。

中国健康现代化的四个方面目标如下。

1）健康生活目标：出生时平均预期寿命，2030年提高到79岁，2050年提高到84岁；出生时预期健康寿命，2030年提高到71岁，2050年提高到76岁；婴儿死亡率，2030年下降到6‰，2050年下降到3‰；孕产妇死亡率，2030年下降到十万分之十，2050年下降到十万分之五等。

2）健康服务目标：医生比例，2030年提高到3‰，2050年提高到5‰；全科医生比例，2030年提高到0.3‰，2050年提高到1‰；护士和助产士比例，2030年提高到5‰，2050年提高到12‰；健康保险覆盖率，2030年提高到100%等。

3）健康环境目标：清洁饮水普及率和家庭卫生设施普及率，2030年提高到100%；$PM_{2.5}$年均浓度有可能先升后降，2050年下降到30毫克/米^{3}以下等。

4）健康治理目标：健康支出占GDP比例，2030年提高到8%，2050年提高到12%；公共健康支出占健康支出比例，2030年提高到65%，2050年提高到80%；健康产业增加值比例，2030年提高到4%，2050年提高到10%；健康产业劳动力比例，2030年提高到6.3%，2050年提高到15%等。

2. 运河路径

中国健康现代化的基本思路是瞄准健康发展的未来世界前沿，加速从传统健康向现代健康和全民健康的转型升级，迎头赶上健康发展的未来前沿水平；2030年左右全面超过健康现代化的世界平均水平，2060年左右进入健康现代化的发达国家行列，在2080年左右走到健康现代化的发达国家前列；实现健康体系、健康生活、健康服务、健康环境和健康治理的现代化。

三、"中国健康现代化路线图"的政策建议

1. 战略设计：实施健康高铁战略，建设健康长寿社会

"健康高铁"战略涉及三个基本概念，即国民健康体系、"健康高铁"和"健康高铁"战略。

1）什么是国民健康体系？关于国民健康体系没有统一的定义。我们认为，国民健康体系是以满足人的健康需求为中心、健康需求和健康供给协同进化、健康生活和健康服务相互促进的开放体系。它的功能包括：维持健康生活、提供健康服务、改善健康环境、提升健康质量等。根据人的健康需求的不同，国民健康体系可以分为五个子系统，分别是健康生活系统、健康医护系统、健康保险系统、健康用品系统、健康治理系统；以及三个影响因子，包括健康科技、健康环境和健康产业（图1）。

2）什么是"健康高铁"？"健康高铁"的英文说法是 health superhighway system，它是一个形象化比喻，是高效运行的、信息时代的、整合型国民健康体系的一个中国特色的"形象化说法"。就像中国铁路系统从工业时代的"普通铁路"（railway system）升级为信息时代的"高速铁路"（high-speed railway system）一样，中国卫生系统也需要转型升级，从工业时代分立的医疗卫生系统和医疗保险系统，向信息时代整合型国民健康体系转型升级。这种国民健康体系（national health system）与工业时代的医疗卫生系统有很大不同（表 1），它以人的"健康需求"为中心，以健康长寿为目标。

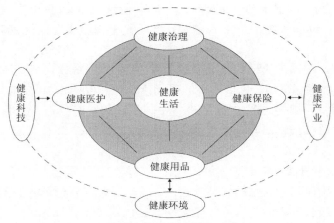

图1 分工合作制国民健康体系的系统结构（5+3 钻石模型）

表1 医疗卫生系统与国民健康体系的比较

方面	医疗卫生系统	国民健康体系
原则	以"疾病防治"为本	以人为本
中心	以"救死扶伤"为中心	以人的"健康需求"为中心
目标	以"患者恢复"为目标	以"健康长寿"为目标
系统	分立的医疗卫生体系、医疗保险体系和医疗用品体系	整合型国民健康体系
特点	工业时代的医疗卫生体系	信息时代的国民健康体系

在《中国现代化报告2017》中,"健康高铁"分别从系统角度、工程角度和战略角度进行分析,给出三种用法(表2)。第一,信息时代的国民健康体系;第二,健康高效运行系统;第三,"健康高铁"战略。

表2 "健康高铁"的三种用法

项目	信息时代的国民健康体系	健康高效运行系统	"健康高铁"战略
英文翻译	national health system in the information age	high-speed health system	health superhighway strategy
基本概念	健康高铁是信息时代的整合型国民健康体系的一种形象化比喻(说法)	健康高铁是以健康基础设施、健康物联网、健康大数据和健康服务网等为基础的"健康高速运行系统"	健康高铁战略是中国健康现代化路线图的健康战略的一种形象化比喻(说法)
主要组成	五个子系统和三个影响因子(图1)	健康物理基础设施、健康信息和知识基础设施、健康服务平台和主干线路(图3)	五个现代化,系统升级和四轮驱动(图2)

3)什么是"健康高铁"战略?"健康高铁"战略的英文说法是 health superhighway strategy。它是一个形象化比喻,是中国健康现代化战略的"形象化说法"。

我们理解,中国健康现代化至少包括五个现代化,分别是健康体系、健康生活、健康服务、健康环境、健康治理的现代化。未来30年,中国健康现代化可以采用"健康高铁"战略(图2),即借鉴中国高铁的发展经验,采用"系统升级、四轮驱动"的总体战略,建设具有世界先进水平的信息化国民健康体系和健康长寿社会。

其中,"系统升级"指健康体系现代化。它以健康长寿社会为导向,促进从医疗卫生系统向国民健康体系的转型升级,全面实现系统整合、功能升级,"健康服务全覆盖、健康长寿生活美"。"四轮驱动"是以四个现代化为动力,实现四化联动。具体包括:①健康生活现代化。实现"健康生活少生病",降低和控制健康风险。②健康服务现代化。实现"有病好治好康复",提升健康服务的质量。③健康环境现代化。实现"环境安全营养好",提升健康环境的质量。④健康治理现代化。

实现"优质公平可持续",提升健康服务的能力。

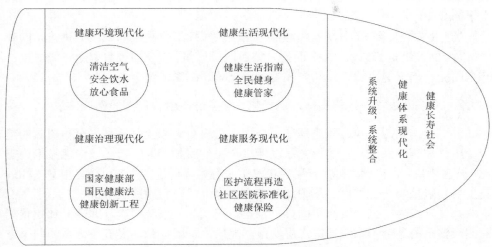

图2 中国健康现代化的"健康高铁"战略

"健康高铁"战略的宗旨是促进全民的健康长寿。健康体系建设是手段,健康长寿社会是目标。

"健康高铁"战略的基本思路是以"系统升级"为先导,顶层设计,系统优化;以"四轮驱动"为动力,全民参与,四化协同;以"健康优先、质量优先、公平优先、共建共享"为原则,促进国民健康系统的五个子系统的系统整合,推进健康生活等四个方面的现代化的协调发展,建设信息时代的整合型国民健康体系,建成一个具有世界先进水平的健康长寿社会;全面实现"健康生活少生病、有病好治好康复、健康服务全覆盖、优质公平可持续、环境安全营养好、健康长寿生活美"的健康目标。

"健康高铁"战略的基本原则是健康优先、质量优先、公平优先、共建共享(表3)。

表3 "健康高铁"战略的原则和理念

项目	主要内容
宗旨	促进全民的健康长寿
基本原则	健康优先、质量优先、公平优先、共建共享
基本理念	健康社会,人人有份;健康生活,家家有责;健康服务,全民覆盖; 健康保障,强度递进;健康促进,预防为主;健康体系,分工合作

"健康高铁"战略的目标是全面建成具有世界先进水平的信息化整合型国民健

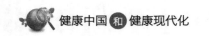

康体系和健康长寿社会，全面实现《"健康中国 2030"规划纲要》和中国健康现代化的战略目标。所谓"健康长寿社会"，是指人民健康和长寿水平达到世界先进水平的社会。

"健康高铁"战略的任务有六项：①完成从医疗卫生系统向全民健康体系的升级；②全面控制健康风险；③全面提升健康医护质量；④全面改善健康环境质量；⑤全面提升国家健康能力；⑥完成国民健康体系的系统整合。

2. 系统升级：加速健康体系现代化，建立分工合作制国民健康体系

分工合作制国民健康体系是分工合作、责权明确、全民参与、全程覆盖的整合型国民健康体系。其主要特点是以促进全民健康长寿为宗旨，以信息技术为支撑，分工明确，责任到人，健康生活和健康服务相互促进，经济和社会相互支撑。其主要功能是为全民提供"从胎儿到生命终点"的全程健康服务。

系统升级将在三个层次协同推进。第一层次是子系统层次，即建立和完善国民健康体系的五个子系统。第二层次是功能层次，即提升国民健康体系的四个方面能力。第三层次是大系统层次，即实现国民健康体系的五个子系统的系统整合和功能升级。其中，第二层次即四轮驱动，第三层次即系统整合，将在后面专题讨论。

第一层次的五个子系统包括：①健康生活系统，它是支撑和维系健康生活的各种要素和总和；②健康医护系统，它是提供健康医护服务的服务体系；③健康保险系统，它是提供健康保险服务的服务体系；④健康用品系统，它是生产和提供各种健康用品的健康支撑体系；⑤健康治理系统，它是健康治理的相关机构和制度的总和。有关内容在《中国现代化报告 2017》第三章中有系统阐述，此处从简。

建议建设和完善"公益型全民健康保险体系"（national public health insurance），包括四个部分：①基本健康保险，是公益型，人口覆盖率 100%；②大病互助保险，是公益型，人口覆盖率 100%；③医疗援助基金，是福利型+慈善型，人口覆盖率是针对需要者；④商业健康保险，是自愿型，开放的。2050 年目标是公共健康支出占健康总支出比例达到 80%左右，私人健康支出占比约 20%。

3. 四轮驱动：提升四个能力，实现四个现代化

提升四个能力主要包括：第一是健康生活现代化，行为主体是家庭和个人；第二是健康服务现代化，行为主体是医院和医护人员；第三是健康环境现代化，行为主体是全社会；第四是健康治理现代化，行为主体是政府。四轮驱动（表4）需要家庭、医院、社会、政府四方通力合作，推动健康生活、健康服务、健康环境、健康治理四个方面的现代化，共同建设国民健康体系和健康长寿社会。

表4　健康高铁战略的"四轮驱动"

项目	健康生活行动议程	健康医护优质工程	健康环境建设工程	健康能力提升工程
行为主体	个人和家庭 公共卫生机构	医护机构 医护人员、患者	政府部门 全社会	政府部门 健康机构
理念	少生病	早治早康复	环境好、营养好	全覆盖、可持续
目标	控制健康风险 "健康生活少生病"	提升健康质量 "有病好治好康复"	改善健康环境 "环境安全营养好"	增强健康能力 "优质公平可持续"
任务	提升全民健康素质 控制和降低健康风险	提升患者健康质量 提升健康医护质量	全面提升健康环境的质量，建设健康城市和家园	提高健康服务和健康治理的能力，减少健康不平等
举措	健康生活全程规划 健康生活行为指南	医护服务流程再造 社区医院标准化	健康环境改善计划 食品安全计划	国家健康服务部 健康创新工程

　　1）实施健康生活行动议程，促进健康生活现代化。健康长寿，从我做起。健康生活行动议程是促进国民健康长寿的行动议程。它要求坚持"以健康为中心"的原则，全民动员，全员参与，全程规划，全域覆盖，分工明确，责任到人，建设一个人民健康长寿的社会，实现"健康生活少生病"。其主要内容包括健康生活全程规划、健康生活行动指南、健康中国人计划（制定健康中国人标准，推动健康中国人达标行动，每年对达标典型给予奖励）、健康日历、健康管家等。

　　2）实施健康医护优质工程，促进健康服务现代化。健康长寿，医护先行。健康医护优质工程包括：医护服务流程再造、社区医院标准化、临床路径计划、诊疗常规计划、整体护理行动计划、医护人员收入倍增计划、医护质量监督体系计划、医院医护环境现代化、健康教育现代化等，实现"有病好治好康复"。其主要内容包括提升常规医护服务的服务质量、提升急救医护服务的服务质量、提升中医医护服务的服务质量、建立和完善"家庭医生制度"和"社区医生制度"、构建国家健康服务平台、健康教育的现代化。建立公立和非营利医疗机构"医护人员收入指导线"。医疗机构医护人员的人均年收入一般为其所在地区职工人均年收入的1.5—2倍，其中，中高级医师的人均年收入一般为其所在地区职工人均年收入的2—5倍。完善医护人力资源管理制度，促进医护人员的合理自主流动。

　　3）全面改善健康环境，促进健康环境现代化。健康环境涉及生态环境、社会环境和经济环境等。改善健康环境，需要全社会的支持和参与。其主要内容包括实施健康环境改善计划，建设健康城镇和乡村；全面提升食品安全水平，为国民提供放心食品，全面提高公共健康安全水平。

　　4）实施健康能力提升工程，促进健康治理的现代化。健康长寿，政府有责。健康能力提升工程，坚持"以人为本、公平优先、需求导向、适度超前"的原则，从健康服务和健康治理两个方面提升健康能力，实现"优质公平可持续"。其主要内容包括提升健康服务能力，提供全方位的健康服务；提升健康治理能力，完善健康监管体系；适度发展健康产业，坚守健康服务的公益性。实施健康创新工程。抓住新生物学和新医学革命的战略机遇，构建面向世界前沿和国家需求的健康创新体系，促进健康科技的全面发展。重点关注再生医学、仿生医学、精准医学、医用生物技术、医用信息技术和手术机器人等领域的前沿发展。

4. 系统整合：启动中国健康高铁工程，建设信息化国民健康体系

1）中国健康高铁工程是一项系统工程，是"健康高铁"战略的一项建设工程。通俗地说，中国健康高铁工程，借鉴中国高铁的建设经验，按照"现代化、信息化、系统化、工程化"的建设原则，建设一个具有世界先进水平的、高速运行的信息化国民健康体系，即信息时代整合型分工合作制国民健康体系。

中国健康高铁工程既是中国健康现代化和"健康高铁"战略的一项建设工程，也是中国"健康高铁"战略的诸多政策举措的系统化集成和工程化建设。它按照两期规划和三个层次协同推进。三个层次分别是健康高铁物理基础设施建设、健康高铁信息和知识基础设施建设、健康服务平台体系和服务健康干线体系建设（图3）。

2）健康高铁的基础设施建设包括健康物理基础设施、健康信息和知识基础设施。

健康物理基础设施是"健康高铁"的"硬件设施"，包括健身场所、公共卫生设施、医护机构、健康保险机构、健康教育和科研机构、健康监管机构等。健康物理基础设施建设包括五个子系统建设和四个方面的现代化。

健康信息和知识基础设施是"健康高铁"的"软件设施"，包括健康生活指南、健康营养指南、健身指南、健康服务指南、健康服务网络平台、健康大数据、健康物联网、健康标准和健康法规等。健康信息和知识基础设施建设包括五个子系统的信息基础设施和四个方面的信息和基础设施建设。

3）健康高铁的服务平台和主干线路建设是健康高铁工程的主体工程。

其一，健康高铁的服务平台体系大致按三级设置和建设。①国家健康服务平台：健康高铁的国家总站，由中国医学科学院负责研制和维护。②地区健康服务平台：健康高铁的地区分站，由地区医学高等院校负责研制和维护。③健康机构服务平台：健康高铁的单元基站，由健康服务提供方按统一标准研制和维护。

其二，健康高铁的主干线路体系按"纵横"两个维度进行规划和建设。①横向干线：健康快车主干线。根据不同人群的健康需求，设立健康快车，提供便捷、公平、优质的健康服务，包括"健康指南、健康咨询、健康预约、健康服务、满意退出和电子档案"的一条龙服务。②纵向干线：健康专列主干线。根据不同器官的健康需求，设立健康专列，提供精准、高效、优质的健康服务，包括"健康

指南、健康咨询、健康预约、健康服务、满意退出和电子档案"的一条龙服务。③建立服务干线分工和无缝衔接。健康快车主要满足基本健康服务需求，主要提供健康生活服务、公共卫生服务、初级医疗服务以及健康保健、健康护理、健康急救服务等。健康专列主要满足精准健康服务需求，主要提供专科医护服务、综合医护服务、手术治疗服务以及特需医护服务和健康急救服务等。健康快车和健康专列两者有分工、有交叉，要建立两者之间的合作和转轨衔接机制，形成无缝衔接的健康服务网络。

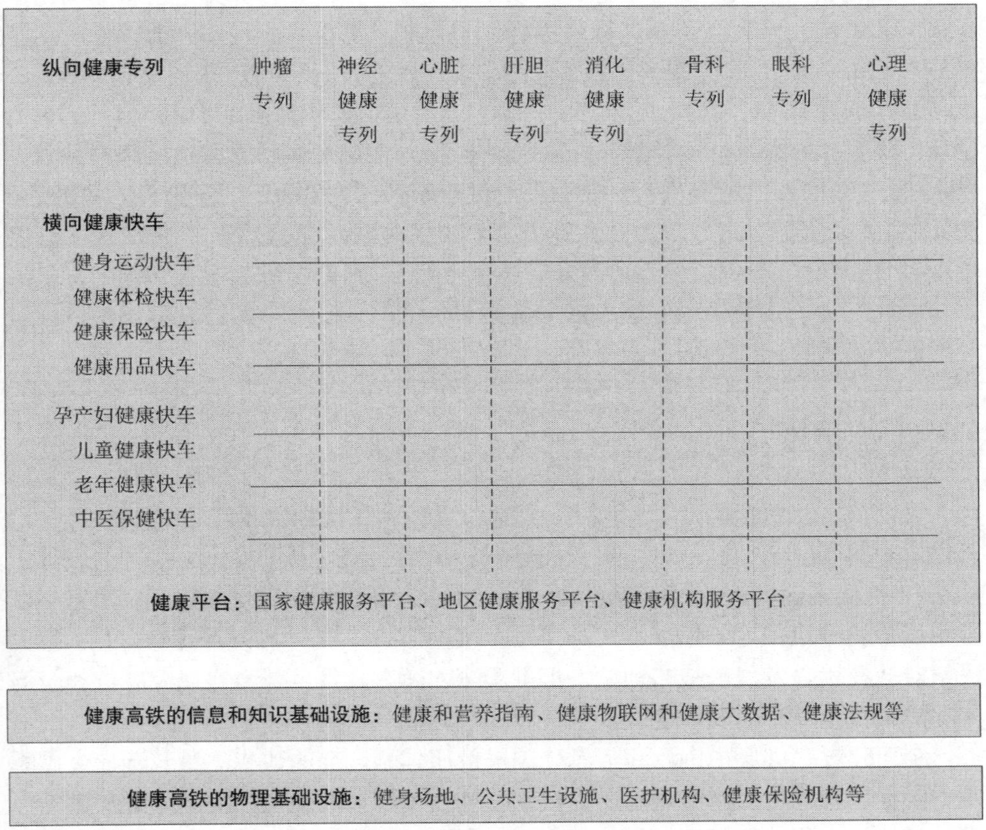

纵向健康专列	肿瘤专列	神经健康专列	心脏健康专列	肝胆健康专列	消化健康专列	骨科专列	眼科专列	心理健康专列
横向健康快车								
健身运动快车								
健康体检快车								
健康保险快车								
健康用品快车								
孕产妇健康快车								
儿童健康快车								
老年健康快车								
中医保健快车								
健康平台：国家健康服务平台、地区健康服务平台、健康机构服务平台								

健康高铁的信息和知识基础设施：健康和营养指南、健康物联网和健康大数据、健康法规等

健康高铁的物理基础设施：健身场地、公共卫生设施、医护机构、健康保险机构等

图3 中国健康高铁工程的系统结构（一期工程）

其三，健康高铁一期工程的健康干线体系——八条健康快车和八条健康专列。①健康快车：健身运动快车、健康体检快车、健康保险快车、健康用品快车、孕产妇健康快车、儿童健康快车、老年健康快车、中医保健快车。②健康专列：肿瘤专列、神经健康专列、心脏健康专列、肝胆健康专列、消化健康专列、骨科专列、眼科专列、心理健康专列。

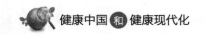

其四，服务流程。健康高铁的服务流程包括：①进入服务平台，即国家总站或地区分站；②选择服务类型，如指南、咨询、健康快车或健康专列；③进入健康服务机构的单元基站，选择服务项目；④接受服务；⑤评价和退出。健康干线的服务流程包括咨询服务、预约服务、健康服务和退出服务等。

其五，试点先行。建议在我国南方、北方和西部地区各选一个医疗条件较好的城市，先行启动健康高铁工程。这三个城市建议分别是武汉市、天津市、西安市。

中国健康高铁工程的总目标，从政策角度看，是建设世界先进水平的国民健康体系和健康长寿社会；从工程角度看，是建成具有世界先进水平的"健康高铁系统"，即信息化的国民健康体系。它将形成"大健康、长寿命、全周期、全覆盖、高质量、可支付、可持续、一卡通、一条龙"的国民健康体系新形态。其中，"大健康"指覆盖健康的全部因素；"长寿命"指平均预期寿命和健康寿命达到世界先进水平；"全周期"指提供全生命周期的健康服务；"全覆盖"指健康服务覆盖全部人口；"高质量"指健康生活和健康服务的优质化；"可支付"指健康成本可以承受；"可持续"指健康体系的发展可持续；"一卡通"指健康服务和健康支付的"一卡通"；"一条龙"指健康生活和健康服务的"一条龙"服务。其理想目标是"给医生最好待遇，给病人最好医护，给全民最好服务"。

四、结束语

目前，关于"健康中国"没有统一定义。我们理解它大致有三层含义。其一，"健康中国"是一个发展目标，是人民健康和长寿水平达到世界先进水平的中国。其二，"健康中国"是一种生活方式，是人人拥有健康观念和健康生活，家家享有健康服务和健康保险的生活方式。其三，"健康中国"是一种发展理念，是"把人民健康放在优先发展的战略地位，把健康融入所有政策，努力实现全方位和全周期保障人民健康"的发展理念。

全面建设"健康中国"和信息化国民健康体系，全面建成健康长寿社会，既是中国健康现代化的核心目标，也是一项社会工程，需要全民动员和全员参与，需要群策群力和共建共享。目前，中国健康现代化路线图、健康高铁战略和健康高铁工程只是一个建议，是一个初步设想。是否可行，如何落实，还有待后续研究。

参考文献

[1]习近平. 2017-10-27. 决胜全面建成小康社会　夺取新时代中国特色社会主义伟大胜利——

在中国共产党第十九次全国代表大会上的报告. http://www.xinhuanet.com/2017-10/27/c_1121
867529.htm

[2]何传启. 2017. 中国现代化报告 2017：健康现代化研究. 北京：北京大学出版社

[3]World Bank. 2017-07-25. World Development Indicators Database. http://databank. worldbank.
org

[4]中共中央，国务院. 2016-10-25. "健康中国 2030"规划纲要. http://www.gov.cn/zhengce/2016-
10/25/content_5124174. htm

[5]UNDP. 2015. Human Development Report 2015. https://www.undp.org/content/undp/en/home/
librarypage/hdr/2015-human-development-report/

[6]邓小平. 1993. 邓小平文选（第三卷）. 北京：人民出版社

[7]何传启. 2017-08-16. 如何成为一个现代化国家. 科技日报（07）

[8]何传启. 合力建设一个人民健康长寿的中国//国家卫生计生委宣传司. 2016. 健康中国 2030 热
点问题专家谈. 北京：中国人口出版社

发展中大国医改的中国经验①

杨宜勇　关　博
中国宏观经济研究院社会发展研究所

　　没有人民健康就没有全面小康,推进健康中国建设,深化医疗卫生体制改革，建立健全基本医疗卫生制度，实现人人享有基本医疗卫生服务，是我国社会体制改革和全面建成小康社会的重大任务。改革开放四十年以来，我国持续推进医疗卫生体制改革，形成以健康引领、"三医联动"、重点攻坚和全民医保为主要内容的"医改中国模式"，在促进和改善城乡居民健康水平、增强医疗可及性条件、减轻城乡居民就医负担等方面成效显著，人均预期寿命等主要健康指标位居中高收入国家前列，医疗机构床位数等卫生服务能力指标大幅提升，合理就医需求充分释放，医疗费用个人自付比例呈现出逐步下降的趋势。大国医改的中国经验为世界发展中国家、中等收入国家提升国民健康素质，防范重大健康风险，化解医疗服务总量短缺和供需失衡结构性矛盾，提供了积极的发展范式和经验参考。

---

①杨宜勇，中国宏观经济研究院社会发展研究所所长、研究员；关博，中国宏观经济研究院社会发展研究所副研究员。

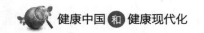

一、坚持健康引领，持续不断地改善全体国民的健康水平

改革开放以来，我国先后启动了四轮医疗卫生体制改革，虽然不同发展阶段下医疗卫生领域亟待解决的主要矛盾存在差异，再加上政策制定者和社会对于医疗卫生基本性质和所负担任务的认识也在逐步深化，造成各轮医改的改革基本理念、总体思路和政策措施不尽相同，但每一轮医改始终把提高人民健康水平作为改革的出发点和根本落脚点，以改善国民健康水平作为衡量医改成功与否的关键标准。2009 年新医改以来，重点加大了公共卫生、基层医疗卫生网络等与健康产出密切相关领域建设。2016 年，健康中国国家战略全面实施，进一步提出了"将健康融入所有政策"的改革要求，把深入推进医疗卫生体制改革作为健康中国建设的重要任务和基础支撑，进一步理顺了深化医改与促进全民健康的政策措施与政策目标关系。

在相关政策支持下，我国健康领域关键指标持续提升，总体上优于中高收入国家平均水平，部分指标达到高收入国家水平。其中，人均预期寿命由 1981 年的 67.9 岁提高至 2017 年的 76.7 岁（图 1）。

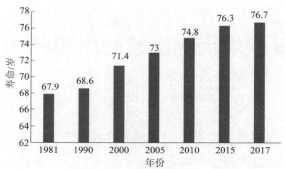

图 1 改革开放以来我国人均预期寿命增长情况

资料来源：根据相关年份中国统计年鉴数据整理

从健康绩效产出国际比较来看，2016 年我国人均居民健康预期寿命指标达到 68.7 岁，高于欧洲国家 0.3 岁，高于美洲国家 1.2 岁，高于全球 5.4 岁（表 1）。

表 1 2016 年我国与世界主要地区健康投入和产出情况比较

地区/国家	健康投入		健康产出			
	人均卫生费用（美元）	卫生总费用占GDP 比例（%）	平均预期寿命（岁）	人均健康预期寿命（岁）	孕产妇死亡率（/10 万）	婴儿死亡率（‰）
中国	571	6.2	76.7	68.7	19.6	6.8
非洲区	115	6.2	61.2	53.8	542	27.2

续表

地区/国家	健康投入		健康产出			
	人均卫生费用（美元）	卫生总费用占GDP比例（%）	平均预期寿命（岁）	人均健康预期寿命（岁）	孕产妇死亡率（/10万）	婴儿死亡率（‰）
美洲区	974	6.9	76.8	67.5	52	7.5
东南亚区	176	4.6	69.5	60.4	164	22.6
欧洲区	2192	7.9	77.5	68.4	16	5.1
东地中海区	557	5.3	69.1	59.7	166	27.7
西太平洋区	920	7.0	76.9	68.9	41	6.5
全球平均	822	6.3	72.0	63.3	216	18.6

资料来源：根据相关年份世界银行和中国统计年鉴数据得出

二、坚持"三医联动"，系统、整体、协调推进全面医改

我国在深化医疗卫生体制改革和加强医疗保障制度建设中，深刻认识到医疗、医保和医药改革之间存在内生的关联性。一方面，医疗保障制度是医疗卫生服务的主要购买方，对医疗服务机构行为和资源配置具有明显的引导作用，也在通过第三方集中支付医疗服务，直接影响药品耗材使用结构和数量。另一方面，药品和耗材是重要的医疗卫生服务生产要素，药品耗材流通领域腐败链条也是造成医疗服务偿付机制扭曲和过度医疗失控的主要原因。医疗卫生体系中三方关系和医保、医疗、医药之间的杠杆纽带效应，决定了任何单兵突进的医改均难见成效，既不能解决牵一发则动全身的体制机制梗阻，也无法破除错综复杂的深层次利益矛盾。

在充分认识相关领域内在逻辑关系的基础上，我国形成了协调推进医疗、医保、医药的"三医联动"的顶层设计思路，并以此作为深化医改"四梁八柱"政策的框架基础，以全面提升医改的系统性、整体性、协同性。特别是在医疗卫生体制改革进入深水区后，着力加强三方面政策的相互配合和共同行动，整合管理体制，统一改革方向，协调改革力度。理顺"三医"管理体制，以机构改革为契机，整合医保职能，延伸医保对药品耗材招标采购管理，发挥好医保支付杠杆效应。联动实施药品零加成、调整医疗服务价格，打破药品流通利益链条，夯实医疗服务体系公益属性，完善医保支付制度。通过相关"三医联动"政策"组合拳"，使医疗、医保和医药改革步调一致、相互促进，化解体制机制深层次矛盾和既得利益顽疾，促进改革措施落到实处，释放政策效果倍增效应。

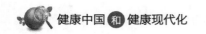

三、坚持攻坚克难，把握阶段性矛盾突破关键"梗阻点"

人民日益增长的健康需求与医疗卫生服务供给水平、供给质量相对不适应的矛盾，是贯穿我国医疗卫生体制改革四十年的总体矛盾。而在每一个发展时期，矛盾的主要方面和表现方式均有其阶段性特征。特别是随着医改越是向纵深发展，发展中的问题和新出现的问题，有待完成的任务和新提出的任务，就越是交织叠加，改革难度逐步加大。我国在持续推进医改过程中，紧紧围绕阶段性矛盾表现，直面各类躲不开、绕不过去的"硬骨头"问题，全力推进重点领域的关键环节改革，并与时俱进地调整改革重点和改革方案，扭转错误导向，打通制约全民健康的体制机制"堵点"、"痛点"和"难点"。在不断深化改革中，切实扩大医疗卫生服务资源本底，改善卫生费用筹资结构，增强资源配置公平和可及性，提升优质高效服务水平。

在改革起步阶段，我国医疗卫生体制矛盾表现为医疗服务绝对数量短缺，在此背景下，以扩大卫生服务供给为着力点，全力调动医疗服务供需双方的积极性，迅速恢复卫生供给能力。针对此后暴露出来的医疗卫生服务资源筹资结构恶化、服务发展陷入瓶颈和基层卫生服务网络瓦解问题，我国积极强化政府投入责任，重建基层卫生，发展全民医保，一定程度上缓解了"看病难"和"看病贵"现象。随着改革向纵深推进，人民群众对于高质量医疗服务的需求更加迫切，一系列深层次矛盾不可避免地显现。通过破除"以药养医"、推进"两票制"、改革医保支付方式等措施，不断完善深层次利益矛盾调整机制，奋力打破利益固化藩篱。利用分级诊疗、发展医联体、"互联网+"等政策工具包，让优质医疗资源普惠更多基层群众，优化健康服务提供方式，构建健康管理服务新体系，实现从以治病为中心向以健康为中心的积极转变。

四、坚持全民医保，形成更加合理的卫生费用筹资机制

卫生费用筹资是促进和提升人民健康水平，支撑健康服务体系的物质基础。卫生费用筹资水平和主体负担结构决定了个人卫生费用自付比例，也影响了医疗卫生体系的服务提供方式和提供行为。构建合理的卫生费用筹资机制，是从根本上解决"看病贵""看病难"问题的核心机制设计。自 21 世纪以来，我国在深化医改过程中，积极推进建立覆盖全民的基本医疗保障制度，形成了具有中国特色的"全民医保"方案，并探索发展多层次医保体系，通过完善健康风险和费用补偿分担机制，使个人医疗负担显著下降，充分发挥医疗服务行为引导和资源配置的优化作用，并为世界发展中国家、中等收入国家解决非就业人员医疗保障问题，

提供了有力的经验借鉴。

"全民医保"体系扩大社会和政府卫生筹资，个人卫生费用呈现倒"U"形反转。在医改持续推进过程中，我国一度面临卫生费用筹资结构恶化，个人负担大幅加重的压力。为此，我国在强化政府投入责任的同时，以城乡居民基本医疗保险制度建设为突破口，形成了覆盖全民的基本医疗保险体系，建立健全重特大疾病救助、税优健康保险等基本制度。随着多层次健康保障体系的不断完善，政府对基本医疗保险和医疗救助补助水平的提高，社会和政府卫生支出规模持续扩大，分别成为卫生总费用的第一和第二筹资来源，并对个人卫生负担形成了有效的分担和替代，个人卫生费用占比出现倒"U"形反转格局，"看病贵"问题得到了根本缓解（图2）。

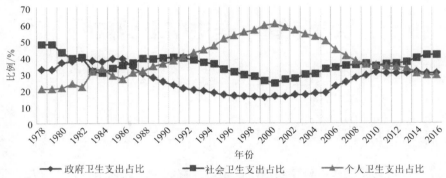

图2　改革开放以来我国卫生总费用比例结构
资料来源：根据相关年份中国统计年鉴数据整理

"全民医保"体系的确立和完善使医保能够充分发挥对医疗资源配置和医改利益调节的引领作用。随着医保覆盖范围扩大和筹资水平提升，医保基金收入和支付规模逐年增长。在医保第三方集中支付地位完全确立的背景下，我国及时启动医保管理体制和运行机制改革，整合各类医疗保障制度管理，推进医保支付方式改革，形成以按病种付费为主体的多元复合支付机制，制定和实施医保支付标准，发挥医保价格信号效应。相关改革切实提升了医保内涵管理质量，通过医保支付为杠杆，调节医疗费用不合理增长，抑制医疗资源过度利用，切实解决长期存在的"以药养医""医药腐败""公益性弱化"顽疾。

参 考 文 献

方鹏骞. 2016. 中国医疗卫生事业发展报告 2015：中国公立医院改革与发展专题. 北京：人民出版社

李滔. 2015. 中国卫生发展绿皮书 2015 年——医改专题研究. 北京：人民卫生出版社

刘军民. 2012. 中国医改相关政策研究. 北京：经济科学出版社

饶克勤，刘新明. 2007. 国际医疗卫生体制改革与中国. 北京：中国协和医科大学出版社

宋晓梧. 2008. 中国社会体制改革 30 年回顾与展望. 北京：人民出版社

王虎峰. 2012. 中国新医改——现实与出路. 北京：人民出版社

余晖. 2014. 一个独立智库笔下的新医改. 北京：中国财富出版社

中国发展研究基金会. 2016. 中国医药卫生体制改革研究. 北京：中国发展出版社

从精准医学走进精准健康

张 华

中国医学科学院／北京协和医学院

一、科技创新的目的意义

"科技兴则民族兴，科技强则国家强。"[1]党的十八大以来，习近平总书记多次阐述科技与强国关系。十九大报告指出，经过长期努力，中国特色社会主义进入新时代，新时代要有新气象，更要有新作为。报告内容涉及科技创新的地位、道路、动力、关键等多方面，为中国科技创新指明了方向。

坚持科技创新核心地位，是学习推进全面创新发展必须把握的首要问题。习近平总书记站在人类历史与国家命运的战略高度，多次强调"科技创新是提高社会生产力和综合国力的战略支撑，必须摆在国家发展全局的核心位置"。他指明，顺应中国经济新常态，要突破发展瓶颈、解决深层次矛盾，根本出路在于创新，关键要靠科技力量。[2]可见，坚定不移地推进科技进步与创新发展，是加快完善社会主义市场经济体制和加快转变经济发展方式的核心，具有十分重大而深远的战略意义。

遵循中国特色自主创新道路，是推进全面创新发展必须满足的根本要求。唯

---

[1]人民网. 科技兴则民族兴 科技强则国家强（习近平讲故事）. http://politics.people.com.cn/n1/2018/0821/c1001_30239965.html.（2018-08-21）

[2]新华. 受权发布：《习近平关于科技创新论述摘编》. http://www.xinhuanet.com//politics/016-03/03/c_12876-5280.htm.（2016-03-03）

有坚持自主创新、重点跨越、支撑发展、引领未来的方针，才能早日建成创新型国家。发展科学技术必须依靠自身力量，只有自立才能自强，自力更生是屹立世界民族之林的立足之点，自主创新是攀登世界科技高峰的必由之路。

二、改革开放与科技创新

1988 年，邓小平提出"科学技术是第一生产力"的论断；2016 年，全国"科技三会"吹响"建设世界科技强国"的号角。在以习近平总书记为核心的党中央带领下，14 亿中国人民接续奋斗，开启新程，以"科技梦"助推"中国梦"，坚定不移走中国特色自主创新道路，实现历史性跨越：载人航天、探月工程、移动通信、量子通信、北斗导航……

新中国成立后，特别是改革开放以来，中国科技取得举世瞩目的伟大成就，科技整体能力持续提升，一些重要领域跻身世界前列，某些前沿领域开始进入并行、领跑阶段，正处于从量的积累向质的飞跃、点的突破向系统能力提升的重要时期。面对人民对美好生活的向往，中国创新"惠民"。例如，快速查明 300 种突发传染病原，初步建立传染病应急防控技术体系；国产小分子靶向抗癌药上市促使国外专利药物在中国降价超过 50%……科技创新与社会发展加速融合，织就保障亿万人民生活的幸福网。

实现"两个一百年"奋斗目标、实现中华民族伟大复兴的中国梦，必须坚持走中国特色自主创新道路，面向世界科技前沿、面向经济建设主场、面向国家重大需求，加快全面创新，掌握全球先机，这是建设世界科技强国的出发点。习近平总书记指出，我国科技事业发展目标是，到 2020 年时使我国进入创新型国家行列，到 2030 年时使我国进入创新型国家前列，到新中国成立 100 年时使我国成为世界科技强国。[①]历史表明，科技革命总能深刻改变世界格局。在绵延五千多年的文明进程中，中华民族创造了闻名于世的科技成果，今后必将更加辉煌。

三、健康事业与全民小康

全面建成小康社会急需解决健康问题。2014 年 12 月，习近平总书记在江苏省调研时指出，"没有全民健康，就没有全面小康"[②]。"健康梦"是"中国梦"最为重要的部分，健康事业是创造良好社会经济发展环境的重要支撑，是构建社会

---

①新华网.习近平：为建设世界科技强国而奋斗.http://www.xinhuanet.com//politics/2016-05/31/c_1118965169.htm.（2016-05-31）

②人民网.习近平讲故事：没有全民健康，就没有全面小康.http://cpc.people.com.cn/n1/2019/0124/64094-30588152.html.（2019-01-24）

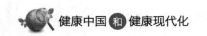

主义和谐社会的基础要素，是扩大内需、调整结构、转变方式推动经济发展的重要杠杆。医药卫生事业关系人民健康、国家前途和民族未来，是十分重大的民生问题。为此，国家现已制定一系列重大规划，包括中国医学科技发展规划、生物技术发展规划、精准医学发展规划等。

四、健康事业与科技创新

当前，中国正在新的历史起点，党的十八大提出"两个一百年"奋斗目标，习近平总书记提出实现中华民族伟大复兴的"中国梦"。"中国梦"是由千千万万个梦想组成，"健康梦"是"中国梦"在卫生事业中的具体目标。"健康梦"助圆"中国梦"，建设"健康中国"，我们责无旁贷。习近平总书记强调，"要最大限度调动科技人才创新积极性，尊重科技人才创新自主权，大力营造勇于创新、鼓励成功、宽容失败的社会氛围。……科技界要共同努力，树立强烈的创新自信，敢于质疑现有理论，勇于开拓新的方向，不断在攻坚克难中追求卓越"[①]。

人民对于健康的期待，就是卫生事业的方向；发展卫生健康事业，必须提高科技水平。通过国家 863 计划、973 计划、支撑计划、科技重大专项、行业专项等经费支持，中国近年来在基因组测序技术、疾病发病机制、临床疾病分子分型与诊治标记物、药物设计靶点、临床队列与生物医学大数据等方面有了相当积累与发展，形成一批有实力参与国际竞争的基地与团队，其中基因测序技术居国际先进水平。这为中国开展医学研究与应用奠定了人才、技术基础。

五、精准医学的战略意义

（一）精准医学发展是国际医学发展前沿：美国提出精准医学的时代背景

精准医学指根据病人个体特征制定的专有防治疾病方案。2015 年 1 月 20 日，美国总统奥巴马在国情咨文中说："今晚，我提出'精准医学'计划，希望使我们更接近治愈癌症和糖尿病等疾病，使我们所有人获得个体基因信息，从而保护自己和家人健康。"他呼吁，美国要增加医学研究经费，推动个体化基因组学研究，依据个人基因信息为癌症等患者制定个体医疗方案。由于利用个体基因信息能有效找到病因，因此可省下目前花在无效药物上的数百亿美元。可见基因组测序会有更广阔的市场。美国国家卫生研究院（National Institutes of Health，NIH）重点

---

①人民网. 习近平：深化科技体制改革增强科技创新活力 真正把创新驱动发展战略落到实处. http://cpc.people. com.cn/n/2013/0718/c64094-22233331.html.（2013-07-18）

资助项目包括：细针穿刺肿瘤表面标志蛋白识别技术、智能化基因组变异分析、基因型肿瘤分类方法。这些都属于精准医学。2015 年 NIH 预算四个关注点中的第二个就是精准医学。NIH 通过各种策略对精准医学进行解读，其中一个亮点是"组织芯片技术"，即通过高通量测序，从微观水平辅助药物监测。该技术由国家转化科学中心领导 15 个国家卫生研究中心共同参与。解密个体基因多样性，以期有助于患者的个体化治疗。

精准医学计划储存超过 100 万不同种族美国人的生物、环境、遗传和社会信息，是美国最大的生物样本库。生物样本库是虚拟数据库或者用于科研的生物、遗传和环境数据或样本的储存机构。该计划将招募不同领域专家进行合作。一个巨大纵向数据库将对研究者开放，为进一步诠释疾病和健康的机理提供条件。精准医学计划旨在发展精准医学模式。其原理是鉴定不同人群因遗传标记物、环境或蛋白标记物的不同，会怎样以一种已知形式对特定治疗起反应。这项计划一旦成功，将使新药研发简化、成本降低，形成更加安全、便宜的用药和治疗方式。

（二）精准医学是公众对健康的需求：精准医学面临的挑战

精准医学是应用现代技术，结合生活环境和临床数据，实现个性化的疾病预防、诊断与治疗。精准医学时代到来，首先源于人类基因组测序技术的革新，生物医学分析技术的进步以及大数据分析工具的出现。此外，生物芯片、蛋白质组学、代谢组学、分子影像、微创等技术均有了迅速发展。

美国提出精准医学的背景主要包括：精准医学是引领医学发展的前沿，可以推动美国经济发展；精准医学的提出可以在一定程度上弥补了奥巴马政府的医改失利。"精准医学"计划一经提出，迅速引发全球关注。2015 年 3 月，中国科技部召开精准医学战略专家会议，拟将精准医学列为"十三五"健康保障发展问题研究的重大专项之一。

当前，精准医学面临诸多挑战。例如创新能力不足、合作对接系统不完善以及监管机制和法律法规不全面等。精准医学的本质是对大样本人群与特定疾病类型进行生物标记物分析与鉴定、验证与应用，从而精确找到病因和疗靶，并对一种疾病不同状态和过程进行精确亚分类，最终实现对于疾病和患者个性化治疗的目的，提高疾病预防与诊治的效益。基因组是人类基因总和，了解基因组信息，需对基因组测序，称为"全基因组"测序。现代医学诊断模式一般是"症状体征+辅助检查+影像学资料"，具有相同或者相似症状指标的患者使用同样的治疗方案。近年临床研究发现，虽然有相同症状，但是病人个体差异很大，而这些差异跟病人基因背景有直接关系。不同人的基因型不一样，可能对同一药物有着不同药代动力学和药效动力学特点，而造成不同的用药效果，这些都是传统医疗体系所不具备的。事实上药物毒副作用也是临床需要面对的问题。针对基因的个体用药，对药物的代谢和毒理进行合理评估，可以达到既有效又安全的理想用药效果。真正的精准医学是先掌握基因组信息，一旦出现疾病症状就可以定向治疗，甚至能够预防疾病的发生。全基因组测序针对个人医疗的意义在于，可以直接诊断几乎所有已知遗传病，可以了解药物代谢相关的基因并评估药效，可以了解已知的症状特征，并对复杂疾病的风险进行评估。

精准医学理念的提出是集合了诸多现代医学科技发展的知识与技术体系，体现了医学科学的发展趋势，也代表了临床实践发展的方向；精准医学的提出以及推广一定会带来一场医疗革命，并将深刻影响未来的医疗模式。

（三）中国发展精准医学的指导思想、重点任务

中国发展精准医学的指导思想包括贯彻创新驱动发展战略，面向重大疾病防治和健康保障需求，与深化医疗卫生体系改革紧密结合，与发展生物医药和健康服务等新兴产业紧密结合，发挥举国体制优势和市场配置资源决定性作用，通过政府推动、科技支撑和体系建立，提升自主创新能力，形成引领世界的精准医学发展的有效力量和途径。

中国的精准医学推进分两步：2016—2020年，实施科技重点专项，开展恶性肿瘤、高血压、糖尿病、出生缺陷和罕见病的精准防治，加强创新能力、监管法规、保障体系建设；2021—2030年，实施科技重大专项，由点到面，扩展到其他重要疾病领域。

精准医学服务是国家开展的大型健康计划项目之一，主要从"看不着、看得起、看得好"的需求出发，从以下几方面入手。

（1）医药产品国产化：研发先进器械，降低诊疗成本。

（2）前沿技术临床化：发展前沿技术，提升诊疗水平。

（3）疾病诊疗规范化：加强基层规范，提高基层医疗。

（4）医疗服务协同化：优化服务模式，改善就医难题。

（5）健康服务个性化：加快健康产业，带动经济增长。

此外，要推行创新与创业融合发展，实施科技创业者行动、百万医师基层服务创业行动、新型服务模式创业行动等。

（四）中国传统医学的精准医学的哲学思想：异病同治、同病异治

一千多年前，中国就已提出"因人而异""对症下药"的精准医学理念，但多是经验，现在则需要国际化和科学化的过程。曹雪涛院士表示："医学的发展离不开一个主题，就是怎样更好地为病人服务。精准医学和我们老祖宗提出的辨证施治，同病不同治，或者是同人不同治，这些理念都是相通的，只不过是他们寻找到了'利器'，就是精准测序以后病人发病的机制。但精准医学是个系统工程，通

过全面认识疾病的状态，对整个医疗过程和临床实践进行最优化的诊治。因为分析精准原因以后，有没有真正的利器去实施病人的治疗，还是要依赖于药物研发，所以说精准医疗是个系统工程，不是仅凭测一下基因就可以的事。"①有英国学者认为，中医体现了精准医学精神，中医是观察精准医疗另一非常有趣的角度。因为中医是一个系统的疗法，主要关注复杂因素的相互关系，包括不同器官之间的相互影响。西医是不包含这种概念的。

中医常用中草药等进行系统性的疾病治疗，现代系统医学和中医非常相似。大多中草药都是口服生效，首先进入口腔，口腔中有微生物的菌群；然后进入肠道，通过肠道的微生物菌群调节。药物发挥作用，其实很大部分是和肠道微生物菌群的基因相关，而非和人类基因相关。

精准医学治疗涉及同病异治，是对不同患者采用不同的有效医疗方案。但到了基因测序和大数据时代，精准医学应以新一代测序技术广泛应用为前提，同时在大数据和生物信息迅速发展的时候所综合出来的通过基因测序来衡量患者预后和最优化医疗方案的一种医学模式。

六、精准医学的发展重点：精准医学的总体目标和阶段目标

中国精准医学的总体目标，是以为人民群众提供更精准、高效的医疗健康服务为目标，建立国际一流的精准医学研究平台和保障体系；自主掌握核心技术，研发一批国产新型防治药物、疫苗、器械和设备；形成一批中国定制、国际认可的疾病诊疗指南、临床路径和干预措施；显著提升重大疾病防治水平，带动生物医药、医疗器械和健康服务等产业发展，加快推进深化医药卫生体制改革和医疗模式变革，推动建设"健康中国"。

中国精准医学的阶段目标分为五年目标和十五年目标。五年目标是使中国精准医学研究和临床水平位于国际前沿，部分具有中国特色疾病诊疗水平引领国际发展，针对某种肿瘤、心脑血管疾病、糖尿病、罕见病分别创制出8—10种精准治疗方案，并在全国推广；十五年目标是使中国精准医学整体实现创新突破和临床应用，带动相关企业发展，在精准医学主要研究单位和试点地区，中国重要肿瘤早诊率由目前20%提高到40%以上，遏制新生儿出生缺陷率上升趋势，将发生率由5.6%降低到3.0%以下，主要心血管病的病死率和致残率降低10%。

清华长庚医院执行院长董家鸿认为，中美精准医学概念有所不同。美国精准医疗主要是围绕基因组、蛋白组等方面的检测，即围绕分子生物学特性，针对个

①央广网.我国力推精准医学 开启个性化医疗时代.http://health.cnr.cn/zgjk/20150423/t20150423_518380502.shtml.（2015-04-23）

体化病理特征进行治疗。而我国所关注的是系统化的，全过程、全要素地对医疗过程和临床实践进行优化，针对每个病人的具体病情，正确选择并精确的应用适当的治疗方法。董家鸿还提出"精益医疗"，即通过全程成本调控，获得效益/耗费最大化，实现医院高效运转；以及"精诚医疗"，即以舒适、温馨的人文化医疗服务，营造有温度的医院。"根据清华长庚医院四个月来的医疗实施情况来看，患者的医疗费用实际上有一半是可以省下来的。"[①]

中国精准医学的最终目标，是以最小医源损害、最低医疗资源，获得最大患者效益，其发展前景不可限量。

七、精准医学的实施原则

（1）需求向导，突出特色：开展中国发病率高、危害性大的疾病精准防治研究。

（2）顶层设计，分步实施：设定 2030 年的中长目标和阶段任务，逐步落实。

（3）交叉融合，协同创新：如体系建设、基础研究、技术研发、临床转化、产业培育、示范推广。

（4）创新机制，营造环境：整合各类优势资源，形成统一、开放的网络研究体系，建立相应法律法规和监管体系。

（5）集成资源、实现共享：整合研究队列、资源库、数据库和技术平台等，完善共享机制，提高资源利用。

八、中国精准医学的优势

（一）肿瘤精准医学实质——对症下药

肿瘤精准医学是针对每个肿瘤病人特征而定制的治疗模式。检查诊断不仅包括基因和蛋白检测，还包括遗传、分子及细胞学信息、生活方式、环境信息在内的大数据综合分析。治疗方式包括靶向、手术、放射、化学及生物等。

（二）肿瘤精准医学的关键

肿瘤精准医疗的关键在于：①预防、诊断和治疗；②正确病人、正确时间、正确治疗；③精确、高效、安全、便宜。

---

①人民网. 我国将大力推进精准医疗理念.http://scitech.people.com.cn/n/2015/0421/c1007-26882314.html.（2015-04-21）

（三）肿瘤精准医疗重点

肿瘤精准医疗的重点包括以下六个方面：①队列和生物样本信息的建设；②防控技术和防控模式的研究；③分子标志物的发现；④分子标志物的应用；⑤分子影像和病理学的精确诊断；⑥实施临床精准治疗。国家要具备顶层设计的生物样品库，其中涉及规范、完整的临床信息，保障个人信息安全，满足人民和法规的要求，并具有共享机制。

（四）肿瘤精准医疗科研

关于临床肿瘤，目前有手术、放疗、化疗、生物治疗、中医药等多种治疗办法。临床肿瘤一旦发现多是中晚期，搞清肿瘤形成的关键环节，就可找到分子靶点，通过标志物进行临床监测、治疗。肿瘤精准医疗科研必须全程关注预防、诊断和治疗，对合适的病人，在合适的时间，做合适的治疗。

（五）肿瘤精准医疗防控

个性化治疗可以避免治疗不足或过度治疗。根据规范化治疗的原则，症状相似的病人，通过医生相似的治疗，使用相似的药物，结果却有很大的不同。对于肿瘤，患者家属与医生的理解也不同。精准医学的瓶颈性问题是如何共享资源，包括数据、样本、法律等。

九、精准医学发展的重要支撑

（一）大数据的信息共享：大数据（云计算）时代的精准医学

大数据体系主要包括数据收集、储存、分析、应用及共享。可以与华为等大型 IT 公司合作，共同推动中国精准医学发展；精准医学使用的工具包括多组学技术即大数据（个人大数据、群体大数据）分析、分子诊断、分子影像，以及相应的信息和数据软件等。

在以云计算为依托的大数据时代，数据采集可以更全面、更有时效性。大数据时代的医疗决策走向精准医学，在大数据背景下，患者可以选择优化策略。例如，传统治疗是一线治疗失败选二线，二线治疗失败选三线，但问题是有些患者可能对第三线治疗最敏感，而精准医学治疗可以先进行基因测定，准确找到靶点，使靶向药物一击必中。

数据的获取，不仅包括临床诊疗数据、随访数据、组织样本管理，还包括基因组学、蛋白质组学、代谢组学等生物医学数据的获取，这需要临床医学和基础

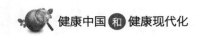

研究密切结合。搭建我国精准医学——生物大数据网络，集中优势资源，建立涵盖分子医学、健康管理及创新医学服务等功能模块的精准医学研究中心，推进医学大数据建设进程，从而推动我国精准医学的发展。

（二）新技术、新领域的精准医学

基因编辑 CRISPR 技术（成簇的、规律间隔的短回文重复序列），这是一种强大的"基因组编辑"技术，可对生物 DNA 序列修剪、替换或添加，这是生命科学市场最令人兴奋的研究领域之一，该技术有潜力治愈顽固遗传疾病。

（三）精准医学与转化医学、循证医学的关系

当代医学模式又称 5P 医学，包括 prediction（预测）、prevention（预防）、personalize（个性）、participation（参与）和 precision medicine（精准医学）。21 世纪医学更加重视"环境—社会—心理—工程—生物"医学模式。

转化医学又称为转化研究，2003 年，美国学者瑞尔霍尼（Elias A. Zerhouni）在"NIH 医学研究路线图"中提出，转化医学的核心是将医学生物学基础研究成果高效转化为临床应用的理论、技术、方法和药物，在实验室到病房、实验室到公众健康之间架起快速通道。转化医学是双向的、开放的，基础研究给临床医师提供新疗法、新药物；临床观察疾病进程和特性，提供反馈意见，促进基础研究。例如，人类基因组全序列图谱绘制完成后，可从基因视角洞悉癌细胞（癌基因）与正常细胞（正常基因）的不同，进而了解癌细胞转移机理，这些认识为针对性疗法提供了可能，有助于癌症早诊，并帮助医生确定不同患者的不同治疗方案。

循证医学是遵循科学证据的临床医学。它提倡结合临床医师个人临床经验与科研证据，将最正确的诊断、最安全有效的治疗和最精确的预后估计服务于每位患者。与此相比，传统医学是以经验医学为主，即根据非实验性的临床经验、临床资料和基础知识来诊治病人。循证医学并非要取代临床技能、临床经验、临床资料和医学专业知识，它只是强调医疗决策应建立在最佳科研证据的基础上。随着计算机、通信技术、生物医学信息学的飞速发展，许多知名生物医学数据库，如 MEDLINE、EMBASE、BIOSIS、SCI、中国生物医学数据库等纷纷由光盘转向网络，使广大医学专业人员可以上网全面检索文献来获取资料。

精准医学是转化医学研究的重要目标，是循证医学发展的历史要求，精准医学的核心是个性化，即以个人基因组差异为基础，针对每个人的具体病情安排诊疗。精准医学的发展重点是需要搭建临床转化科研平台，把各种现代科技手段集成用于传统医疗，其中包括组学技术、数字影像、系统生物学、信息科学等，通过现代科学手段和传统医学融合创新，最后形成精准医学体系和范式。

纵观历史，创新是民族、国家乃至人类进步的重要力量。如果不识变、不应变、不求变，就会陷入战略被动，错失发展机遇。创新驱动发展战略是应对环境变化，把握发展主动权，提高核心竞争力，引领经济发展新常态，保持经济持续健康发展的必然选择。深入贯彻新发展理念，实施科教兴国战略和人才强国战略，深入实施创新驱动发展战略，优化科技事业发展总体布局，正其时也。21 世纪是中华民族实现全面复兴的伟大时代，面对新世纪挑战和机遇，我们坚持与时俱进，协力创新，一定能为医学科学事业和高等医学教育事业做出更大贡献！

医学计量的精准是现代医学诊疗正确的前提

王新宴

空军总医院特诊科

（根据录音整理）

　　什么是健康标准？医学上很多诊断标准是怎么制定的？我们以骨密度为例。骨质疏松诊断标准是用骨密度的设备检测后产生一个 T 值，T 值大于-1 是骨量正常，-2.5 --1 间是骨量减少，小于-2.5 是骨质疏松。临床医生根据 T 值开始诊断治疗。但是这个数值范围是怎么来的？是通过一个大样本的采集数据来的。这个大样本有多少人呢？美国 GE 公司说，我有一万多人的样本库，年龄 15—80 岁，男女都有，哪个纬度地区的都有。这算大样本吗？同年龄、同性别、同体重、同纬度的样本才能衡量被测者的骨量是否正常，那么现有的数据库的样本只有几个，我们不妨想一想，如果给一个人做衣服型号的标准来源于几个人，根据这几个人的身材做一件衣服给他穿，以此来说他胖了瘦了，这个衡量会准吗？因此我特别支持建立我国自己的医学大数据中心，只有这样，数据最后形成的 T 值才会准确。

　　第二个问题是怎么来衡量健康标准。以心脑血管病为例，1949 年美国教科书《心脏病学》最早提出良性高血压为不超过 210/100mmHg；1948 年美国开始进行"佛雷明翰心脏研究"，1968 年根据研究结果进一步将收缩压分成从 100、120、140、160、180 每 20mmHg 为一个区间，并认为随着血压的增高，心血管病危险增加、死亡人数增加等。这个结论给大家落下了深刻的印象，很多人以为既然随着血压增高，死亡率增加，那么不断用药把它降下来，似乎这样死亡率就降低了，但事实不是这样。2000 年有学者做了一个研究，发现血压在 100—120mmHg 之间，随着血压增高，死亡率是降低的；血压在 140—160mmHg 之间，随着血压增

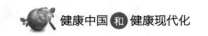

高，死亡率有增加的，也有下降的。随着血压增高死亡风险增加的占 65%左右，随着血压增高死亡风险下降的占 35%左右。问题是，对于每一个个体，他的血压和死亡风险相关性到底是在 65%还是在 35%？临床医生要根据每个患者具体情况进行仔细的、反复的、综合的评估，才能给出答案。

另外每个人年龄不一样，单纯靠血压来判断高血压是不可以的。因为我们所有的血压来源于心脏，肱动脉血压高了，不等于其他部位的血压也高。我们无法用降压药对每个部位的血压都有针对性地降低。举一个例子，我们曾经测量一些人的血压，如果光看肱动脉血压，有超过 40%的人不正常。但是实际上他们的中心血压是不一样的，有健康的，也有不健康的。同样是肱动脉血压为 150/80mmHg 的人，他们的中心血压有的是 120/80mmHg，有的是 147/80mmHg，而且脉搏波的波形也不一样，心血管疾病风险当然也不一样。因此，不能单靠一个检测值来确定诊断，那样太简单化了，也会带来误诊误治。所以说，要做精准医学，个性化的诊断和治疗是非常重要的。有统计学意义不等于临床意义。

临床医学"计量"的精准非常重要。临床医学计量不同于传统的计量学，是非常复杂的，衡量一个人病情的诊断标准、参数范围、数据库质量等因素都会影响临床诊断。例如，从心电图看形态判断心律失常很精准，如果看 T 波判断是否心肌缺血只能是参考，骨密度小于−2.5 是参考值，乳腺癌基因也是参考。比如说，一个 25 岁的女性的乳腺癌基因检测是阳性，能知道她什么时候得癌症吗？如果她 25 岁乳腺癌基因检测是阳性，75 岁才得乳腺癌，我们为什么要毁掉她的人生呢？当然有人会认为切了总比不切好。反过来说，如果一个 25 岁的女性检测乳腺癌基因是阴性，今后她就不会得乳腺癌了吗？这也不是绝对的。所以，对于基因检测的意义要解释清楚。

最后一个问题是培训同质化专病医生。高血压是一个非常复杂的心脑血管疾病的危险因素，医生应该精准诊断、综合评估。如果按照美国高血压临床指南简单化地指导中国高血压诊疗将会带来很大的风险。高血压病是一个复杂的心脑血管健康状况综合评价问题，如果这么一个复杂的评价问题只依靠电子血压计来判定，甚至某些血压计根据测量值的高低通过语音来提示是否有病，那是不行的。所以我们要对全部医师进行同质化培训。每一个个体都是不一样的，医生不能分基层还是三甲，不同的专病需要不同的专科医生，每一个个体都希望获得最专业的诊疗。尤其是慢性病，判断是否终身服药，一定要慎重，要个性化评估诊断和治疗，也就是我们说的"精准诊断，适度医疗"。

Ⅱ.健康现代化的特征与经验

国家与健康——健康中国的历史进程与思考

甄 橙

北京大学医史学研究中心

在汉语中，卫生、养生都是与健康相关的常用词。仔细辨别这些词的内涵，会发现它们之间存在差异，这种差异赋予了这些词不同的历史使命和国家使命。从卫生部到卫计委、从卫计委到卫健委，国家卫生机构名称的调整反映出中国政府对卫生和健康的认识转变。

一、概念辨析

"卫生"一词最早见于《庄子·庚桑楚·第二十三》："若趎之闻大道，譬犹饮药以加病也，趎愿闻卫生之经而已矣。"中国古代注解《庄子》的名家，对卫生的阐释多与自然之道有关。晋代郭象的《庄子注》、唐代陆德明《经典释文·庄子》都将"卫生"诠释为："防卫其生，令合道也。"[1]在这里卫生是维护生命、保持健康之意，出发点在个体健康。

《庄子·养生主》中，"缘督以为经，可以保身，可以全生，可以养亲，可以尽年"，并以庖丁解牛之例论证养生之道，可见"卫生"与"养生"在保全生命之意上有相通之处。在中国传统医学中，更有"营卫"的健康术语概念。"营"指被吸收的营养物质，"卫"有保卫之意，指防御外邪侵入机体的阳气。"卫生"在传统医学中侧重于抵御外邪入侵。这种预防思想，既有个人修身防病之意，也有对他人生命的主动防护之喻。

现代意义的"卫生"概念是一个比较年轻的词，它是光绪以降在西方卫生知识的传入、日本近代的"卫生"（eiseyi）用语与卫生制度的引介以及中国士人对传统的重新阐释和利用等诸多因素的共同作用下，逐步登上历史舞台，成为与卫生（hygiene）对应的现代概念。[2] 近代以来，"卫生"概念多与"清洁"联系在一起，卫生不再是个人的事情，而是关乎社会防疫和国家兴亡，古义的"卫生"开

---

①陈鼓应. 庄子今注今译. 北京：中华书局，1983：599

②余新忠. 卫生何为——中国近世的卫生史研究. 史学理论研究，2011，（3）：132-141

始从内修的角度向公共角度转变。在古英语中，"hælth"（健康）一词来自于德语（日耳曼语），与 whole（整体）存在联系。古希腊的医贤强调身心整体的重要性，希波克拉底认为通过保持地、火、风、水四元素的平衡即可维持健康，并认为维持人体健康还需与外界保持协调适应。

健康可以从多方面来理解，既可以是一种理想追求，也可以是一种功用。广义上，健康表达了一个复杂组织系统的良好运行状态；狭义上，个体无病即健康。随着社会的发展，"健康"这一概念不断被赋予新的内涵。1977 年美国学者恩格尔（Engel G.L.）在著名的 *Science* 杂志上发表《需要新的医学模式——对生物医学的挑战》一文，标志了人类对健康概念的认识由注重单一的生理健康模式向"生理—心理—社会适应"综合健康模式的重大转变。健康不仅仅是指躯体健康，还包括心理健康、社会适应良好和道德健康，是四个方面健康的有机统一。[①]今天，健康理念已经从医学、生物学等学科领域向生态学、地理学、社会学、经济学、系统学等其他学科渗透，其研究视野也逐渐从相对狭义的生物生命体的健康向更广义的、非生物的复杂组织系统的健康扩展。生物学意义上，健康与疾病相对，中间存在发展变化的过渡状态；社会学意义上，健康是对劳动的胜任，疾病是劳动能力的丧失；[②]战略意义上，健康是一种国家责任。

二、民众视角下的医疗需求

1. 赤脚医生

赤脚医生是我国农村医疗卫生史上一个特殊的群体，"是中国农村人民公社时期，生产大队中不脱产的初级卫生保健人员。他们是受过一定时期培训、掌握简单医疗卫生常识和技能、仍持农村户口的基层卫生工作者"[③]。赤脚医生现象是中国医疗卫生在"最优"与"可行"之间的选择。

20 世纪 60 年代末，赤脚医生的出现将大队医疗站、公社卫生院以及县医院连接成一个紧密的医疗体系。这一体系巩固了按照医疗水平等级形成的三级医疗体系内部的协作。与此同时，合作医疗的医药费减免也消除了之前阻碍村民外出求医的经济障碍。在将病患与医生间问诊的制度化纳入到等级医疗体系的过程中，赤脚医生扮演了参与者、推动者和指导者的重要角色。[④]

1976 年，全国 90%以上的农村都成立了合作医疗组织，从而形成了较为完善

---

①杨多贵，周志田. 国家健康的概念与内涵. 科学对社会的影响，2007，（4）：5-8

②杜治政. 健康观念面面观. 医学与哲学，1990，（6）：9-11

③李德成. 赤脚医生研究述评. 中国初级卫生保健，2007，21（1）：6-8

④方小平. 赤脚医生、乡村医疗制度化与三级医疗体系"哑铃型结构"的演化. 中国社会历史评论，2013，14：170-187

的三级预防保健网。在这个网络中，除了 51 万正规医生外，还拥有 146 万不脱产的赤脚医生，236 万农村卫生员，63 万农村接生员。中国农村基本上实现了"小病不出村，大病不出乡"的目标。①合作医疗制度的确立和发展，有效地改变了农村地区缺医少药的状况，为农民提供了基本的医疗健康保障，以占全国 20%的卫生总费用，解决了占全国人口 80%的农民的医疗保健问题，创造了世界卫生史上的中国奇迹。

2. 合作医疗

"合作医疗"一词最早见于 1959 年 12 月卫生部党组上报党中央的《关于全国农村卫生工作山西稷山现场会议情况的报告》。该报告的附件指出，关于人民公社的医疗制度，目前主要有两种形式，一种是谁看病谁出钱，一种是实行人民公社社员集体保健医疗制度，并认为后者是适宜中国农村的合作医疗制度。②中国合作医疗制度几起几落，1955—1966 年合作医疗处于探索阶段，1966—1976 年合作医疗作为"新生事物"在全国掀起高潮，1976—1982 年合作医疗处于停滞徘徊阶段，1982 年以后合作医疗伴随农村经济体制改革而衰落。

20 世纪 80—90 年代，"由于集体经济的解体和农村家庭联产承包责任制的实施，动摇了赤脚医生及农村合作医疗制度的经济基础；人民公社制度及农村三级管理制度的废除改变了赤脚医生及农村合作医疗制度的政治生态环境；也由于户籍管理的松动、村民自治制度的推行和市场经济发展导致利益多元化等改变了赤脚医生及农村合作医疗制度的社会基础；而对土地保障和家庭保障的迷信以及对农村公共卫生及三级预防保健网的削弱则动摇了赤脚医生及农村合作医疗制度的群众基础和体制基础，导致我国赤脚医生和农村合作医疗制度的普遍瓦解"③。1985 年 1 月 25 日，《人民日报》发表《不再使用"赤脚医生"名称，巩固发展乡村医生队伍》一文，2004 年 1 月 1 日《乡村医生从业管理条例》的实施，标志着赤脚医生的历史自此结束。

3. 送医下乡

作为传统的农业国家，中国在长期的历史发展中形成了高度发达的农业文明，承载这种文明的基础在广大的农村。新中国成立后，1951 年政务院通过《中华人民共和国劳动保险条例》，1952 年又发布了《关于全国各级人民政府、党派、团体及所属事业单位的国家工作人员实行公费医疗预防的指示》，随着面向

---

①胡宜.送医下乡——现代中国的疾病政治.北京：社会科学文献出版社，2011：156
②张自宽，朱子会，王书城等.关于我国农村合作医疗保健制度的回顾性研究.中国农村卫生事业管理，1994，14（6）：4-9
③邵德兴.赤脚医生与农村合作医疗制度变迁.中共浙江省委党校学报，2010，（4）：57-62

国有企业职工的劳保医疗制度和面向国家公职人员的公费医疗制度相继建立。[①] 大部分的城镇职工、干部、教师和高等院校学生等，只需个人缴纳挂号费、出诊费，其他医疗费用基本由企业或国家负担，职工的直系亲属也有相应的医疗保障，而广大农村地区却是农民自费医疗。

1965 年毛泽东在同保健医生谈话时，批评卫生部只为全国 15% 的城市人口服务，"把医疗卫生工作的重点放到农村去"的口号应运而生。各地卫生部门纷纷抽调大批医务人员到农村巡回医疗，仅 1965 年 5 月，就有 1500 多个巡回医疗队下乡。[②] 1965 年 9 月 1 日，《人民日报》发表《切实把医疗卫生工作的重点放到农村去》的社论。

> 下乡上山的办法，应当多种多样：可以从医院中分出一部分人员、设备，到农村建立基地；可以从医院中抽调一批医务人员充实农村基层，在农村安家落户；也可以继续组织巡回医疗队或其他形式的流动性的医疗机构，到农村巡回医疗。[③]

送医下乡形式上把城市的医疗资源输送到农村，一方面，本质上加强了农村的医疗卫生工作，打破了农民与现代医疗隔绝的僵局，使现代医疗技术直接惠及农民。另一方面，送医下乡也使城市医生有机会目睹和感受农村医疗的实际状况。1965 年 2 月 26 日，《人民日报》头版发布新华社消息，北京、上海、天津、广州、重庆、辽宁、安徽等七省市组织医疗队下乡巡回医疗，并培训基层卫生人员。医疗队员的名单中云集了当时中国医学界的精英人物，例如胸外科专家黄家驷、吴英恺、范秉哲，内科专家张孝骞、钟惠澜、吴朝仁，妇产科专家林巧稚，皮肤科专家胡传揆，耳鼻喉科专家徐荫祥，眼科专家张晓楼，卫生学专家叶恭绍等，知名中医叶心清、朱颜、赵炳南、郗霈龄、冯泉福等均在其中。[④] 巡回医疗逐渐成为一种制度延续到 1975 年。这期间全国城市和解放军医务人员先后有 110 多万人次深入农村进行巡回医疗。

1996 年以后，各地各部门在中共中央、国务院的领导下，广泛开展文化科技卫生"三下乡"活动。1997 年底卫生部提出对农村实行对口支持，推动开展"五个一"活动。[⑤] 下乡医疗活动对于在农村普及医学卫生知识，教育和引导农民养成良好的卫生习惯，倡导文明健康的生活方式发挥了很好的作用。

---

①陈佳贵. 中国社会保障发展报告 1997—2001. 北京：社会科学文献出版社，2001：77
②陈海峰. 中国卫生保健史. 上海：上海科学技术出版社，1993：288
③切实把医疗卫生工作的重点放到农村去. 人民日报，1965 年 9 月 1 日，第 1 版
④坚持卫生工作革命方向，促进卫生队伍革命化——七省市组织农村巡回医疗队为农民防病治病. 人民日报，1965 年 2 月 26 日，第 1 版
⑤"五个一"活动，即完善一套技术规范和管理制度、开展一项新技术、培养一套技术班子、免费进修一名卫生技术人员、开展一次巡回医疗。

三、政府视角下的卫生政策

1. 卫生方针的制定

为了改变旧中国积贫积弱的社会面貌，确保将紧缺的卫生资源最大限度服务人民，新中国成立之初，卫生工作方针即被作为一项重要任务提上议事日程。

1949 年 9 月，卫生部主持召开全国卫生行政会议，初步确定了"预防为主，卫生工作的重点是保证生产建设和国防建设方面，要面向农村、工矿，依靠群众"的卫生思想。① 虽然该会议未形成完整的文字表述，但是为卫生方针的制定打下了基础。

1950 年 8 月，卫生部召开第一届全国卫生会议，确定了面向工农兵、预防为主、团结中西医的卫生工作总方针。1952 年第二届全国卫生会议接受周恩来的建议，增加了卫生工作与群众运动相结合的表述。至此，卫生工作的四大方针形成。②1953 年第三届全国卫生会议召开，明确加强工矿卫生和城市医疗工作，使农村卫生工作和互助合作运动相结合。城市医疗卫生得到普遍重视。

20 世纪 80 年代，医疗卫生改革正式启动。在计划经济向市场经济转型的过程中，医疗机构以承包责任、有偿业余服务、调整收费标准参与到市场竞争中，由此带来种种问题，引发社会热议，促使医疗改革不断调整方向，间接推动了卫生工作方针的修订和完善。

1991 年的《中国卫生发展和改革纲要（1991—2000）》确定了新时期卫生工作方针是"预防为主，依靠科技进步，动员全社会参与，中西医并重，为人民健康服务"。1996 年 12 月，首次由中共中央和国务院联合召开的全国卫生工作会议，强调"以农村为重点，预防为主，中西医并重，依靠科技教育，动员全社会参与，为人民健康服务，为社会主义建设服务"为新时期卫生工作方针，使其更符合经济社会发展的实际要求。20 世纪 90 年代末，医疗卫生改革全面深化，新型农村合作医疗和城镇职工医疗保险制度相继建立，医疗服务体制和医药生产流通体制的改革也在不断推进。

2. 生育政策的调适

在西方国家的理念中，人口因代表现实生产力而被视为国家的财富。③ 千百年来多子多福、无后不孝的传统观念影响着我国的人口数量。据国家统计局公布，1953 年我国第一次人口普查，统计人口总数约 6 亿。2010 年第六次全国人口普

---

① 中央卫生部李德全部长关于全国卫生会议的报告.人民日报，1950 年 10 月 23 日
② 姚力.卫生工作方针的演进与健康中国战略.当代中国史研究，2018，25（3）：35-43
③ 文士麦.世界医学五千年史.马伯英，李莹，林海群，译.北京：人民卫生出版社，1985：120

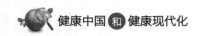

查，统计人口总数约 13.3 亿。人口问题超越家庭成为重要的社会问题，为此中国政府制定了适应不同时期的人口政策。回顾中国的人口控制和计划生育工作，可以划分为五个阶段。

1）学习苏联的人口理论（1949 年—20 世纪 50 年代末）。新中国成立初期，人口增长被看作是社会主义国家的人口规律和社会主义制度的优越性，甚至认为人口增长是社会繁荣和生活改善的标志，促成新中国成立后人口出生第一次高潮，人口盲目增长与国民经济有计划发展引发的诸多问题开始显露，城市住房紧张、学校校舍受限、育龄妇女无法避孕等问题亟待解决，节制生育呼声由此而出。1953 年 8 月，政务院批准了卫生部关于《避孕及人工流产法》。标志着国家层面提倡避孕，帮助群众实现节育。

2）计划生育重新提起（20 世纪 60 年代）。1959—1961 年的三年困难时期，人口出生率下降、死亡率升高，人口增长暂时趋于停滞，首次出现 1949 年以后的人口负增长。但这一现象并不反映我国生育率下降的趋势，这一表面的假象掩盖着更大的出生洪峰。[①] 1962 年中国进入第二次生育高峰，严峻的现实使计划生育工作被重新提起。此阶段以讨论节育问题为多，计划生育以城市和人口稠密的农村为重点，先城市后农村，以城市带动农村。[②]

3）计划生育初成体制（20 世纪 70 年代）。中国开始把人口增长指标纳入国民经济发展规划，提出"晚稀少"[③]的计划生育政策。1978 年 3 月，第五届全国人大第一次会议通过《中华人民共和国宪法》，第五十三条规定"国家提倡和推行计划生育"。这是我国首次将计划生育纳入国家的基本大法，使计划生育工作有了法律保障，从人口学、医药学、经济学等多学科角度重新审视计划生育的重要性。

4）计划生育管理制度逐步完善（20 世纪 80 年代）。1980 年前后，全国各省（自治区、直辖市）陆续建立计划生育委员会和基层的计划生育机构，如计划生育服务站。此阶段，计划生育已成为我国的基本国策，是一项需要长期执行的战略任务，坚持实行限制人口数量，提高人口素质，提倡一对夫妇只生育一个孩子。[④]

5）生育政策适时调整（20 世纪 90 年代至今）。此阶段强调计划生育工作以人为本，以避孕节育为重点，以稳定低生育水平、提高人口素质为目标，围绕生育、节育、不育开展优质服务。2001 年 12 月，第九届全国人大常委会第二十五次会议通过《中华人民共和国人口与计划生育法》，中国的计划生育具备了法制化和规范化的条件。2011 年全面实施"双独两孩"政策，2013 年开始启动"单独两

---

① 杨子慧. 计划生育在中国. 沈阳：辽宁人民出版社，1987：37
② 孙沐寒. 中国计划生育史稿. 北京：北方妇女儿童出版社，1987：123
③ "晚稀少"即育龄晚、间隔稀、生育少。
④ 佚名. 严格控制人口增长. 人民日报，1982 年 8 月 23 日，第 1 版

孩"政策，2015 年实施"全面两孩"政策。

从盲目生育到节制生育，再到计划生育，中国计划生育政策的制定与实施使人们认识到人口问题直接关系到国家的国计民生。

四、国家视角下的健康方略

1. 爱国卫生运动

卫生问题与国家命运联系在一起，纵观爱国卫生运动的发展，可以分为四个阶段。

1）以清洁卫生为中心（1949—1952 年）。20 世纪 50 年代，爱国卫生运动在卫生工作四大原则的指导下逐步成为独具中国特色的卫生防疫指导思想。此阶段爱国卫生运动的重点是预防传染病和消灭传染病，以危害人民健康最大的 20 种传染病为防治目标，尤其是针对威胁到国防和经济建设的传染病，如天花、鼠疫、霍乱等。

2）以反对细菌战为中心（1952—1954 年）。1952 年初，美国对中国东北、青岛等地区投掷细菌弹。为了粉碎细菌战阴谋，同年我国成立了中央防疫委员会，号召全国进行灭虫、消毒的防疫运动，通过一系列措施有效控制住了烈性传染病的流行。在抗美援朝、保家卫国的爱国主义情绪激发下，卫生运动迅速兴起，取得群众的一致支持，不仅在卫生领域取得成效，而且帮助国家击退了敌人的进攻，取得了令世界瞩目的效果。国际方面也给予了高度评价。1952 年 5 月，国际科学委员会在中国考察后向世界宣告："今天中国正在进行着一个促进个人卫生和社会卫生的运动，这个运动受到五亿人民全心全意的支持，这样规模的卫生运动是人类有历史以来所未有的。"[1] 1952 年 12 月 31 日，周恩来签署《关于1953 年继续开展爱国卫生运动的指示》，并根据当时实际情况将中央防疫委员会更名为中央爱国卫生运动委员会。[2]

3）以除四害[3]灭病为中心（1954—1978 年）。1957 年，中共八届三中全会进一步明确了爱国卫生运动的目标是"除四害，讲卫生，消灭疾病，保护人民健康，人人振奋，移风易俗，改造国家"。指出消灭疾病，保卫人民的生命和健康，就是保护世界上最重要的财富和最重要的生产力。[4]这一阶段，爱国卫生运动超越了政治运动和革命运动的高度，开始与社会生产和人民生活联系起来，使得中国的卫生面貌焕然一新。

---

①胡宜. 送医下乡——现代中国的疾病政治. 北京：社会科学文献出版社，2011：112
②王艳丽. 档案见证历史——1952 年青岛市南区反细菌战掠影. 山东档案，2014，（5）：64-66
③这里的四害是指老鼠、麻雀、苍蝇、蚊子。后来除四害的内容演变为"消灭苍蝇、蚊子、老鼠、蟑螂"。
④1958 年 2 月 12 日，中共中央、国务院发布《关于除四害讲卫生的指示》。

20 世纪 60 年代后期，中国农村再次遭遇传染病侵袭，"两管五改"①成为爱国卫生运动的重中之重。改良水井是为了饮用水达到卫生要求；改良厕所和畜厩是为了管理好人畜粪便，使粪便经过无害化处理，既不污染环境又能防止传染病、寄生虫病的发生；改良炉灶是为了使炉灶好烧，烟囱不倒烟，节约柴草煤炭，减少环境污染，预防氟中毒、眼病、呼吸道疾病、癌症等，对保护人体健康起到良好作用。②以"两管五改"为核心的卫生运动，强化了卫生技术的应用与实践，助推爱国卫生运动迈进一个新的阶段。

4）以精神文明建设为主导（1978 年至今）。随着爱国卫生运动重点逐渐从农村转移到城市，评比卫生城市、文明城市等活动逐渐开展起来。"五讲四美三热爱"③成为 20 世纪 80 年代中国最有代表性的运动，而"五讲"中的讲卫生、"四美"中的环境美、"三热爱"中的热爱祖国都与爱国卫生运动直接相关。无论是物质层面还是精神层面，无论是道德层面还是科学层面，围绕爱国卫生，个人与社会、农村与城市都成为爱国卫生运动的试验场和检验场。个人健康与国家强盛休戚相关，个人命运与国家命运荣辱与共。爱国卫生运动使个人的卫生问题获得了国家意义的内涵。

2. 健康中国战略

健康体魄是强身强国的根本保证，也是通往小康生活的必经之路。没有健康就没有小康，满足人民的健康需求是政府的基本职责。"健康中国"的口号不仅反映出国人都希望拥有健康的体魄，也将健康与国家联系起来，不是概念的简单搬移，而是观念的深刻变革。

2015 年，党的十八届五中全会明确提出"推进健康中国建设"。2016 年 8 月，在全国卫生与健康大会上，习近平总书记指出，把人民健康放在优先发展的战略地位，以基层为重点，以改革创新为动力，预防为主，中西医并重，将健康融入所有政策，人民共建共享。④2017 年党的十九大报告指出，人民健康是民族昌盛和国家富强的重要标志，将"健康中国建设"作为一项国家战略，提高到优先发展的地位。

《"健康中国 2030"规划纲要》明确指出了三个阶段的发展目标：到 2020 年主要健康指标居于中高收入国家前列；到 2030 年主要健康指标进入高收入国家

---

① "两管"即管理粪便和垃圾，管理饮用水源。"五改"即改良水井、改良厕所、改良畜厩、改良炉灶、改良环境。
②佚名.农村"两管五改"包括哪些内容.农村科技，1999，（7）：4
③ "五讲四美三热爱"活动是共青团在中国共产党的指引下，在新的历史时期首创的群众性活动，"五讲四美三热爱"成为20世纪80年代中国的经典口号。五讲：讲文明、讲礼貌、讲卫生、讲秩序、讲道德，四美：心灵美、语言美、行为美、环境美，三热爱：热爱祖国、热爱社会主义、热爱中国共产党。
④新华网.习近平：把人民健康放在优先发展战略地位. http://www.xinhuanet.com//politics/2016-08/20/c_1119425802.htm.（2016-08-20）

行列；到 2050 年建成与社会主义现代化国家相适应的健康国家。在社会主义现代化强国的"三步走"战略中，健康中国作为现代化建设的重要一环，必须与国家现代化进程相一致，健康中国"三步走"战略内嵌于现代化"三步走"战略中。①

五、思考

健康的体魄自古至今都是人们追求的目标之一。古希腊人不仅追求健康，而且把健康看作是人类最大的美德。哲学家苏格拉底曾向人类发问：人生还有比健康更宝贵的东西吗？在一种和谐与正义的追求中，健康与理性的结合构成了高贵而美丽的"善"。18 世纪工业革命不仅实现了社会形态的变革，而且完成了国家医疗的建构，以医学技术的进步为依托，公共卫生学的兴起和医疗保险制度的建立，使医院医学逐渐向社会医学迈进。预防疾病、保持健康，成为社会关注的问题，同时也成为政府承担的责任。

与健康相伴而来的人口问题，表面上看是一串数字，实际上人口的数量和比例反映了国民健康的水平，人口健康与国家生产力、社会繁荣、国防能力、国家的发展休戚相关。

从爱国卫生到健康中国，观念的转变反映出国家对"医疗、卫生、健康"等一系列问题的认识水平从幼年走向成熟的轨迹。现代医学模式的转变彰显出医学要从"以病为主"转变为"以人为主"，以"治疗为主"转变为"预防为主"。在追求健康的道路上，要从"国家引导为主"转变为"个人自觉为主"，要从"吃药看病为主"转变为"健康生活为主"。

从"卫生"到"健康"的转变，不仅是词语的变化，而且展现出一个新国家、新政府对卫生医疗理念的全面理解和深化。在中国古代文化传统中，卫生成为保护生命的宗旨，至多引申到济世救民、普度苍生的治国之道。近代西方的卫生观念，至多将健康的个人责任引申为公民的公共职责。当代中国政府，把健康视为人类的基本需求和权利，坚持以人为本，执政为民，把人民的健康权益放在重要位置，显示出大国胸怀和责任。

习近平总书记多次强调，没有全民健康就没有全面小康，"大健康"理念具有鲜明的人民性。今天，健康中国已经成为国家战略，作为中国公民，在享受国家的关爱之余，也要尽公民之力——对个人健康负责，为社会健康助力，为健康中国奉献一己之力，真正做到人人参与、人人尽力、人人享有。

---

① 申曙光.新时代健康中国建设论纲.改革，2018，29（4）：17-28

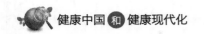

从肿瘤精准放疗云平台建设
看我国科技体制机制障碍与改革

程 萍

中共中央党校（国家行政学院）

如何推动"互联网+"行动计划落地，发挥互联网在远程医疗领域的优势，缓解优质医疗资源紧缺、老百姓看病难问题，是一个关乎民生、亟待厘清和解决的系统性问题。其中涉及的远程医疗准入、大型医疗设备配置许可、医保统筹、价格制定、医院信息管理（HIS）系统接入、评估监管等诸多体制机制和政策障碍，集中反映了我国科技创新体制机制和政策体系已经不能满足以"互联网+"为代表的当代和未来科技创新与科技革命的要求。近年来，笔者调研了"肿瘤精准放疗云平台"建设项目，其面临的困难与问题非常具有代表性，反映了"互联网+"落地难的现实困境，也反映了我国现行体制机制下，科技创新以及科技成果转化面临的困境。

一、"肿瘤精准放疗云平台"建设的现实困境

近年来，我国肿瘤确诊率逐年提升，恶性肿瘤已成为我国人口的主要死亡原因。面对恶性肿瘤高发现状，我国优质医疗资源严重不足，利用互联网对优质医疗资源进行整合，实施远程诊治，无疑是解决问题的重要途径。我国自主研发的"互联网+远程医疗"思维模式下的"肿瘤精准放疗云平台"应运而生。该平台旨在通过互联网、大数据、云计算等技术手段，整合国内外优质医疗资源，研发精准云质控、云计划等一系列网络信息系统，为基层医院和患者提供精准放疗方案，并通过对放疗实施全程指导、实施、评估和监控，让肿瘤患者不出县就能得到治疗，提高生存率，是目前国内较早开发的放疗质控管理系统。对于这样一项惠及民生的好事，得到了有关部门的大力支持，但也遇到了一些体制机制和政策障碍。

1）缺乏放疗规范化诊治指南和质控国家标准，诊疗效果难以评估，成为"互联网+"发挥优质资源规范化整合及标准化输出作用难以绕开的基础性障碍。

2）大型医疗设备配置许可证制度，限制了肿瘤放疗相关设备的合理配置，基层医院设备严重不足和老旧程度较高。

3）远程医疗政策、法律责任和放疗定价体系不健全，公办医疗机构参与动力不足，社会资本进入难，持续发展难。

4）各地医保与合作医疗标准不统一，报销项目与比例的审批、定价严重滞后于新技术的发展，制约了新技术的推广与应用。

5）缺乏远程医疗信息共享政策和规则，一些地方医院重局部利益、轻整体利益，重医院利益、轻患者利益，医院管理信息系统接入和信息共享困难。

6）远程精准放疗人才极为匮乏，技术评价、考核和等级认定体系尚未建立健全，放疗效果评估、监督体系缺位。

二、从"肿瘤精准放疗云平台"建设困境看我国科技体制机制障碍

我国科技管理体制经历改革开放 40 年的渐进改革过程，已经实现了一系列的战略性转变。国家的科技管理从直接配置资源和审批项目的微观管理为主转向以打造有利于创新的政策和制度环境为主，并努力探索和建立一套适应我国创新体系建设的宏观管理体制和机制，形成了具有中国特色的科技宏观管理体制机制系统。这一系统，既为我国科技创新提供了制度保证，也存在着一些不适应的问题。从"肿瘤精准放疗云平台"建设遇到的六大问题，可以看到我国科技管理体制存在的三个突出问题。

1. 缺乏有效的资源整合机制，现有协调机制难以落实，条块分割，政出多门，国家科技战略实施难以到位

我国科技管理体制在国家层面上，国务院设有国家科技领导小组。在地方管理层面上，各省市都设有相应的科技、教育厅（局）和自然科学基金、社会科学基金、地方科协等管理部门，对地方的科技活动进行管理。在行业管理层面上，国务院组成部委中，至少有50％以上的部委设有针对本行业科技管理特点的科技管理司（局），负责对本系统具有行业特征的科技活动进行管理。

国家对科技实行宏观管理的关键举措是国家科技经费的分配体制，反映在中央财政对科技创新的投入情况中。我国中央财政对科技的投入形成多渠道格局，国家发改委、科技部、教育部，国家自然科学基金委员会、中国科学院、中国工程院、中国科协等科技管理部门均通过不同形式资助各类科技项目，虽使研究经费获得了快速增长，却不免造成科技资金管理分类交叉重复、投入结构不尽合理，浪费较大，产出效率和质量不够理想等问题。

国家科技领导小组负责协调全国各部门及部门与地方之间涉及科技或教育的重大事项，但从实际运转情况看，在科技政策、科技经费宏观管理和资源整合优化方面还没有形成有效的综合协调机制。

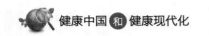

2. 科技政策与经济、社会、文化等政策之间缺乏有效协调和整合，科技政策与产业政策相互脱节的情况没有得到根本改变

随着科学技术对人类社会的影响日益深入，科技政策与经济、社会和文化等政策的关联度越来越高，但这些政策的制定与修订，分属于不同的管理部门。它们之间如何相互协调、支撑、完善，成为政策制定者和研究者们关心的热点问题。如何厘清、整合和协调科技政策之间，科技政策与经济、社会、文化政策之间的关系，是我国科技宏观管理面临的新挑战和协调整合的重要内容，不仅涉及对当代科学技术发展特点和趋势的认识，涉及对科学技术新的社会功能以及科学技术与社会之间新型关系的理解，而且包含着对以往科技政策赖以立足的诸多传统观念的反思和批判。

在互联网与社会发展关系日益密切的今天，一些与科技创新相关的政策，仍然缺乏互联网思维和系统思维，缺乏有效的协调机制，难以全面体现国家意志和百姓需求，从"肿瘤精准放疗云平台"建设的现实困境中可见一斑。

3. 政府仍是科技资源的最大拥有者，创新系统各要素之间相互作用的市场化机制还没有真正建立起来，企业（特别是民营企业）在体制和政策的夹缝间寻找发展空间

在传统的计划经济体制下，政府计划是协调集成创新体系各要素联系的机制和纽带，这种方式有助于国家科技目标的实现，但不利于创新系统各要素间自主性和积极性的发挥。随着改革开放和市场经济体制的建立，政府的协调集成作用虽然有所减弱，但从我国的科技资源分布来看，目前全社会的科技资源依然比较集中地掌握在政府手中，政府仍是科技资源的最大拥有者，创新体系各要素相互联系和作用的市场机制并未真正建立起来，而政府在资源配置、政策体系与支持自主创新导向等方面的不协调、创新政策的吸引力较弱的问题仍然突出。有些政府部门把有限的资源用来扩张规模，加快增长速度，客观上抑制了自主创新的发展。

三、以推动"互联网+"行动为契机，进一步深化科技体制改革

针对长期以来我国科技体制存在的主要问题，2015 年 9 月，中共中央办公厅、国务院办公厅印发了《深化科技体制改革实施方案》，旨在打通科技创新与经济社会发展通道，提出了"坚持把破解制约创新驱动发展的体制机制障碍作为着力点，找准突破口，增强针对性，在重要领域和关键环节取得决定性进展"，"增强改革的系统性、全面性和协同性"等原则，要求"落实落地"。据此可以从三个方面入手，

在解决"互联网+"行动落地体制机制障碍的视角下，进一步深化科技体制改革。

1. 创新科技管理体制，逐步建立以国家战略和市场需求为导向的科技创新动态混合型管理模式

改革开放前，我国实行与计划经济相适应的高度集中的科技管理体制，发挥集中力量办大事的优势，科技事业取得巨大成就。改革开放40年来，我国科技体制伴随经济体制改革，在组织结构、运行管理机制、创新主体活力与能力等多方面发生了显著变化，取得了重要进展和一定成效，但在宏观层面仍然以集中统一管理为主。纵观发达国家的科技宏观管理体系，虽有集中统一型和多元分散型之分，但很少建立在静止和固定的模式上，而是紧随本国政治和经济的发展而变化。就管理效果看，多元分散型的科技体制满足了各方对科研活动的不同偏重和需求，为创新提供了良好的发展环境，基本适应发现型的创新体系；集中统一型可有力促进产业技术的引进、消化吸收和模仿创新，为引进创新战略的实施提供了制度保障。借鉴国际经验，根据我国现阶段科技创新与发展需要，我国科技管理体制可以探索采用动态混合型管理模式，即集中协调型和多元协调型动态并存模式。对具有国家战略意义的科技创新实行集中协调型管理体制，对市场特征明显的科技创新实行多元协调型管理体制。两种模式可根据国家科技发展战略布局与市场需求，在资源配置、政策整合、区域协调、机构设置等方面进行动态调整，灵活转换。

2. 进一步优化国家科技宏观管理体制机制，强调围绕国家科技战略进行资源、政策、标准的协同整合

在集中统一型管理向集中协调型管理模式的改革升级中，强调国家对科技创新的宏观管理和协调，需从六个方面完善和优化目前的体制机制。①设立国家科技顾问及其顾问办公室。加强对影响国家经济、社会、国防全局的重大科技规划、布局、政策、资源配置等方面决策的指导和协调。②强化国家科技领导小组办公室职能。推进以国家科技领导小组为核心的科技战略决策、宏观管理体制建设，确定日常工作机制，担负起国家层面的科技宏观管理协调职能。③加强"互联网+"政策整合研究。建立为国家最高决策层服务的科技政策咨询、协调机构，牵头整合各部委各行业的相关政策，打通各部门间的体制和政策障碍，避免不同政策之间的冲突，形成协调、连贯的政策体系。加强科技政策之间、科技政策与产业政策之间的协调，防止部门利益左右国家政策。④健全和完善国务院有关部委间的科技计划管理部际联席会议制度。加强联席会议的决策和协调功能，对国家重大科技计划、政策和与行业有关的科技领域的研发布局、资源配置、政策制定与调整等问题进行决策和部际协调。⑤加强和完善省部科技项目会商制度。省

部科技合作是近年来我国科技政策和科技管理的新趋势，体现了跨区域、跨部门、跨层级的科技合作特点，目前需要从国家层面加强和完善省部科技项目会商制度，对会商的主体、合作内容及范围、形式、时间等提出要求，制定相关制度和规范，达到科技资源合理优化配置的目的。⑥建立国家行业标准和分级质控体系。鉴于互联网的技术特性，实施"互联网+"行动，必须以相关质控准入标准为依据。针对我国各行业标准欠缺，层次不同，权威性不够等问题，由国家组织相关部门制定、修订和完善国家级行业标准以及分级质控准入标准，是科技宏观管理的重要任务。

3. 突破传统科技管理体制局限，建立多元协调型管理模式，强调以民生和市场需求为动力，激发社会多元主体活力，进一步提高企业科技创新积极性

突破我国科技管理长期以来集中统一型的管理体制，大力倡导和推进建立多元协调型管理体制，特别强调以科技资源配置和投入为导向，将微观科技创新和管理体制及重点向市场和多元主体转移，从六个方面进行重点改革。①建立有最终用户的科技公共投入机制。改革先研发、后产业化的研发模式，立项时先进行技术先进性和孵化可能性分析、生产用户分析、市场前景分析，在研发的起点就引入最终用户，鼓励有条件的企业先行投入，研发、生产、经营一体化。②探索建立民营科技企业直接申报国家级和省部级研发经费的科技创新资助机制。打破条块分割和体制内外限制，改革现有的国家级和省部级研发经费申报程序，利用网络优势建立开放的申报平台，让更多具有创新愿望和创新思路的企业得到公平竞争机会。③政府科技管理部门要进一步简政放权。最大限度地精简科技创新和科技成果转化项目的审批和许可手续，减少人为的制度性障碍，把权利放给市场，放给企业，释放企业活力和创造力。④搭建科技公共服务平台。政府通过构建各种公共平台，如公共实验室、技术转移机构等技术平台，检索、交流、评估、咨询等信息平台，科技创业服务中心、经营管理、财务金融等服务平台，以及人才交流、经纪人队伍等人才平台，为科技创新活动提供服务。⑤积极落实相关政策大力培育和发展科技类社会组织，对全社会科技资源进行跨部门、跨地区的有效整合，促进研究机构之间、研究机构与企业、企业与企业之间以研发为主的产业联盟，激发全社会的微观创新活力，培养多元创新主体。⑥创新科技人才评价和激励机制。打破以学历、论文数量、行政级别为主要依据的现有评价机制，建立以科技成果的社会价值、经济价值为衡量标准的科技人才评价、激励机制，创新科技人员聘用、兼职、流动、薪酬、培养等制度。营造鼓励创新、宽容失败的社会氛围。

让护眼成为生活习惯

童君龙

北京优视佳眼球医学研究中心

（根据录音整理）

随着智能手机的普及与广泛使用，视力下降、眼睛干涩、酸困、胀痛、视物时间不能长久、畏光、看东西重影模糊的人群越来越多，即视疲劳人群越来越多，这里我给大家带来两则新闻。

2015 年 6 月，浙江衢州常山县公安局获悉，常山一名 27 岁少妇，因玩手机突发心源性疾病猝死，死的时候眼睛还盯着手机屏幕。[1]

2017 年 10 月，广东东莞一名 21 岁女子连续玩手机游戏约 8 个小时，突然发现右眼一下子看不见了，到眼科医院检查，医生诊断该女子右眼已经失明。[2]

由长时间玩手机引起视疲劳的并发症，称为"视频终端综合征"。长期在手机、电脑前工作，由于手机、电脑所显示的图像是由像素构成，像素点中央亮度高，周边亮度低，并且越到边缘越模糊，人眼在注视这样的发光物体时感觉高亮度区域距离近，低亮度区域距离远，人眼在高亮度与低亮度之间不断调整，睫状肌不断收缩与舒张，最终导致了视觉疲劳。另外，电脑屏幕闪烁且照度不均匀，也是造成视疲劳的重要原因，随着未来职业竞争越激烈，竞争压力越大，视疲劳带来的苦恼也越多。这种情况也是我国青少年近视的主要原因。

玩手机怎么会出现眼干、眼涩呢？医学称为睑板腺功能障碍。眼睛角膜前的泪膜分为三层：脂质层、水液层、黏蛋白层。脂质层是泪膜的保护层，功能是防止泪液水分大量蒸发。水液层的作用有：①润滑眼球，减少散光，改善其光学特性；②冲洗和稀释作用保护角膜和结膜不受损伤；③杀菌作用。黏蛋白层是把水液层均匀涂抹在角膜上，时刻润滑着眼球，平时眨眼次数一般在每分钟 15 次左右，看手机、电脑的眨眼次数在每分钟 5 次甚至更少，例如我曾经看到一个孩子在打游戏时三分钟左右才眨一次眼。

泪膜的脂质层由睑板腺分泌，它的物理特性为，当温度低于 42.2℃时成固态，高于 42.2℃成液体，因眨眼次数减少容易把睑板腺开口堵住，时间长了我们的眼睛就会出现干、涩、酸、胀、痛、畏光等眼部症状。

根据 2017 年《中华眼科杂志》报道，眼科专家对这种眼疾的治疗方法达成共

---

①27 岁少妇通宵玩手机猝死 被发现时眼睛盯着手机.http://news.sina.com.cn/s/2015-06-18/163731965816.shtml?cre= sinapc&mod=g&loc=17&r=u&rfunc=8.（2015-06-18）

②东莞妙龄少女连续玩手游 8 小时 最终右眼失明.http://gd.sina.com.cn/news/gd/2017-10-12/detail-ifymrqmq 4916370.shtml.（2017-10-12）

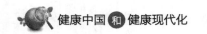

识，其中局部物理预防和治疗睑板腺功能障碍是最有效的：①用热毛巾、红外线设备或发热眼贴等热敷眼睑，每次持续 5—10 分钟，温度维持在 40℃左右，每天 1—2 次；②眼睑按摩，每次 3—5 分钟，每天 2 次。

我们只有养成良好的用眼习惯，建立爱眼护眼行为，减少对电子产品的过度使用，才能预防眼部疾病的发生。"让护眼成为生活习惯"，才能拥有更好的视觉质量，愿我们大家都有一双明亮清晰的眼睛。

人口问题、经济增长、生态环境是未来发展的三大主旋律

胡伟略

中国社会科学院人口研究所

发展不仅涉及经济，还有社会、制度、文化以及人与自然的关系。未来发展涉及的问题很多，抓住主要问题，弹好主旋律，其他问题就好办了。笔者认为关系我国未来发展有三个最核心、最重要的问题。

一、解决人口问题

十九世纪法国哲学家、社会学之父孔德说过，人口就是一个国家的命运。从十八世纪中期以来，我国人口发展基本是高增长引起的人口问题。第二次世界大战以后，世界主要国家出现"婴儿热"。新中国成立以后，我们又经历了三次人口增长高潮。1980 年我国明确提出一对夫妻只生育一个孩子，人口高增长得到控制。直至 2015 年提出"全面两孩"政策，但是，人口问题仍然存在，只是在不同时期有不同的表现。

过去的人口问题是人口快速增长，新增人口多，给生产和消费带来很大压力，给教育和就业造成困难。现在的人口问题，既有过去留下的，也有新增加的。表现为人口基数大而且持续增长，老龄化加剧，老龄人口问题日益突出。而且，14亿的庞大人口群体会产生巨大压力——"人满为患"。比如人口流动，虽然消费增长，推动交通运输和旅游产业发展，但对生态环境的压力和破坏也不小。

中国人口的分布本来就很不平衡。1935 年著名地理学家胡焕庸经过研究，从黑龙江瑷珲（黑河）到云南腾冲划一条线，线的东南边土地面积占 36%，居住着

中国 96%的人口；线的西边土地面积占 64%，只有 4%的人口。经过这么多年的发展，这条胡焕庸线仍然没有改变。2000 年第五次全国人口普查显示，东南土地面积占全国国土面积 43.8%、总人口 94.1%。这表明东南部人口密度仍居高不下。

其实，对人口密度的研究，早在 1925 年我国经济学家陈岱孙在哈佛大学的博士论文《马萨诸塞州地方政府财政开支与人口密度的关系》中就有详细而深刻的研究论述。他认为，人口密度太低或太高都不好，人口分布和人口密度有很大关系。未来中国的发展需要打破这条人口密度分布的胡焕庸线。

人口发展、生态环境和未来经济增长三者之间有十分密切的关系，人口发展在经济、社会、自然界发展中有着重要作用。

二、经济持续增长

我国经济从高速增长转向中高速增长，现在遇到一些问题，一是基数越来越大；二是结构不平衡，需要进行供给侧结构性改革。要实行"三去一降一补"，即去产能，去库存，去杠杆，降成本，补短板。供给与需求要均衡发展，相互推动。

经济增长有没有极限？20 世纪 70 年代，罗马俱乐部发表的《增长的极限》报告，引发了公众的极大关注。时至今日，增长的可持续性仍然受到质疑。一切以时间、地点、条件为转移，在资源、能源不充分或已经用尽的时间和地区，经济增长是要受到限制的，是难以持续的。

我国自改革开放以来，实行市场经济体制，经济实现了高速增长，全国经济总量跃居世界第二位。众所周知，按照资本市场经济发展规律，从实物与货币的资本市场经济的高度发达，自然而然要进入金融资本市场经济阶段。这在马克思的《资本论》、列宁的《帝国主义是资本主义的最高阶段》和奥地利马克思主义经济学家希法亭的《金融资本》中，都有科学的论证和表述。我们不能因为金融资本的竞争性强就否定经济发展规律。特别是一些产业资本大家，在某些方面竞争不过金融资本，就联合起来反对金融资本，阻碍金融资本的发展。笔者认为在一段时期里，我国将是国有资本、产业资本和金融资本"三分天下"的发展格局。当然，人口问题加剧和生态环境恶化，进而影响经济增长的可持续性，这也是不能忽视的。

三、生态环境优化

1935 年英国生态学家亚瑟·乔治·坦斯利首次提出了"生态系统"（ecosystem）的范畴和有关学说。对人口问题、生态环境、经济增长的全面发展进行了多方面的理论和学术研究。恩格斯曾经说过，人们对自然界的每一次胜利，最后都会得

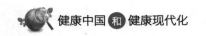

到自然界相应的报复。

人口城市化和经济现代化，都会加剧人口分布不平衡，都会使得经济结构不均衡，尤其是原来人口问题十分突出和经济落后的国家。

现代国家和政府为了解决人口问题，改善生态环境，促进经济增长的全面发展，进行了大量的政策规划和实践行为。

因此，从长远来看，解决人口问题、经济增长持续性、生态环境优化，将成为未来中国发展的三大主旋律。

典型国家健康战略的实践经验

刘 雷

中国科学院中国现代化研究中心/中国科学院大学

健康是人类发展的重要基石，追求健康是人类活动的基本价值取向。健康对于个体而言是幸福生活和美好人生的必要条件、对于社会而言是社会和谐与可持续发展的重要前提、对于国家而言是国家综合国力和核心竞争力的重要组成部分。20 世纪 80 年代以来，美国、日本、欧盟、加拿大等发达国家和组织陆续启动"健康国家"战略，将公共卫生安全和全民健康提升至国家战略高度，制定了详细的国民健康规划和行动计划，将全民健康作为一项系统工程来建设。我国也在 2008年、2016 年先后颁布"健康中国 2020"战略和《"健康中国 2030"规划纲要》，为提升全民健康水平与国民素质提出了阶段性的工作目标和行动指南。新时期，为进一步落实党的十九大报告提出的健康中国战略，本文将对典型国家健康战略的实践经验展开深入分析，以期为健康中国建设和全面提升国民健康水平提供国际借鉴和决策依据。

一、引言

1948 年世界卫生组织提出健康的三维定义，即健康不仅是没有疾病或虚弱，而是身体的、心理的和社会适应的完美状态。1989 年世界卫生组织又将健康的概念调整为四维定义：健康是指一个人在身体、心理、社会适应和道德四个方面皆健全。随着时代发展、社会需求与疾病谱的改变，健康概念不断扩大，其内涵逐步丰富，全方位的健康观逐步形成。例如，中国的"大健康观"围绕人的衣食住行以及生老病死，关注各类影响健康的危险因素和误区，提倡自我健康管理，强调围绕整个生命周期的全面呵护；它追求的不仅是个体生理健康，还包含精神、心理、社会、环境、道德等方面的完全健康；提倡科学的健康生活，更有正确的健康消费等。

进入 21 世纪以来，在联合国和世界卫生组织联合推动下，全球健康战略逐步由"健康家园"建设提升到"健康学校""健康社区""健康城市"，乃至"健康国家"建设，健康战略思想由"健康个人"发展到"健康国家"。这一理念极大地推进了国家健康战略的研究、制定与实施进程，一些国家的政府由此开始根据其国情制定和颁布了相应的"健康国家"发展战略。为更好地落实党的十九大报告提出的健康中国战略，我们有必要对发达国家健康战略的制定和实施过程进行梳理，总结经验，以资参考。

二、美国"健康国民"战略规划

作为最早开展健康战略规划工作的国家之一，美国在国家健康战略的制定和实施中积累了丰富的经验。"健康国民"规划是指导美国促进全面健康和疾病预防实践以及改善美国全体国民健康的 10 年目标规划。自 1980 年起，美国以解决国民健康突出问题为导向，先后颁布《健康国民 1990——促进健康与预防疾病》（以下简称《健康国民 1990》）、《健康国民 2000——促进健康与预防疾病》（以下简称《健康国民 2000》）、《健康国民 2010——理解和改善健康》（以下简称《健康国民 2010》）、《健康国民 2020——构建全民健康长寿的社会》（以下简称《健康国民 2020》）四个阶段的国家健康战略。目前，美国卫生部门正在牵头研究制定下一阶段的健康战略——《健康国民 2030》。由表 1 得出，美国的健康战略规划制定是一个动态演进的过程，以 10 年为一个周期，根据不同时期的国情和国民健康问题制订相应的健康战略目标、重点关注领域以及主要监测指标，利用"计划—执行—评价"的运行模式，循环反复滚动式推进，进而全面提高国民健康水平。

表 1　美国"健康国民"总目标的演化

目标年度	宗旨	总目标
1990	促进健康与预防疾病	降低死亡率：成人和婴儿
		提高老年人的独立性
2000	促进健康与预防疾病	增加健康生命年
		减少因种族、民主、性别、教育程度及其他不利因素造成的健康不公平现象
		所有美国公民都可以获得预防性卫生服务

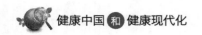

续表

目标年度	宗旨	总目标
2010	理解和改善健康	增加健康生命年并提高其生活质量
		消除因种族、民主、性别、教育程度及其他不利因素造成的健康不公平现象
2020	构建全民健康长寿的社会	避免遭受可预防的疾病、残疾、伤害和死亡，获得高质量长寿的生命
		实现健康公平，消除差异，促进各类人群的健康
		创造能够改善全体公民良好健康的社会和自然环境
		提升人生各阶段生活质量，促进健康发展和健康行为

注：《健康国民 1990》包括 15 个领域、226 个具体目标，《健康国民 2000》包括 22 个领域、319 个具体目标，《健康国民 2010》包括 28 个领域、969 个具体目标，《健康国民 2020》包括 42 个领域、约 1200 个具体目标

资料来源：根据 2018 年美国国家健康统计中心数据库相关资料整理

美国的"健康国民"战略规划曾因其良好的实施效果被世界卫生组织誉为国家健康战略规划的样板（李滔和王秀峰，2016）。总体来看，美国健康战略规划的演进表现出以下三个主要特点。

1）战略目标和重点关注领域紧随不同历史时期的健康问题不断调整。相较于《健康国民 1990》，《健康国民 2000》的重点关注领域增加了 7 个，扩大到 22 个，具体目标则增加到 319 个；《健康国民 2010》的优先领域进一步扩展到 28 个，扩展领域主要集中于高质量卫生服务的可及性、关节炎、骨质疏松症、慢性背部疾病、慢性肾病、健康传播、呼吸道疾病、视力与听觉方面；而面对心脏病、癌症与糖尿病等可预防的慢性病发病率、病死率及疾病费用不断上升的新的国民健康形势，《健康国民 2020》又增加了提高大肠癌筛查比例、降低成人糖尿病患者比例、膳食指导等优先领域加以应对（表 2）。

2）主要健康指标及其选择标准不断简化与明确。健康国民战略通过设立主要健康指标（leading health indicators，LHIs）来跟踪测量国民的健康情况，评估战略规划的实施效果。经过四个阶段的发展，美国健康国民战略不断完善其监督和评价指标体系，指标的针对性和精确性得到不断提高。

3）政府卫生部门牵头，在制定和实施环节与社会各界广泛互动交流。除了由政府卫生部门作为总的策划和实施主体外，美国在健康战略制定和实施过程中，注重不同社会主体间信息的交流和传播，听取来自医疗和公共卫生机构、公共卫生专家、地方政府官员以及普通民众的意见、建议和评论，有效地促进了战略计划的制定和实施。

表2 美国"健康国民2010和2020"主要健康指标及具体指标比较

健康国民 2010		健康国民 2020	
主要指标	具体指标	主要指标	具体指标
卫生服务可及性	参加医疗保险比例	卫生服务可及性	参加医疗保险比例
	个人拥有连续医疗服务资源的比例		基层医疗服务人员比例
	接受产前护理的比例		
医疗预防服务	儿童预防接种比例	医疗预防服务	儿童预防接种比例
	接种流感和肺炎疫苗的成年人比例		成人糖尿病患者比例
			大肠癌筛查比例
	—		高血压患者治疗比例
环境质量	暴露于空气质量未达标的居民比例	环境质量	空气质量指数超100
	非吸烟者暴露于吸烟环境的比例		暴露于二手烟儿童的比例
伤害和暴力	交通事故死亡率	伤害和暴力	伤害致死率
	谋杀死亡率		谋杀死亡率
精神健康	患有精神健康疾病接受治疗的比例	精神健康	自杀比例
	—		青少年抑郁症患者比例
安全性行为	青少年使用安全套比例	生殖和性健康	接受过生殖健康服务比例
	成人安全套使用比例		知晓自身血清状况的HIV携带者比例
酗酒及药物滥用	青少年酗酒、药物滥用者比例	酗酒及药物滥用	青少年酗酒、药物滥用者比例
	成人药物滥用比例		成人酗酒者比例
	成年人聚会饮酒比例		—
烟草	成人吸烟比例	烟草	成人吸烟比例
	青少年吸烟比例		青少年吸烟比例
体育运动	未成年人参加满足要求的体育活动比例	营养、体育活动和肥胖	满足有氧运动要求的比例
超重和肥胖	成人肥胖比例		成人肥胖比例
	儿童、青少年肥胖比例		儿童、青少年肥胖比例
	—		人均日摄入蔬菜量
—		母婴和儿童健康	婴儿死亡率
			早产儿比例
—		口腔健康	接受过口腔保健的比例
—		社会因素	九年级后的4年可获得文凭的学生比例

资料来源：根据2018年美国国家健康统计中心数据库资料整理

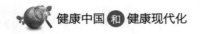

三、欧盟"健康规划"

早在 1998—2002 年，欧盟委员会就通过八个具体的健康行动计划（艾滋病和其他传染病控制、事故与伤害预防、药物依赖性、健康监测、癌症、疑难杂症、环境污染相关疾病、健康促进）来推动欧盟成员国公民的健康改善。在此基础上，2003 年欧盟委员会结合世界卫生组织和联合国的健康战略指导思想，制定并实施了第一个"欧盟健康规划（2003—2007）"，2008 年又实施了第二个"欧盟健康规划（2008—2013）"。前者的主要目标是查清家底，建立健康指标体系，加强欧盟层面上的医疗保健基础性工作；后者的主要目标是共享欧盟医疗保健资源，提高欧盟公民的整体健康水平。与这两个欧盟健康规划相比，此后的第三个规划则明显更具有实用性。

第三个"欧盟健康规划（2014—2020）"紧紧围绕欧盟当前的大局——"促进增长、战胜危机"展开。在此前的大多数医疗保健政策中，健康是目的，但欧盟委员会的第三个"欧盟健康规划"提案，却明确提出健康是一种手段，其目的是促进经济和其他领域的增长，其根本动力则是科技创新。欧盟委员会认为，第三个"欧盟健康规划"将对"欧洲 2020 战略"的实施具有重要作用，健康不仅对于个人的生命状态和生命质量具有价值，而且还可以为国家经济增长和包容性社会的构建提供强大驱动力。原因在于：①健康的高素质人口是推动实现诸多增长目标的基础条件之一；②健康产业本身是欧盟最大的产业之一，产值占欧盟 GDP（国内生产总值）的 10%，发展健康产业将直接促进经济增长；③健康领域从业人员占欧盟总就业人口的 10%，并且受教育程度较高，创新能力较强，是经济增长的强劲推动力。

相较于前两个健康规划，欧盟委员会对第三个"欧盟健康规划（2014—2020）"的战略目标进行了拓展：一是促进健康、防止疾病、建设健康生活方式所必需的健康支持性环境；二是保护欧盟成员国公民免受严重的跨境健康威胁；三是为所有欧盟成员国公民提供更好和更安全的医疗保健设施；四是构建创新、高效和可持续型的医疗保健体系。以这些目标为指导，"欧盟健康规划（2014—2020）"确立了 23 个优先领域，包括慢性疾病防控、控烟履约、健康信息管理、欧盟传染病防控立法、欧盟医药和医疗器械生产管理立法、健康技术创新与评估、健康人力资源规划等，在核心指标的选择上，欧盟委员会着重从人口和社会经济概况、健康状况、健康因素、健康服务以及健康促进五个方面入手，遴选了 88 个核心指标（European core health indicators，ECHI）来监测健康规划实施效果（表 3）。

表3 "欧盟健康规划2014—2020"核心指标示例

指标分类	指标数	核心指标示例
人口与社会经济概况	9	人口性别结构
		粗出生率
		失业率
		贫困人口比例
健康状况	32	预期寿命
		健康寿命年
		婴儿死亡率
		癌症发病率
健康因素	14	体重指数
		蔬菜摄入量
		体育活动
		空气质量
健康服务	29	每千人病床数
		每千人执业医师数
		乳腺癌筛查
		儿童预防接种比例
健康促进	4	健康营养相关政策
		禁烟相关政策
		健康生活方式相关政策
合计	88	—

资料来源：根据2018年欧盟委员会相关资料整理

四、"健康日本"战略规划

日本的健康战略规划起始于1978年开始实施的"国民健康促进计划（1978—1988）"。20世纪60年代以后，伴随经济的高速增长，日本国家经济总量陆续超过英国和德国，成为继美国和苏联之后的世界第三大经济体，国民财富保有量和生活水平不断提高。与此同时，由营养过剩、运动不足以及环境恶化而引发的国民健康问题也在不断加剧。尤其是20世纪70年代以后，随着总和生育率的下降和人均预期寿命的延长，日本老年人口的比重不断上升，根据世界银行统计，到2015年，65岁以上人口已经达到3300万，超过总人口比重的四分之一，进入超级老龄化社会。国民体质和健康水平的下降与老龄化社会的推进，不仅对日本经济的持续发展产生负面影响，而且威胁到了社会稳定和国家人口再生产。基于对这一现实的认识，日本从 20 世纪 70 年代开始制定并实施国民健康促进计划。

"国民健康促进计划（1978—1988）"由营养、运动、休养三大部分组成，强调基础卫生保健、对疾病的早期发现和早期治疗以及健康的生活方式。"国民健康促进计划（1988—1998）"继续沿着这一思路实施国民健康促进工作，并着重培养国民的运动习惯，以此增强国民身体素质。两次"国民健康促进计划"的有效实施，加上经济的持续发展、科技的进步、环境的日益改善，促使日本国民的健康状况大幅提升，日本国民的平均预期寿命从 80 年代中期开始步入世界的前列。此后，随着人口平均增长率的下降和超级老龄化社会的来临，日本国民健康状况面临新的挑战。日本厚生省组织国民健康促进计划委员会、策划委员会、地方听证会和地方专题讨论会，进行了深入而广泛的讨论，于 2000 年提出了第三个"国民健康促进计划（2000—2010）"，即"健康日本 21"战略。

"健康日本 21"战略由九个方面组成，即营养与饮食、身体活动与运动、休养与心理健康、吸烟、饮酒、口腔卫生、糖尿病、循环系统疾病以及肿瘤方面。各部分制定了相应的目标和指标，共有 70 个目标、100 多项具体的指标。这些指标系统地构筑出一个控制慢性疾病的蓝图。它是日本全国水平上的健康目标值，各地以此为参考基数，结合当地实际情况制定出各自的标准（表 4）。

表 4 "健康日本 21"主要健康指标

指标聚类	主要健康指标
营养与饮食	适当营养的摄取水平
	摄取适当营养的行动变化
	为摄取适当营养的行动变化相关环境
身体活动与运动	成人体育活动
	高龄者活动
休养与心理健康	精神压力
	充足睡眠
	自杀率
吸烟	吸烟有害健康相关知识的普及率
	未成年人吸烟率
	专门吸烟场所的设置比例
	戒烟援助
饮酒	酗酒者比例
	未成年人饮酒比例
	适度和适当饮酒知识普及率

续表

指标聚类	主要健康指标
口腔卫生	幼儿龋齿预防
	学龄期龋齿预防
	成人期牙周病预防
	防止牙齿脱落
糖尿病	糖尿病筛查
	确诊后的健康指导
	糖尿病患病率
	糖尿病合并症
循环系统疾病	高血脂人群比例
	健康筛查
肿瘤	胃癌、子宫癌、乳腺癌、肺癌、大肠癌的筛查

资料来源：孔繁学等，2002

2015 年，日本政府提出了第四个健康国家战略："健康日本 2035——通过健康引领世界"。其目标是建设一个可持续的医疗卫生系统，通过卫生系统确保每个社会成员都能够得到公平的服务，获得优质的健康，同时促进日本和世界的共同繁荣。该战略规划的阶段目标包括三个部分。

1）医疗卫生方面。到 2020 年，实施系统的卫生技术评估，提高医疗卫生质量（如防止过度医疗和医疗事故），培养全科医生，连接社区和整个医疗系统；到 2035 年，评估卫生技术的价值产出（如医疗疗效），用疗效基准来比较绩效。

2）生活规划方面。到 2020 年，通过一系列干预手段，实现 2020 年无烟东京奥运会（如组织年轻人戒烟、增加烟草税、包装和广告规定、支持戒烟治疗），以达到世界卫生组织的标准，加快运用以循证为基础的干预措施，着重减缓疾病发展和相关的保健费用，通过健康投资提升生活质量和社会生产力；到 2035 年，建成无烟社会，推广使用包含长期保健信息的便捷式信息基础设施，为大众提供一站式、全人健康和生活方式服务，整合多领域资源，基于健康的社会决定因素构建社区。

3）全球健康的引领者。到 2020 年，建立健康应急管理系统（健康提升和预防中心），建立一个向不同国籍和语言人群提供健康保健服务的健康保健系统，引导和支持亚洲及其他地区发展核心系统（如普通卫生覆盖和药物审批流程）；到 2035 年，加强灾害危机应对支持能力，为加强现有的全球卫生系统和提出新的全球卫生治理结构做出贡献。

五、"健康加拿大"战略

加拿大政府一贯重视国民的健康问题，并由健康管理局专司维持和增进国民健康水平。但很长一段时间以来，社会大众的健康观念不容乐观。因此，改变国民看待健康的观念，纠正国民在健康问题上的价值取向，成为加拿大健康战略的重点。为此，加拿大政府成立了"健康加拿大"专职部门，从"构建价值"（building on value）着手，致力于提升国民的整体健康水平。"健康加拿大"的使命和愿景是基于全体国民的个人选择和环境，努力提升全民生命质量，并使之成为世界上最健康的国民（以寿命、健康生活方式和有效利用卫生服务系统为衡量指标），其目的是帮助国民维持并改善他们的健康状况。其具体目标包括：①预防和降低个人健康风险和改善整体社会环境；②促进更健康的生活方式；③确保高质量卫生服务的可及性；④通过长期规划整合健康关怀系统；⑤减少社会的健康不平等；⑥提供有利于国民做出正确决策的健康信息。

除此之外，1999 年，加拿大国家统计局（Statistics Canada）和加拿大健康信息研究所（Canadian Institute for Health Information，CIHI）联合发起"健康指标工程"（health indicators project），并于 1999 年、2004 年、2009 年先后三次组织召开人口健康指标共识会议，商讨制定了"健康指标框架"（health indicator framework）。该框架涵盖了健康状况、健康的非医学决定因素、健康系统执行力、社区和健康系统特征、公平性等五个维度。加拿大"健康指标框架"因其良好的适用性，被国际标准化组织借鉴用以制定《健康指标概念框架国际标准》。随后加拿大政府部门不断更新健康统计指标，目前已经确立了 80 多个健康评价指标，用以测度加拿大国民健康状况和健康关怀系统的执行力（表 5）。

表 5　健康指标概念框架

维度	子维度				维度
健康状况	完好状态	健康情况	人体功能	死亡	
健康的非医学决定因素	健康行为	社会经济因素	社会和社区因素	环境因素	遗传因素
健康系统执行力	可接受性	可获得性	适用性	可胜任性	
	持续性	效果	效率	安全性	
社区和健康系统特征	资源	人口	健康系统		

注：健康指标概念框架标准是国际标准化组织（ISO）在加拿大"健康指标框架"基础上，结合经济合作与发展组织（OECD）健康统计指标制订的。该标准的制定和实施，有助于推动跨国交流健康信息通用语言的发展，促进健康数据的国际化比对以及进行国际范围内健康信息的统一报告、发布和分析，对于进一步解决人口健康信息化方面的问题和促进人口健康信息化具有重要意义

六、经验总结

通过以上对四个典型国家和地区健康战略的简要概括介绍，可以发现"健康国家"战略规划的制定和实施遵循一些普遍的规律，归纳如下。

1）"健康国家"战略规划的制定应基于本国基本国情，基本人口特征、全民健康状况和社会经济发展水平是其基本依据。在制定健康规划之前，应明确规划当期国民健康的主要问题和健康影响因素，科学确定主要健康问题和优先领域的标准，遴选健康战略的潜在主题和目标指标，制定优先解决主要健康问题的关键措施。同时，健康国家战略规划应具备时效性、阶段性和动态性，通过分阶段、分时段目标的设定，逐步提升国民健康的整体水平，适时参照经济社会的发展和居民健康需求的变化而进行相应调整。

2）"健康国家"战略规划应具有连续性和继承性。由于全民健康水平和国民素质的提升需要一个长期的过程，因此，国家健康战略规划应是一个循序渐进的系统工程。健康国家战略应由一系列的规划组成，在确定总体战略目标的基础上，应根据不同时期的社会经济发展水平和突出的国民健康问题对每一期规划的重点领域和核心指标等进行动态调整，以提升其针对性。

3）健康国家战略的总体目标和阶段性分目标是每一期规划制定的总纲领，健康指标体系的构建和规划实施效果的监测都要以此为准绳。战略规划的制定应遵循先总目标、后分目标，先目标确定、后指标体系构建的一般过程，以战略规划目标为出发点，建立从宏观到微观、从总体到局部、清晰明确的健康指标体系。之后，通过分析基线数据资料，定期追踪健康战略实施的进展情况和所取得的成效，并与规划目标相对照，评估规划实施效果，为下一期的规划调整和制定提供参考。

参 考 文 献

"健康中国 2020"战略研究报告编委会. 2012. "健康中国 2020"战略研究报告. 北京：人民卫生出版社

孔繁学，刘扬，刘毅等. 2002. 日本"21 世纪国民健康增进运动". 中国公共卫生，（10）：1211-1215

李滔，王秀峰. 2016. 健康中国的内涵与实现路径. 卫生经济研究，（1）：4-10

新华网. 2016-10-25. 中共中央 国务院印发《"健康中国 2030"规划纲要》. http://www.xinhuanet.com/politics/2016-10/25/c_1119785867.htm

张亮，胡志. 2013. 卫生事业管理学. 北京：人民卫生出版社

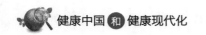

张鹭鹭，马玉琴. 2011. 中国医药卫生体制改革循证决策研究：基于（1+n）HDS 复杂模型体系.
   北京：科学出版社
中央政府门户网站. 2012-07-20. 国务院关于印发国家基本公共服务体系"十二五规划"的通知
   （国发〔2012〕29 号）. http://www.gov.cn/zwgk/2012-07/20/content_2187242.htm

日本健康现代化案例研究[①]

李 扬[1] 汤 青[2]
1 中国科学院中国现代化研究中心 2 中国科学院前沿科学与教育局

一、引言

根据第二次现代化理论（何传启，2013），日本健康现代化过程大致可以分为两大阶段：第一阶段为现代医保体系的形成，大致时间为从日本建国初期至 20 世纪 60 年代。主要内容包括公共卫生体系、医疗服务体系、医疗保险体系和医保管理体系的形成。第二阶段为国民健康体系的改革与发展阶段，大致时间为 20 世纪 60 年代至今。主要内容是伴随着信息革命的兴起和发展以及社会保障制度的改革和调整，健康保险体系的改革、健康服务的信息化、健康生活的普及化以及国家健康发展战略的出台等。本文重点梳理日本的国民健康体系和国家健康战略等内容。

二、日本国民健康体系

日本国民健康体系大致包括健康生活、健康医护、健康保险、健康用品和健康治理五个子系统以及相关的健康环境和健康产业等（何传启，2017）。日本的国民健康体系是社会强制型健康保险体制的典型代表，拥有一个国家医疗保险计划。1922 年日本制定了《健康保险法》，1961 年日本以强制形式把医疗保险制度覆盖所有国民，实现了"国民皆保险"。本文重点介绍日本的健康生活、健康医护和健康保险三个子系统内容。

---

①国家自然科学基金项目（41601121）。

1. 健康生活

2015 年，日本将其 GDP 的 10.9%（表 1）用于健康医疗，在过去的 50 年里，日本在维护国民健康方面获得了巨大成就。例如，1960 年日本的出生时预期寿命为 67.7 岁，仅比美国（69.8 岁）低 2 岁多。到 2015 年，日本的预期寿命为 83.7 岁，男性（80.5 岁）和女性（86.8 岁）的预期寿命都是世界上最高的。日本的新生儿死亡率在全世界范围内维持在很低的水平（2015 年是 0.9‰）。

表 1　日本健康状况相关指标

年份	人均健康支出（现价美元）	健康支出占GDP比例（%）	医生比例（‰）	出生时预期寿命（岁）	孕产妇死亡率（人/10 万）	新生儿死亡率（‰）	5 岁以下儿童死亡率（‰）	人类发展指数（HDI）	人类发展指数排名
1960	—	—	1.0	67.7		30.4	39.7		
1970	—	—	1.1	72.0		13.4	17.5	—	
1980	—	—	1.3	76.1		7.4	9.9		
1990			1.7	78.8	14	4.6	6.3	0.814	9
1995	2845	6.6	1.9	79.5	11	4.1	5.7	0.838	11
2000	2839	7.5	2.0	81.1	10	3.3	4.5	0.856	16
2005	2928	8.2	2.2	81.9	7	2.7	3.7	0.873	16
2010	4110	9.6	2.3	82.8	6	2.4	3.2	0.884	19
2015	3733	10.9	2.4	83.7	5	0.9	2.7	0.903	17

资料来源：根据历年的世界银行数据整理

作为世界上人均寿命最长的国家，日本凭借着"高品质的医疗服务"和"医疗负担相对平等"等优势，其健康医疗制度被世界卫生组织评为世界第一。日本健康体制的完善程度和国民健康生活水平堪称世界一流，除了齐全的社会养老医疗设施（日本几乎每个城市都有健康管理中心）、高质量的饮水及食物外，更要归功于政府对民众健康的积极管理。日本从政府层面对国民健康加以管理可以追溯到 1978 年，日本厚生劳动省（相当于我国的卫健委、人力资源和社会保障部）首次推出了国民健康运动计划，重点推广健康体检，增加保健护士、营养师人数等。1988 年，厚生劳动省又提出了确保老年人健康体检机制，规范地区保健中心，培养健康运动指导师等目标。此外，政府还更加注重培养国民的运动习惯，制定运动指南，推进健身设施的建设等。2000 年实施的第三次打造国民健康对策——"健康日本 21 计划"。2002 年颁布了《健康增进法》，旨在为推动国民健康提供法律依据。根据 2008 年生效的一部全国性法律，公司和地方政府应该在年度体检中，对其管辖范围内年龄在 40—74 岁之间的国民进行腰围测量。腰围超过日本政府标准（男人 85cm，女人 90cm）的人要接受减肥指导，并可享受减肥假期。如有不能实现减肥目标的公司和地方政府，必须向中央政府缴纳罚款。这些政策毫无疑问提高了日本国民的寿命。

2. 健康医护

日本对健康机构的管理基于 1948 年实施的医疗法，其健康医疗机构分为医院和诊所两个种类。医院和诊所的区别在于病床数，医院是指拥有 20 及 20 张以上床位的卫生机构，20 张床位以下的医疗机构被称为诊所。根据医院的服务类型，目前日本医院可以分为三大类：综合医院、精神病院和结核医院；根据所有权的不同，日本医院可分为三类：公立医院（中央政府医院和地方政府医院）、准公立医院（日本红十字会、济生会、国民健康保险团体联合会、社会保险相关团体等举办的医院）和私立医院。从数量上看，与其他国家相比，日本医疗服务体系的一个重要特征就是公立医院所占的比重很小，私立医院数目较多；但从规模上看，300 张床位以上的大中型医院基本都是国家或地方政府创办，中等以下规模的医院和诊所以私立民营为主。

从厚生劳动省平成二十六年受疗行动调查概况可以看出，外来患者的诊察等候时间 15 分钟未满的占 25%，15—30 分钟未满的占 24.1%，30 分钟—1 小时未满占 20.4%。患者的诊察时间在 3 分钟以下的比例为 16.3%，3—10 分钟的比例为 51.8%，10—20 分钟的比例为 14.0%。可以看出大部分患者的诊察等候时间在 1 小时内，且大部分患者的诊察时间为 3—10 分钟（表 2）。

表 2　外来患者诊察、诊察等待时间统计/%

诊察等候时间	诊察时间						
	总数	3 分钟未满	3—10 分钟	10—20 分钟	20—30 分钟	30 分钟以上	无回答
总数	100	16.3	51.8	14	6.2	4.2	7.5
15 分钟未满	25	5.1	12.3	3	1.8	1.7	1.1
15—30 分钟未满	24.1	3.7	13.8	3.4	1.6	0.8	0.8
30 分钟—1 小时未满	20.4	3	11.5	3.3	1.2	0.7	0.7
1—1.5 小时未满	10.8	1.7	6.1	1.8	0.5	0.3	0.3
1.5—2 小时未满	7.5	1.3	4	1.2	0.5	0.2	0.2
2—3 小时未满	4.5	0.8	2.4	0.7	0.3	0.1	0.2
3 小时以上	1.9	0.3	0.8	0.3	0.2	0.2	0.1
无回答	5.9	0.4	0.9	0.3	0.2	0.1	4.1

资料来源：平成二十六年受療行動調査（確定数）の概況

3. 健康保险

日本早在 1961 年就已实现"国民皆保险",即强制全部日本国民必须加入国家医疗保险。按照不同人的工作方式,医疗保险分为三类(表 3)。第一类是从事农业者、自营业者等,包含无业者以及他们的家人。这类人和其家人加入的是国民健康保险,保险费按个人收入高低决定。第二类是在公司上班的职员,其中又分出两种:一是在大公司上班的职员及其家人,加入的是健康保险组合的保险,公务员及其家人也属于这一类,加入的是共济组合的保险;二是在中小企业上班的职员及其家人,加入的是全国健康保险协会的保险。在以上人群之外,2008 年4 月新增了第三类即面向 75 岁以上的老年人的后期高龄者医疗制度。

患者所负担的医疗费用只是部分费用。在 2003 年之前,分属不同类别的患者群所承担的医疗费用有很大差别,2003 年开始统一。2008 年开始变成一般患者负担 30% 的医疗费用,如果是学龄前孩童负担 20% 的医疗费用,70—74 岁的患者也同样只负担 20% 的医疗费用,75 岁以上的高龄患者负担 10% 的医疗费用。

表 3　日本健康保险制度概要

制度名			保险者	医疗给付比例	财源	
					保险费率	公费负担(辅助)
被用者保险	健康保险	协会	全国健康保险协会	一般 30%,义务教育就学前 20%,70—74 岁 20%	10.00%(全国平均)	国家负担 16.4%
		组合	健康保险组合		9.04%(平均)	定额
	船员保险		全国健康保险协会		9.60%	
	共济组合保险	国家公务员	20 个共济组合		8.20%(平均)	—
		地方公务员等	64 个共济组合		8.36%(平均)	
		私学教职员	1 个事业团		8.39%	
国民健康保险	农业者、自营业者等		市町村		根据个人收入高低而定	国家负担 41%,都道府负担 9%
			国保组合			国家负担 43.3%—47.1%
后期高龄者医疗(75 岁以上)			后期高龄者医疗广域连合	10%	根据个人收入高低而定	国家负担 4/12,都道府负担 1/12,市町村负担 1/12,支援金负担 40%

资料来源:椋野美智子,田中耕太郎,2017

三、日本国家健康战略

1978 年日本厚生劳动省首次提出《增进国民健康对策》(简称《对策》),也称为第一次国民健康促进运动,时间计划为 10 年,即 1978—1988 年。该《对策》

以构建一个健康向上、充满活力的积极社会为目标，准备迎接老龄社会的到来。这是日本从预防疾病向增进健康的政策上转变的一个转折点。该《对策》提出了"健康一生"的理念，制定了三个基本纲要：①通过调整生活方式，推进健康发展，实现增进健康的目标；②奠定增进健康体质的基础；③加强健康"启蒙、普及"等工作。该《对策》包括 8 项内容。

"活力 80 健康计划"又称第二次国民健康促进运动，时间范围为 1988—1999 年。该计划继续强调"健康一生"理念，推进以运动习惯的普及为重点，营养、运动、休息三要素并进的健康促进事业，共包括 10 项内容。

2000 年 3 月，日本提出了第三次国民健康促进运动，即"健康日本 21"，全称为"21 世纪国民健康促进运动"，时间跨度是 2000—2010 年。该运动的主要目标是通过改变不良生活习惯和增加健康普查人数，消除或减少肥胖、高血压、高血脂、高血糖和精神压力等危险因素，延长健康寿命，提高生活质量。其基本理念是"关注所有国民的身心健康，通过改善日常生活习惯，降低慢性病的发病率和死亡率，减少壮年期的死亡，提高生命质量，延长健康寿命"。基本要点为：①重视一级预防，强调生命质量，实现每个人的"健康一生"；②设立具体的目标并以此为基准进行评价，推进健康促进事业，提高国民的医疗保健水平；③创造有助于健康的社会环境。该运动包括 9 项内容，70 个目标和 100 多项具体的指标，系统地构筑出一个控制慢性疾病的蓝图（表 4）。

表 4　日本三次国民健康运动的主要内容

增进国民健康对策	活力 80 健康计划	健康日本 21
建立从婴幼儿到老年人的健康检查和保健指导体制	充实从婴幼儿到老年人的健康检查和保健指导体制	营养与饮食
设立健康增进中心和市町村保健中心并配有相应的保健妇、营养士等专业人员	设立健康科学中心，充实市町村保健中心的医疗保健设施和其他健康增进设施，并确保配有健康运动指导者、管理营养士、保健妇等专业人员	身体活动与运动
设立市町村健康推进协议会	普及并改订营养需要量标准	休息与精神健康
以"健康·体力存进失业财团"为主体，推进健康教育相关知识的普及	继续实施国民营养调查，普及运动需要量标准	吸烟的控制
普及营养需要量标准	普及健康增进设施认定制度，即国家制定一些医疗保健机构作为健康增进设施	饮酒的控制
实施国民营养调查	普及戒烟行动计划	牙齿保健
确立加工食品的营养成分表示制度	普及在外饮食（单位食堂、饭店等）视频营养成分的表示	糖尿病预防
推进与健康促进有关的专业研究	实施心理健康推进事业	循环系统疾病预防
	推进健康文化都市以及健康保养地的建设	癌症预防
	推进健康信息网络工作系统的建设	

四、结语

日本是世界上建立现代健康医疗体制较早的国家之一，其医疗保险制度管理形式早期学习德国，二战后又采取美国的一些做法，逐步确立了一系列的健康立法和政策，形成日本独特的健康医疗体制。中国与日本一衣带水，无论是在生活习惯还是人口问题上都有着相似之处。人口众多、老龄化等问题都是中日两国不得不面对的难题。借鉴日本的经验，实行医疗费用分担是我国医疗体制改革的首选途径，建立有效的个人筹资机制，多方负担；其次应建立低水平、广覆盖、多层次的健康医疗保险体系，完善和补充医疗保险、医疗救助、商业健康保险等多层级医疗保险体系；再次，加强相关医疗机构的监督和管理，形成医、保、患三方的制约机制，使患者获得满意的健康服务和切实的健康医疗保障；最后要加快医药卫生体制的改革，在管理体制中采取竞争机制并彻底实行医药分离，提高国民健康服务的效率。

参 考 文 献

蔡笑腾. 2003. 日本医疗保险制度现状的分析与启示. 日本问题研究，（2）：25-27

曹方政. 2017. 医疗保险制度的中日比较研究. 吉林大学硕士学位论文

程显扬. 2016. 中日医疗保险制度的经济效应比较研究. 辽宁大学硕士学位论文

崔万有. 2007. 日本社会保障研究. 东北财经大学博士学位论文

复旦大学日本研究中心. 1996. 日本社会保障制度——兼论中国社会保障制度改革. 上海：复旦大学出版社

顾涛，侯建林，程建鹏，等. 2007. 日本医院管理及对我国卫生改革的启示. 中国医院管理，（1）：57-59

郭丽岩. 2013. 日本医保体系与药价管理制度及对我国的启示. 中国物价，（7）：60-62

何传启. 2013. 第二次现代化理论——人类发展的世界前沿和科学逻辑. 北京：科学出版社

何传启. 2017. 中国现代化报告 2017——健康现代化研究. 北京：北京大学出版社

刘晓梅，楚廷勇. 2010. 日本社会医疗保险全覆盖的经验——兼评我国的医改方案. 探索与争鸣，（7）：63-67

吕学静，刘育志. 2016. 日本社会保障改革状况及发展趋势. 社会保障研究（北京），23（1）：37-46

宋健敏. 2012. 日本社会保障制度. 上海：上海人民出版社

夏北海. 2004. 日本的医疗保健体系和医疗保险制度简介. 中国农村卫生事业管理，（6）：60-62

熊菲. 2009. 日本医疗保险制度对我国的启示. 武汉科技大学硕士学位论文

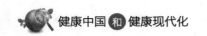
张立富. 2003. 日本医疗保险制度及其改革措施. 日本研究，（1）：41-42

张宗豪，王文军，陈根福. 2006. 日本的健康促进运动对我们的启示. 体育学刊，（6）：40-42

周毅. 2015. 医疗体制改革比较研究. 浙江大学博士学位论文

厚生年金保険法.（昭和二十九年五月十九日法律第百十五号）最终改正平成八年六月二六日法律第一○七号

厚生省保健医疗局. 2005. 高齢者健康状态调查の概要. 东京：中央叶法规出版社

吉原健二，和田勝. 1999. 日本医療保険制度史. 东京：東洋経済新報社

健康・体力づくり事业财団. 2000. 21 世紀における国民健康づくり運動について. 东京：文光堂

健康保険法.（大正十一年四月二十二日法律第七十号）最终改正：平成一九年四月二三日法律第三○号

椋野美智子，田中耕太郎. 2017. はじめての社会保障. 第 14 版. 有斐阁マルマ

平成 26 年受療行動调查（確定数）の概況. https://www.mhlw.go.jp/toukei/saikin/hw/jyuryo/14/kak-utei.html

社会保険医療協議会法.（昭和二十五年三月三十一日法律第四十七号）最终改正：平成一八年六月二一日法律第八三号

民族文化在心理健康及医学中的重要作用[①]

杨理荣

广州白云心理医院

一、前言

所谓文化，有许多定义，但比较一致的观点是文化是人类劳动创造的成果，包括有形和无形的。文化可分为物质文化、行为文化、制度文化和核心文化，后者也称哲学文化（许嘉璐，2017）。核心文化主要包括世界观和价值观（人生观、道德观和审美观）。就健康来说，人生观中还有健康观。对健康与医学来说影响最大的文化是核心文化。所谓民族文化，是某一民族在长期共同生产生活实践中产生和创造出来的能够体现本民族特点的物质和精神财富总和。文化具有强大的驱

---

①杨理荣，男，精神科副主任医师、副教授。

动力，是人类改造世界的一种巨大力量，推动社会发展与进步，这种力量称为文化力（金元浦，2014）。文化力主要有文化生存和发展力。文化力的影响无处不在（田学斌，2015）。不论是政治活动、经济活动，还是宗教活动，人类健康与医学亦深受文化的影响。只有充分认识到文化对心理、健康、医学或医疗的巨大影响，我们才能更好地利用文化改善、促进和提升我们的健康，从而提升我们的生活品质。要充分发挥文化对健康、医疗、预防、康复的积极作用，亦要充分避免落后文化对上述领域的负性影响。中国有几千年的灿烂文化，要充分挖掘和发扬传统文化的精髓，以增强和提升国民综合文明素质。

二、健康新观点

1989 年 WHO 对健康做出定义，经过几十年的实践使我们逐步认识到原有的健康定义可能不再适用于今天。因此，我们应在现有的健康概念的基础上增加文化健康的概念，才能使健康的定义更加充实和完善。

所谓文化健康（cultural health），即受文化背景、环境等影响而形成的对生命、健康的世界观（是唯物的还是唯心的，是科学的还是迷信的）、价值观（人生观、伦理观和审美观）及其态度与行为（杨理荣，2016）。文化健康是维系全部健康的基石，社会健康、道德健康、生理健康和心理健康都是建立在文化健康基础上的，是保持全部健康的核心。文化健康发生问题会波及其他心理健康（曾文星，2002）。我们可以认为文化健康与否决定心理健康、社会健康、道德健康和生理健康。文化健康与其他健康就像大地与森林的关系，大地肥沃才能使森林茂盛，茂盛的森林又可增进大地的肥沃。

文化健康的内涵较广，核心内容是：①唯物主义世界观，相信科学而不是迷信；②对生老病死持科学的、乐观的态度，积极的人生观，重视、珍惜、敬畏生命，包括自己和他人的生命，但不惧怕疾病与死亡；③要有正确和科学的健康观，有正确和科学的医疗行为，积极、主动防病治病和康复，而不是信迷信或违反科学的愚昧的治疗行为；④有正确的、合理的义利观，坚持正义；⑤能较好地把握原则性与灵活性；⑥有较为稳定的追求目标，追求精神满足重于物质满足；⑦乐于奉献并从中得到愉悦；⑧人与人间的关系良好，欣赏自己，同时也欣赏他人；⑨行为方式、态度不会引起自身和他人的明显烦恼与困惑，同时又能克服、拒绝或抵制某些落后的、愚昧的、不健康的思想、观念、行为，如能抵制各种诱惑等。笔者曾见过好几例中风后的患者拒绝肢体训练，认为练习走路是丢脸的事，导致后期康复很难达到理想的效果。

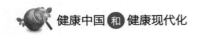

三、文化对健康的影响

文化决定人的高级精神活动，即人们的知觉、思维、情感、行为方式。人类的价值观、人生观、思维方式、道德情操、民族性格、审美趣味、宗教感情等是文化的核心，决定每个人对健康的认知与态度，从而决定每个人的文化健康水平。

文化通过以下途径影响心理及健康。

1）价值观、人生观对健康的影响。要树立唯物主义的世界观，要相信科学，破除迷信；要树立正确的苦乐观、荣辱观、生死观、疾病观等。能面对各种挫折，把生、老、病、死看成是自然规律而不恐惧它。庄子认为"生"是从无形到有形，"死"是从有形到无形，"生"与"死"都是遵行自然规律，即"道"，所以没有什么值得害怕的。文天祥的著名诗句"人生自古谁无死，留取丹心照汗青"，展现了诗人的爱国之情和视死如归的高风亮节。价值观和价值观体系是决定人的行为的心理基础，如果基础不健康，必然会导致健康问题（钟年，2013）。

2）思维方式对健康的影响。思维方式是指看待事物的角度，是思考问题的根本方法。不同文化背景的人看待事物的角度不同，便是思维方式的不同。有的人看问题往往是片面的、以偏概全或以极端的方式，把别人要么看成十全十美，要么看成十恶不赦。健康的思维方式应该是从不同角度全面地看问题，要一分为二，既要看到问题的不好的方面，也要看到好的方面，而且要多从积极的方面看，如"塞翁失马，焉知非福"就是一个很好的例子。中国传统文化中有很多这方面的论述，如"祸福相倚"，祸中包含着福，福中包含着祸。如范仲淹提出的"先天下之忧而忧，后天下之乐而乐"，如果能做到这一点，那我们就不会因个人得失而忧虑（侯玉波，2002）。

3）道德情操对健康的影响。道德情操是否健康，往往是衡量个体健康的重要标志。每个社会都有道德情操的要求，有的人奉行"人为财死，鸟为食亡"，处处为自己着想，不讲伦理道德，为所欲为，不惜侵犯他人利益，最终受到法律制裁，不但付出健康的代价，甚至付出生命的代价。所以先贤告诫我们"钱财如粪土，仁义值千金"。道德情操高的人就有可能成为社会的榜样，受到社会的尊重。有的人讲奉献、不索取，可为他人做出重大牺牲，自己虽"吃亏"，但他认为帮助别人是一种快乐、是一种满足，并能从中得到欣慰，这是心理、道德健康的体现（钟年，2013）。

4）民族性格对健康的影响。民族文化影响民族性格，独特的中华传统文化造就了独特的中国人的民族性格（钟年，2013）。史密斯曾在《中国人的性情》一书中做过归纳，但不够全面（阿瑟·史密斯，2014）。

中华民族性格特征有的是积极的、健康的，如吃苦耐劳、自强不息、生于忧患、活泼开朗、礼貌善良等；而敏感多疑、优柔寡断、爱好虚荣、好生妒忌等则是不健康的、有害的。不论将来中国发展到何种先进程度，也不论将来物质生活丰富到何种程度，我们一定要保持强烈的忧患意识，避免安乐享受。

5）宗教情感对健康的影响。在现实社会里，不少人出于私利打着宗教的幌子进行欺骗。要判断是否为正常宗教，有两个基本标准：一是道德标准，二是社会标准。不讲道德，损害他人利益，对社会有危害的绝不是真正的宗教。

文化对健康的影响概括如下（表1）。

表1　文化对健康的影响

核心文化	健康的、文明的	非健康的或有害的、落后的
世界观	唯物的	唯心的
对待健康	有生理学或物质基础	凭空猜疑、想走捷径
价值观	重义轻利	重利轻义
科学素养	高，良好的科学精神	低，缺乏科学意识
人生观	乐于奉献，讲究人生社会价值 重视精神价值	享受索取，讲究人生个人价值 重物质价值
对待生老病死	坦然面对，科学态度，积极行为	恐惧，迷信迷茫，消极行为，过分关注
幸福观	自身努力，勤奋、刻苦、坚持，努力了就问心无愧	听天由命，不努力，怨天尤人
家庭文化与家教	尊重、和睦、温暖、文明、友善、民主、说理、鼓励，家长对子女期望合理	忽视、争吵、冷淡、对抗、粗暴、专横、指责、讽刺，家长对子女期望过高或缺乏
思维方式	对己（严己、律己）	对己（纵己，自我中心）
	对人（宽容、利他、竞争、合作，人际关系好）	对人（苛刻、损人、争夺、排斥，人际关系差）
	对事（积极，靠主观努力）	对事（消极，靠机会）
	对未来（乐观，关心未来）	对未来（消极，漠视未来）
	归因（归己，找主观原因，努力）	归因（归他、责他，找客观原因，放弃）
人格特征	进取自强、意志坚定、刻苦勤奋，适应能力强	缺乏进取，意志薄弱、懒惰涣散，适应能力差
志向与抱负	远大而坚持	多变或缺乏
自主自律性	主动、独立，自主自律好，能抵制诱惑	被动、依赖，自主自律差，难抵制诱惑
情绪特征	积极而稳定	消极而被动
自信心	自信有主见，不迷信权威	缺少自信、自卑，无主见，迷信权威
道德情操	高尚，良好的社会公德、家庭美德和职业道德	低劣，缺乏社会公德、家庭美德和职业道德

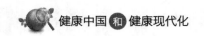

续表

核心文化	健康的、文明的	非健康的或有害的、落后的
是非观念	坚持原则，是非观念清晰	无原则性，是非观念混乱
规则意识	自觉遵守规则和规范	无规则意识，为所欲为
行为特征	主动、友好、开放、高效，潜能发挥好	被动、敌对、封闭、低效，潜能低、发挥差
兴趣特征	广泛而稳定，对科学感兴趣，有挑战精神	少而多变，对低级庸俗事感兴趣，无挑战精神
对待挫折困难	坚强，迎难而上	脆弱，逃避困难
审美观	自然的、内在的	做作的、外在的
欣赏与鉴赏力	会自我欣赏；鉴赏力强	自恋；鉴赏力低；临渊羡鱼，往往是追星族

文化通过"濡化"，对人格形成影响。所谓"濡化（enculturation）"是指价值观和社会准则被该社会成员传承或习得的过程，也可称为受教育的过程（Charles，1984）。

1）家庭。中国家庭或父母教育存在不少问题，有的还相当严重，如不纠正会贻误子孙后代。需要避免：①娇生惯养，如溺爱、迁就、索取、放纵、过分满足、自我中心、包办代替等；②报怨悔恨，如指责、埋怨、仇恨、后悔、自责等；③缺乏正确的义利观，只讲索取，不讲奉献；④唯读书论，只要学习好，其他什么都不顾等。我们认为要培养和训练孩子以下能力：会生活、会动手、会学习、会思考、会交往、会适应、会理智消费、会爱和被爱。实施影响的主导者是父母或抚养者，在日常生活中通过言行举止、态度、情感、喜恶等潜移默化地影响子女。

2）学校。学校教育不应只限于文化知识和技能，更重要的还应有正确的世界观、价值观和人生观的培养，加强对人格品质、为人处世、社会适应、自律能力、思维方法、执行力、操作力等的培训。各级教材都应有有利于健康的内容，特别是语文更应有反映健康的典故、寓言、文学的材料。如愚公移山、塞翁失马、司马光砸缸、孔融让梨等。我们的教学目标、教学方式、老师的言行举止、学校的文化等都会影响学生的健康认知、健康态度和健康行为。

3）社会。全社会、各级政府和各种企事业单位都应努力建设文化健康和健康文化；所有媒体、网络、各种文化产品都应尽力传播健康文化，并都应接受健康评估和健康检查，大力宣传健康教育和科学的健康知识。文化与教育对于健康来说是把双刃剑，既可塑造文化健康，也可成为伪健康文化，如造成精神空虚、网络成瘾（杨理荣，2016）。要破除伪科学和迷信思想对健康的危害，并建立健全健康文化教育的组织体制和制度。

四、新型医学模式

随着社会、经济、技术和文化的发展与进步，原有的医学模式已不能适应今天的需要。必须与时俱进，发展新模式，而新的医学模式应该是"文化—社会—心理—生理"模式。新的医学模式告诉我们，疾病产生的原因除社会、生理和心理因素以外，还有文化因素；疾病的防治也必须遵循这四个方面的因素，只有这样，才能更好地、更有效地防治疾病和促进康复。

"文化—社会—心理—生理"新模式的意义在于全民必须重视文化建设，尤其是文化健康及健康文化建设。文化是基础，是隐藏的，也是决定性的；而生理是表层的、直接的、显现的。应该重视文化对健康、疾病发生、发展、演进、治疗、预防和康复的作用，充分利用先进文化的有利作用，减少或避免其不利作用。文化的影响是通过文化的"濡化"作用而产生的，从小即开始并持续终生，所以文化健康建设要从小着手、从家庭教育开始。疾病的预防与治疗和康复必须重视文化的作用、重视中国优秀传统的挖掘与应用。要消除落后文化、愚昧文化、外来伪健康文化对人生观、价值观的消极影响。要消除落后文化、伪科学的消极影响。要避免新技术、新产品带来的副作用，如网络成瘾、手机使用成瘾等。有的人会随着社会财富、个人财富的增加而失去进取心，过分追求物质利益和享受，而失去进取心则是很可怕的。对于中华民族来说，人们要牢记"生于忧患、死于安乐"。正确对待生老病死，要有正确的疾病观，对于健康与疾病，既不忽视也不恐惧，正确与乐观地对待祸与福。

五、文化精神医学治疗新模式

新的医学模式催化新的预防、治疗和康复模式。这种治疗模式可概括为全面治疗，即个体文化心理治疗+家庭文化心理治疗（包含家庭心理治疗及家庭文化重建）或团体治疗等。

1）心理行为治疗。目前国内主要的治疗方式以认知行为治疗为最常用，还有派生于精神分析的若干治疗。多数学者主张要基于本国文化的本土治疗，因为本土治疗的理念、方法最易为相同文化背景的人所接受，无须过多说明与解释。我国本土治疗，最早系统创立并为行业内所接受的应属钟友彬先生的分析领悟心理治疗（钟友彬，1988），其次是杨德森先生提出的道家心理治疗（张亚林和杨德森，1998）。另外由杨理荣提出的汉字心理治疗是完全基于中华民族传统文化的治疗方式，值得好好总结、完善和提高。

2）文化心理治疗与文化"再教育"或称"再濡化"。文化可导致心理障碍，

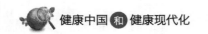

也可治疗心理障碍（杨理荣，2016）。所谓文化心理治疗，即运用心理学原理，通过文化力以建立科学的、文明的、有利于防病治病与康复的世界观、价值观，达到消除疾病或不良感受、改善行为、提升生活质量的过程。治疗的重点在于改变被治疗者的世界观和价值观，包括对人生、疾病与健康的价值观及行为。文化健康者具有科学的世界观、价值观，包括正确的人生观、伦理观和审美观，在此基础上才有其他方面的健康。可见健康文化塑造健康心态、造就健康行为，健康文化抵御异常心态，文化健康者从而具有抵御和祛除疾病、造就健康和恢复健康的功能。伪健康文化，如迷信亦可妨碍疾病治疗与康复。坚实的健康文化塑造的健康是持续而稳定的。总之，文化健康才是健康的根本，文化健康亦是人格的灵魂。可见文化可铸造健康、抵御疾病、祛除疾病、促进康复，也可酿成疾病、阻碍康复。

六、未来研究的重点

1）文化对健康和医学（疗）具有积极和消极的双重影响。我们应该着重在以下方面加强研究：关于文化对健康和医学（疗）影响的机制是什么，即文化是如何影响健康及医学的，通过什么方式或途径，是否有生物学方面的标志；这种影响用什么手段评估、如何评估；文化健康与其他健康间的关系或相互影响如何；是否有独立的文化疾病以及表现特征与分类；增进健康、预防与治疗及康复有什么方法、手段或技术，或者说有什么手段或技术能充分利用文化对健康和医学（疗）的积极作用，避免消极影响。

2）汉字心理治疗是杨理荣于1999年提出并尝试的一种心理治疗方法（杨理荣，2001；2009）。汉字经过数千年的演进，蕴藏着丰富的智慧和哲理，它反映了我们祖先对自然、心理、生理、文化、经济、宗教、军事等各方面的深刻认识和科学总结（林国灿，1999）。这些先民的认识，作为文化信息蕴藏在汉字中。我们通过对汉字的结构、起源及其词组、典故进行分析，挖掘其文化信息或对其加以扩充、变通，用于调整、启发、影响被治疗者的认知、情绪、行为等，从而起到心理治疗的作用（姚淦铭，2001）。

参考文献

阿瑟·史密斯. 2014. 中国人的性情. 晓敏，译. 北京：中国法制出版社：3-152

陈华文. 2001. 文化学概论. 上海：上海文艺出版社：3-8

侯玉波. 2002. 社会心理学. 北京：北京大学出版社：257

金元浦. 2014. 中国文化概论. 北京：中国人民大学出版社：6

林国灿. 1999. 汉字的心理学智慧. 心理科学，22（3）：261-262

田学斌. 2015. 文化的力量. 北京：新华出版社：1-6

许嘉璐. 2017. 中华文化的前途和使命. 北京：中华书局：17-76

杨理荣. 2001. 汉字心理治疗的尝试. 中国行为医学科学，10（1）：20

杨理荣. 2009. 突发事件预防和应对——需把握民众心理. 太原：北岳文艺出版社：323-336

杨理荣. 2016. 大健康是全民健康的行动指南. 中国保健营养杂志，26（32）：186-188

姚淦铭. 2001. 汉字心理学. 南宁：广西教育出版社：203-205

曾文星. 2002. 文化与心理治疗. 北京：北京医科大学出版社：14-88

张亚林，杨德森. 1998. 中国道家认知心理疗法——ABCDE 技术简介. 中国心理卫生杂志，12（3）：
188-190

钟年. 2013. 心理学与文化研究. 北京：中国社会科学出版社：43-136

钟友彬. 1988. 中国心理分析——认识领悟心理疗法. 沈阳：辽宁人民出版社：1209-1239

Charles W. 1984. Dictionary of Anthropology. Totowa，N.J.：Littlefleld：185

Ⅲ. 健康现代化的实证研究

基于对人体结构与功能的新认识
将促进健康现代化[①]

张成岗　巩文静　李志慧　高大文

军事科学院军事医学研究院辐射医学研究所

健康中国关乎我们每一个人、每一个家庭的幸福，健康现代化也是我们这一代人应该为后代子孙留下的历史积淀。然而，当前国内外均面临慢性病高发的难题，以我国为例，据《中国心血管健康指数（2017）》统计，截至 2017 年底，我国高血压患者的人数已经达到 2.7 亿，不仅消耗了巨大的 GDP，而且由于通常慢性病患者需终生用药而导致其生活质量下降。随着老龄化社会的加速到来，这些问题的严重性也变得愈发强烈。当前，以国家卫健委为代表的政府部门正在针对医疗机构大刀阔斧地进行改革，全国各地医疗机构和医护人员也在积极配合，凸显了我国政府不断提升人民群众的健康获得感、幸福感和生活质量。

当然，来自政府部门的组织、统筹、协调、管理的力量，对于打好慢性病防控这场仗、实现"健康中国 2030"战略至关重要。作为长期从事医学科学研究的科技工作者，我们也责无旁贷，应当在"不忘初心"的思想状态下，为我国的健康发展做出应有的贡献，才能避免我们这些医学科技工作者在我国现代化进程的发展过程中成为一个旁观者、提问者和质疑者。

1. 菌心学说

在健康中国和健康现代化方面，我们之所以把"肠道菌群"的重要性提高到一个前所未有的高度，这是因为我们在国际上的原创性科学发现"饥饿源于菌群"，即我们发现驱动人体摄食的饥饿感的"信号源"并非源于低血糖和大脑摄食中枢的信号，而是终生共生于人体胃肠道内的肠道菌群在繁殖其自身后代的过程中，向人体索取碳源、氮源等信号所致，人体（通过胃肠道黏膜）将这些信号"解读为"饥饿信号，并且为了防止肠道菌群对胃肠道黏膜的损伤和破坏而摄食，从而表现为"人吃饭"这个现象（张成岗，2015，2016；张成岗和巩文静，2017）。换言之，从我们的研究角度来看，人吃饭有可能是假象，而肠道菌群"吃人"却很有可能是真相，即"民以食为天"的生物学过程应该是"菌以食为天，民以菌为

---

①张成岗，陕西白水人，军事科学院军事医学研究院辐射医学研究所研究员、博士生导师。

先"的具体表现。由此，笔者实验室于 2013 年 12 月第一次提出了"菌心学说"（gut flora-centric theory，GFCT），即肠道菌群是人体摄食的中心、重心与核心。基于此医学假说，从科学实证角度出发，已有系列学术论文发表，充分说明基于"菌心学说"的新的医学研究模式，有可能为慢性病防控和健康管理带来新的希望和曙光（黄清健等，2015；巩文静等，2016；任青河等，2017；苏玉顺等，2017）。

笔者认为，只有形成对人体结构与功能的新认识，才有可能真正促进和实现健康现代化，否则医学界仍将长期徘徊在探究健康与慢性病的迷雾之中。"菌心学说"的研究使用了大量医学批判和批评医学的反向思维模式，并结合中医和西医中已经取得的研究成就，通过反思中医和西医的医学体系当中的问题和其所不能之处，最终从生命起源、动物进化乃至人类发展等角度，提出我们需要重新认识人体的结构和功能，在"不破不立""既破又立""能破能立"的过程中，逐渐发展并完善了菌心学说、菌脑双心论以及三库一环论等系列学术观点，为实现健康现代化提出了新的思路和切入点。

从菌心学说的角度来看，人体饥饿时的一过性低血糖现象，很有可能是肠道菌群直接"盗取"人体血糖所致，而并非所谓的人体过度消耗血糖所导致。尤其是我们通过临床研究已经证明，早期糖尿病患者通过两三次柔性辟谷技术的干预调理，即可显著改善平时的低血糖症状（高大文等，2018）。换言之，人体饥饿的生物学基础并非人体本身，而是人体肠道内的共生微生物即肠道菌群。在我国传统医学中，对于肠道菌群缺乏明确的认识，而西方医学对于肠道菌群的认识主要还是从病原微生物的角度（布莱克，2008），现在来看，肠道菌群对于人体的健康而言，应该说是一个不可或缺的变量，主导了人们对于食物的记忆和依赖性，并且与情绪、心理、抑郁、情感等因素密切相关，这是人们在认识自身方面的重要进步，即必须把"肠道菌群"视为人体必要组成的一部分（梁姗等，2012；Stock，2013；Sender et al.，2016），这样才有可能获得对于人体结构与功能的新的、完整认识。

2. 菌脑双心论

在提出、发展和完善"菌心学说"的过程中，我们不断地针对人体的结构和功能进行分析、思辨、判断和推演，最终形成了这样的新认识，认为人体是由肉体、菌群以及人脑组成的"身、心、脑·三位一体"的一个系统架构，分别经历三个重要的发育阶段：第一是"肉体发育"，指的是一个人的肉体由父母提供的人类基因组（即"人类的第一基因组"）主导，在子宫内经过十月怀胎，完成人体的发育过程；第二是"菌群发育"，指的是当胎儿出生后，环境中的微生物菌群以主动或被动的方式开始与人体进行共生，表现为"人类的第二基因组"，类似于地球外部的大气层一样，这些微生物形成人体的"保护层"，覆盖了皮肤、呼吸道、消化道、泌尿生殖道等人体与环境接触的几乎所有部位，并且在一岁以内婴儿的母乳喂养期间，建立起良好的、有利于人体与共生微生物之间的互动平衡关系；第三是"认知发育"，指的是随着婴儿的神经、认知、学习、记忆能力的发育，包括从幼儿园、小学、中学乃至大学等接受教育过程中，终生进行着学习记忆、认知思维、思想发展等过程。

鉴于人体具有这样的"身、心、脑"三阶段、递阶式发育的过程和特点，我们在"菌心学说"的基础上，进一步提出了"菌脑双心论"的新观点，即"肠道菌群是人体摄食的中心"，主导人们对于物质（尤其是食物）需求的欲望，主要负责引导和启动人们通过摄食而生存的信号，可以通俗地理解为肠道菌群驱动人体"吃饭"；而"大脑则是人们进行思想意识活动的中心"，即"菌群管吃饭，人脑管思考"。如果肠道菌群发生严重紊乱、反复向人体传递异常的吃饭信号，那么这个人的大脑将会强烈地受到来自于肠道菌群异常信号的干扰，导致这个人逐渐成为食物以及物质的奴隶而难以自拔，无法进行正常的、理性的思维活动，不仅表现为身体上的慢性病，而且在心理上和精神上均表现出严重的异常，例如自闭症、抑郁症等问题。

3. 三库一环论

从对于人体进行结构与功能的新理解、新剖析的角度出发，我们可以清晰地发现，主导人类意识的人脑，被"血脑屏障"（blood brain barrier，BBB-1）从血液和循环系统隔离开来，形成了"大脑"这样的结构和功能特区，即"脑库"；而主导人们饥饿、摄食、物质记忆、欲望、情感、情绪、（美食）诱惑的肠道菌群（即"菌心"），则是被"血菌屏障"（blood bacteria barrier，BBB-2）从血液和循环系统隔离开来，形成了"菌心"这样的结构和功能特区，即"菌库"。至于人体的肉体，则用来形成一个平台，即"体库"，分别用来承载和支撑"脑库"和"菌库"（即"心库"）的存在。于是，我们提出"三库一环论"的系统认识，即一个人是由"体库"、"菌库"和"脑库"所构成的一个"身、心、脑·三位一体"的复杂系统。

由此可见，在"菌心学说"、"菌脑双心论"和"三库一环论"等系列学术观点的逐步发展过程中，不仅结合了中医和西医的大量研究成果，而且使用了逻辑推理、原理剖析、结构解析以及实证为主的科学思维方式，从而为将人体"一分为三"重新进行结构与功能的新理解，提出了新的解决方案，已经为大量肥胖人群带来了生理性减肥、改善慢性病症状的良好医学效果，说明我们的思路具有良好的可行性和科学性（张成岗，2016）。事实上由于近年来生命科学领域的研究已经逐渐揭示出肠道菌群是我们人体不可或缺的一个极其重要的"器官"，因此，对于肠道菌群的破坏与伤害，例如广泛使用抗生素（无论是直接使用人类抗生素或

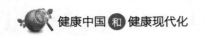

者是间接使用兽用抗生素），会导致不良后果，即肠道菌群本来是我们的"朋友"以及人体不可或缺的一部分，结果反而被人类将其误以为是"敌人"而大量摧毁，从而阻碍了健康现代化的伟大历程。因此，只有获得对于人体结构和功能的新认识，我们才有可能从科学理论、技术方法与社会实践等方面，更好地踏上健康现代化的伟大历史征程。

参 考 文 献

高大文，巩文静，李志慧等.2018.柔性辟谷技术对早期糖尿病患者高血糖改善作用的初步研究.中国食物与营养，24（4）：76-79，83

巩文静，黄清健，高大文等.2016.柔性辟谷技术在青年人群体重控制中的应用.军事医学，40(8)：651-656

黄清健，滕淑珍，高大文等.2015.灾害救援中柔性辟谷提高救援效率的应急方案.灾害医学与救援（电子版），4（2）：81-85

杰奎琳·布莱克.2008.微生物学——原理与探索.蔡谨，主译.北京：化学工业出版社

梁姗，王涛，胡旭等.2012.微生物与行为和精神疾病.心理科学进展，20（1）：75-97

马丁·布莱泽.2016.消失的微生物——滥用抗生素引发的健康危机.傅贺，译.长沙：湖南科学技术出版社

任青河，黄江南，黄荣杰等.2017.柔性辟谷技术改善高血压的初步研究.中国食物与营养，23(8)：70-75

苏玉顺，徐艳艳，卢一鸣等.2017.柔性辟谷技术对慢性荨麻疹改善作用的初步研究.转化医学电子杂志，（12）：20-25

张成岗.2015.青蒿素研发及屠呦呦获得诺贝尔奖的启示.科技导报，33（20）：86-89

张成岗.2016.新医学·菌心说·云医院.北京：中医古籍出版社

张成岗，巩文静.2017.基于饥饿源于菌群的新发现将引发慢病防控突破性进展.科技导报，35(21)：43-48

Charbonneau M R，Blanton L V，Digiulio D B，et al. 2016. A microbial perspective of human developmental biology. Nature，535（7610）：48-55

Sender R，Fuchs S，Milo R.2016.Are we really vastly outnumbered? Revisiting the Ratio of Bacterial to Host Cells in Humans. Cell，164（3）：337-340

Stock J. 2013. Gut microbiota: An environmental risk factor for cardiovascular disease. Atherosclerosis，229（2）：440-442

实施健康中国战略，建立基于营养健康安全的现代农业体系①

蒋 震

中国社会科学院财经战略研究院

人类文明发展史就是一个从传统静态农业文明不断向知识信息文明转型升级的过程。顺应历史发展趋势，既要注重总体谋划，又要注重突出重点、带动全局。实施健康中国战略的基础在于农业现代化。农业的功能不仅要保障国家粮食安全，更要确保人民群众"营养健康安全"。习近平总书记指出，"中国要强农业必须强，中国要美农村必须美，中国要富农民必须富"②"新形势下深化农村改革，主线仍然是处理好农民和土地的关系"③"推进农业供给侧结构性改革、提高农业综合效益和竞争力，是当前和今后一个时期我国农业政策改革和完善的主要方向"④。把握全局，适应文明发展趋势，消除传统自耕农生产方式，帮助更多农民从土地上解放出来，全面融入现代产业体系，人口聚集方式由"村"向"城"转变，让各类生产要素在城市中充分地进行碰撞、联结、升华，推动土地的规模化、集约化，实现二元分割向城乡一元统一，才可能实现健康中国的目标。

1. 粮食安全的目标由产量安全转向营养健康安全是实施健康中国战略的基础和前提

（1）农业的功能定位不仅仅是"吃得饱"，还要"吃得好""有营养"，粮食安全的目标由产量安全转向营养健康安全

农业调控不仅简单停留在调控产量和价格，而是要发挥产能调控功能。农业生产不仅要追求当期产量最大化，更要追求中长期粮食产能安全目标，根据国内土地资源的可持续发展能力来制定相关产能安全目标，比如建立基于土地承载力的农业产能安全标准体系，而非基于产量。例如，为了解决国内耕地的过度使用和污染问题，该退耕就退耕、该休耕就休耕，由此引发的农产品产量下降，一部分通过提高国内耕地的产出能力加以解决，另一部分由统筹国际农业资源加以解

①蒋震，中国社会科学院财经战略研究院副研究员，中国社会科学院财税研究中心副秘书长，经济学博士、硕士生导师。

②新华网．"平语"近人——习近平的"三农观"．http://www.xinhuanet.com/politics/2015-12/29/c_1117601781.htm．（2015-12-29）

③新华网．习近平：加大推进新形势下农村改革力度．http://www.xinhuanet.com/politics/2016-04/28/c_1118763826.htm．（2016-04-28）

④中国新闻网．习近平：推进农业供给侧结构性改革．http://www.chinanews.com/11/2016/03-10/7792542.shtml．（2016-03-10）

决。再例如，我们鼓励国内企业走出去，开展海外投资粮食生产计划，如果通过自由贸易渠道进行境外投资，规定粮食生产必须要运回国内，而且不受进口配额限制。但是，前提要根据粮食产能目标对境外投资企业进行调控，如果国内粮食产能过剩的时候，相关主管部门会将调控信息告诉境外投资企业，减少粮食产量，否则其超额生产粮食部分将纳入粮食配额管理。此外，通过贸易手段不断增加多元化、定制化、个性化粮食产品的进出口，加快促进粮食需求由"产量"转向"质量"导向。

（2）加速聚集农业生产要素，促进农产品的规模化、品牌化和标准化生产，这是实现营养健康安全的关键环节

农业生产内在需要规模经济、分工明晰，农业生产规模愈大，社会分工愈深化，愈有效率、有效益[1]。农业生产本身具有附加值低的特点，农业改革的核心在于如何提高农业生产率，从而增进效益[2]。症结有三方面：一是土地"马赛克化"带来了低效率、高成本。相反，如果土地能够成片连方，可以提高生产效率，降低成本。例如，河南中鹤集团实现农业生产从传统分散向现代规模化转变，通过土地流转完成了对46个行政村的整体规划，生产成本大幅降低，传统农业生产每天浇地5亩，成本为40元/亩，每亩播种需要5小时；而大型喷灌机每天灌溉400亩，成本为13元/亩，每天播种1 500亩，中鹤集团灌溉节水达到50%，节约成本20%。二是分散化生产导致农业技术生产效率不高，一些高新技术无用武之地。三是农村土地的区域资源禀赋优势没有发挥出来。例如，美国充分利用各区域气候、地理等禀赋优势，形成了各种特色鲜明的产业带。加速农户之间的重组与兼并，不断扩大土地经营规模，通过专业化分工将农业的价值凸显出来。

（3）农业发展不能只盯住农业本身，要从全产业链"求解"，追求农业—健康全产业链效益最大化

"工业反哺农业"不是抑制工业来助力农业发展，而是建立一种利益平衡机制，用产业链、价值链的理念提高农业资源配置效率和综合经营收益，提高农业在促进人民群众健康中的地位和作用，促进农村一二三产业融合发展，打造高附加值、高营养健康的农产品供给体系。在产业发展和交通布局上，建立以具有农业特色的"以公共交通为导向"（transit-oriented development, TOD）模式为基本导向的农产品加工业集群，以新兴农产品加工业为目标和依托，建立多元化产业创新平台，以创新驱动为战略转型方向，集聚高端创新要素，提高农业附加值，大

---

[1] 世界银行发布了《2009年世界发展报告——重塑世界经济地理》，指出集聚、迁移和专业化三大机制在推动世界经济地理重塑中发挥的作用和动力。

[2] 日本经济学家速水佑次郎、美国经济学家弗农·拉坦研究了技术进步对于提高农业生产效率的重要作用，他们指出，"一旦土地成为农业产出增长的严重限制，公共部门加快生物技术进步速度的农业研究投资，就有了较高的社会效益"。

力拓展互联网等新兴业态与经济社会各领域融合的广度和深度。

（4）信息调控在农业供给侧结构性改革中发挥至关重要的作用，要根据人民群众的营养健康需求，来决定农业生产"生产什么、生产多少、如何生产"

建立一套基于健康需求的农业信息调控体系，发挥农产品信息调控在调节农产品供给结构方面的重要功能。加快推进全球健康和农业供给侧一体化数据调查分析系统建设，完善农产品价格和市场调控机制，更好地发挥健康需求信息在引导国内外农业资源配置中的重要作用，建立基于健康需求的信息发布和交易体系。

（5）不断发挥农产品定价机制在促进农业生产结构优化中的功能作用，建立质量等级与价格水平相适应的粮食价格体系，鼓励农产品生产的标准化、规模化、同质化

用价格手段引导农业生产者在投入、生产、加工过程的标准化，建立产地环境、生产技术、产品质量等级、物流设施、食品安全保障等方面标准体系相应的价格机制。标准化的一个有益结果还在于，以营养健康安全为基础和目标，推广基于耕地产能标准化和土地节约集约利用水平的耕地指标异地交易体系，甚至尝试推动境内外的耕地指标交易，改变传统耕地指标交易模式，由耕地产能指标交易予以替代。此外，建立国际农产品产能交易结算中心，有效催化全球农业资源"为我所用"。充分利用"一带一路"倡议实施的契机，建立货物流、订单流和资金流的管理和控制中心，建立国际农产品产能交易结算中心。

2. 把握重大战略机遇，推动农业现代化转型实现健康中国战略

基于人民群众营养健康的规模化、分工化、产业化、技术化生产是推动农业现代化的核心环节，甚至是中国现代化转型的重要途径之一。农业改革不仅仅是农业本身的改革，而是农业生产要素全面纳入现代产业体系、满足人民群众营养健康需求的过程，也是文明升级迭代的结果和动力，从根本上决定着中国现代化转型的成效乃至成败。从推动农业现代化的全新视角思考健康中国战略，引领中国现代化转型全局。

（1）现代化转型本质上是人、产业、土地等生产力载体的有机融合、相互整合的过程，总体上呈现人口向城镇集中、产业向城镇聚集、土地集约使用的特征①

它意味着包含人、产业、土地的所有生产要素全部纳入现代产业体系，生产要素之间能够充分地流动。随着人、产业、土地的不断融合，自然村消失、自耕农职业会消亡，农民传统上以自然村为基本单元的生产生活方式全面被现代城市

---

① 帕拉格·康纳在《超级版图——全球供应链、超级城市与新商业文明的崛起》中指出，到 2030 年，全球将会出现 50 个超级城市群。为什么打造超级城市群？因为超级城市群是一连串基础设施最便利、供应链网络最发达的全球地理节点，超级城市群吸引着全球的资金、资源、人才、技术，小城市也必须将自身融入超级城市群，这是获得繁荣的唯一方法。

取代。[1]从生产要素组合方式来看，要同步解决创业、居住和现代农业生产的问题，增强创新动力、厚植发展优势，坚持土地公有制性质不改变、耕地红线不突破、农民利益不受损三条底限，实现乡土铁器文明向工业机器文明乃至知识信息文明的成功转型。

（2）建立基于农产品产能安全和营养安全的粮食信息和价格调控体系，统筹国内农产品产能和国际农产品资源

短期产量不能再成为农产品生产的目标，应该以稳定中长期营养健康产能安全作为目标，不仅仅让人民群众"吃得饱"，还要"吃得好""有营养""吃得安全"，营养选择一小步、产业发展一大步。我们需要建立以营养健康安全为导向的农产品产能目标体系，确定目标时期内的农产品需求数量（可以设定为2—3年），并以耕地轮作休耕面积和土地集约化经营带来的耕地增加面积，作为确定农产品生产数量的依据，农产品需求和农产品生产数量的差额作为农产品储备计划数量。以农产品储备计划作为依据，按一定比例收购国内及国外农产品，国外部分由自由贸易区域来调控。国内外比例的分配依赖于国内外农产品价格的倒挂情况。例如，当国外粮食价格相对较低时，适当提高国外粮食的储备比例；当国内粮食价格相对较低时，适当提高国内粮食的储备比例，这样形成国内外粮食价格调控、平衡机制。同时，自由贸易区域中不受进口配额限制，其进口粮食数量的调控完全按照粮食产能目标体系和国内外粮食价格差异来调整。

（3）建立基于农业规模化、品牌化和标准化经营的农产品贸易结算体系和信用评级体系，从根源上建立营养健康农产品的信用保障体系

农产品的规模化、品牌化和标准化是提高农产品附加值的重要基础。建立粮食规模化、品牌化和标准化生产认证目录制度，以此作为大宗粮食定价的依据，农产品市场优先交易生产认证目录内的粮食。运用区块链技术来建立粮食信用评价体系，确保粮食生产过程可追溯，特别是对粮食的绿色化、特色化进行评价，对粮食的营养物质含量、适应人群、病虫害特征、要素投入属性、生产档案记录等内容进行全环节追溯，并实现包装、物流的标准化、小型化，以此作为粮食定价的基础。例如，黑龙江五常建立的"五常水稻溯源平台"，引入溯源码防伪技术，实现对五常大米的全程追溯，确保农田信息、种植基地和农药化肥标准这三个核心信息得到清晰展示和有效监管，确保每一位消费者都能够买到真正的五常大米。[2]

---

① 马克·B.陶格在《世界历史上的农业》中提到，1940—2000年，世界历史上出现了大规模农民脱离农业的现象，这也是人类历史上第一次全球人口中的多数不再是农民。
② 黑龙江人民政府网.多方联动打假水稻溯源保真 五常大米创新监管保品牌行动再升级. http://www.hlj.gov.cn/zwfb/system/2015/11/20/010749088.shtml

（4）建立农业专业功能区，实行差别化土地政策，形成区域优势互补、梯次发展的农业生产格局，提升中国农业满足人民群众营养健康需求的能力和分工效率

结合国家主体功能区布局，按照农业资源禀赋优势，建立不同特色的农业功能区，提高专业化水平。构建全国统一、开放的农产品市场，根据气候、土壤、地形地貌、水资源等自然资源禀赋，充分利用区域自然条件优势，细化具有特色的农业专业功能区，推动农业区域专业化和规模化经营，提升中国农业现代化和国际竞争力。围绕农产品大市场、大流通格局启动优势农产品的专业化生产，融入全球农产品分工体系。

（5）政府构建充分社会普遍服务体系，彻底剥离农村土地的社会保障功能，让农民毫无后顾之忧地成为新型职业农民和市场经营主体

政府提供具有均等化、全覆盖、可获得、公正性和可持续性的公共服务，彻底解决农民的后顾之忧，推进城乡发展一体化，加快完善社会治理机制，提升乡村治理水平。对无能力者，社会普遍服务能够保障其基本生存发展；有能力者成为市场主体，彻底释放其创业和就业的活力。政府要构建以解决民生问题为主的人文社会普遍服务体系，建立以提升技术创新和产业创新水平为主的产业社会普遍服务体系，构筑以保障社会发展所需信息和知识不断积累为主的信息知识社会普遍服务体系。

（6）与规模化、分工化、产业化、技术化的现代农业体系相适应，政府优化、调整农业补贴的支持方向

强化政府对农业的支持保护，农业补贴要支持鼓励农业企业提高产业竞争力、降低企业社会交易成本的同时，统筹使用财政资金，鼓励承接土地流转的重点企业、专业大户，鼓励推动农民向城镇聚集，促进有能力在城镇稳定就业和生活的农业转移人口进城落户。农业补贴的支持对象由补贴农产品价格，转向支持农业生产要素体系建设，特别是农业规模化经营、农业综合开发、基础设施、人才、信息、技术、流通体系等。

（7）在现代农业发展中，发挥市场在资源配置中的决定性作用，政府搭台支持，建立"农业—健康"一体化产业链条

政府建立"农业—健康"一体化综合开发园区，以市场为主体建立运营体系，采取企业运营、政府支持的模式。创新政府监管方式，优化贸易流程，推动建立跨部门执法信息开放共享机制，整合监管信息，建立各部门监管数据和信息归集、交换、共享机制，构建事前、事中、事后全流程监管的新机制。推动投资体制改革，深入推进以准入前国民待遇加负面清单为核心的投资管理制度。借助云计算、物联网、大数据、智慧工程技术，大力推进智慧"农业—健康"一体化综合开发园区的公共信息平台建设。

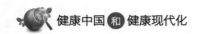

参考文献

阿玛蒂亚·森. 2013. 以自由看待发展. 任赜, 于真, 译. 北京: 中国人民大学出版社: 40-56

埃里克·霍布斯鲍姆. 2016. 工业与帝国——英国的现代化进程. 梅俊杰, 译. 北京: 中央编译出版社: 126-129

盖尔·约翰逊. 2004. 经济发展中的农业、农村、农民问题. 林毅夫, 赵耀辉, 编译. 北京: 商务印书馆: 22-27

马克·B. 陶格. 2015. 世界历史上的农业. 刘健, 李军, 译. 北京: 商务印书馆: 12-36

帕拉格·康纳. 2016. 超级版图——全球供应链、超级城市与新商业文明的崛起. 崔传刚, 周大昕, 译. 北京: 中信出版社: 37-56

速水佑次郎, 弗农·拉坦. 2014. 农业发展——国际前景. 吴伟东, 翟正惠, 等译. 北京: 商务印书馆: 56-59

许正中. 2007. 社会多元复合转型——中国现代化战略选择的基点. 北京: 中国财政经济出版社: 124-129

健康中国建设与中国现代化建设水平的提升[①]

杨鹏飞

西北师范大学历史文化学院

2012 年开始实施的《"健康中国 2020"战略研究报告》, 勾勒了 2020 年中国的健康图景, 提出规划实现的财政保障措施, 即履行政府职责, 加大健康投入, 健康指标基本达到中等发达国家水平。报告提出了"健康中国"这一重大战略思想, 该思想是一项旨在全面提高全民健康水平的国家战略, 是在准确判断世界和中国卫生改革发展大势的基础上, 在深化医药卫生体制改革实践中形成的一项需求牵引型的国民健康发展战略。2016 年, 中共中央、国务院印发并实施的《"健康中国 2030"规划纲要》, 规定了 2030 年健康中国建设要实现的总的目标和各项主要指标, 要求各地区各部门结合实际, 认真贯彻落实纲要精神。健康中国战略是全面提升中华民族健康素质、实现人民健康与经济社会协调发展的国家战略, 是把健康中国建设提升至国家战略地位的一项重大举措, 是中国现代化建设、国

[①] 杨鹏飞, 西北师范大学历史文化学院院长、教授, 主要从事世界近现代史、美国史、俄罗斯与中亚等方面的研究。

家治理理念和国家发展目标的极大提升，意义至为重大。

一、健康中国战略的实施，是"健康是最大的生产力"这一理念的政治阐释，是中国现代化建设理念的升华和水平的提升

经过 40 年的改革开放和长足发展，今天的中国已进入通过提高人力资本提升社会劳动生产率、实现人口红利从数量型向质量型转换的新时期，已迈入推动经济和综合国力持续健康发展的新时期。

中国是一个拥有 14 亿人口的大国，鉴于中国的这一人口规模，个体健康指标的改善将汇集为整个社会巨大的健康人力资本的提升。就整个社会而言，维护民众的职业安全和健康，已成为有效的人力资本投资举措，这一举措的实施将有助于提升社会劳动生产率和国家的核心竞争力。

早在 19 世纪中后期的西方，健康对经济社会发展的巨大推动作用就已被人们所重视，由此也推动了现代医学和社会经济的长足进步。研究显示，当代亚洲经济发展的奇迹，大约 30%—40%得益于民众的健康。[①]

从某种程度上说，人类发展史也是一部防病治病的斗争史。不同的疾病，给人类带来不同程度的挑战。重大疾病的流行，有时甚至会改写人类历史发展进程。为征服各式疾病，在与病魔作斗争的过程中，人类不断发现和积累健康知识，增强抵御疾病的能力，促进人类生存和文明的延续。20 世纪三四十年代，以磺胺和青霉素为代表的现代药物的出现，在治疗和预防疾病方面起到了划时代作用，之前每年夺去数以万计人生命的许多细菌性传染疾病，如产褥热、流行性脑膜炎、肝炎和肺炎等，都得到了有效控制。

20 世纪后半叶，新化学合成药物、生化药物、生物工程以及基因工程在内的高科技手段制成的新药物的不断问世，使人类在治疗和预防疾病、增进公众健康、增加人类预期寿命等方面取得了重大进步。

无论是发达国家的现代化建设经验，还是当前中国现代化建设的实践，健康的核心推动力都已充分地体现出来。今天的健康状况的改善，对经济发展的推动作用已影响到传统的经济核算方式。"全面收入"理论的提出将健康改善带来的福利价值也纳入经济核算，以全面地反映健康的实际影响。

通过对健康的改善带来间接的巨大经济效益，包括保障公共卫生安全、预防和减少疾病的发生、减少社会资源损耗，无论是对中国的现代化建设还是国家发展目标，均将产生重大影响。

---

① 吕岩. 健康产业——我国现代化进程中的巨大机遇和挑战.理论与现代化，2011（1）：16-20

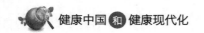

二、健康中国建设是中国现代化建设的重要组成部分，健康产业的发展能有效培育民生经济新的增长点，提升中国现代化质量和水平

随着社会的发展和民众生活水平的普遍提高，人们的生活方式也开始向健康模式转变，这一转变使得健康产品的需求急剧增加，为健康产业的快速发展开辟了广阔前景。据统计，在过去的数十年里，世界经济的增长，约有 8%—10% 要归功于人群健康。今天，在发达国家，健康产业已经成为带动整个国民经济增长的强大动力。从增速上来看，在大部分国家，健康产业的增长速度均已超过其国内生产总值，已被国际经济学界确定为"无限广阔的兆亿产业"。发达国家的情况表明，健康产业在国民经济中的地位，体现了社会经济发展的先进程度，已成为带动整个国民经济增长的强大动力。就世界范围来看，对健康产业的投资，多年来一直处于活跃状态。

健康产业增速较快的原因，除产品的需求急剧增加以外，还在于该产业具有较强的应对经济变化的能力。这种应变能力，在经济危机时期更引人注目。在 20 世纪 30 年代的经济大萧条时期，在美国的诸多产业中，唯有健康产业是健康发展的。在 2008 年开始的席卷全球的金融危机中，也只有健康产业依然保持着稳定的发展态势。稳定的发展态势、良好的经济效益，使其成为当今世界最具活力的产业。

中国的健康产业起步于 20 世纪 80 年代中期，其标志是健康食品和保健服务业的兴起。2003 年的 SARS 疫情，唤醒了全民的健康意识，催生了健康体检行业。随着"健康中国 2020"战略的制定，中国健康产业进入新的发展阶段。

2012 年，卫生部发布《"健康中国 2020"战略研究报告》，从国家宏观层面对发展国民健康产业提出了新的要求和目标。这一旨在全面提高全民健康水平的国家战略，使中国的健康产业迎来一个重大的发展机遇，也强有力地推动了产业的长足发展和健康中国建设的步伐。根据 2016—2017 年我国卫生健康事业发展统计公报显示，2016 年中国卫生总费用达 46 344.9 亿元，人均卫生总费用 3 351.7 元，卫生总费用占国内生产总值的 6.2%。2017 年中国卫生总费用为 51 598.8 亿元，人均卫生总费用 3 712.2 元，卫生总费用占国内生产总值的 6.2%。

在经济体制转型、产业结构优化升级的宏观背景下，健康产业有着巨大的市场需求。根据政府的规划目标，中国的健康产业特别是新型健康产业，有着广阔的发展空间。在可预见的将来，仍将保持持续较快的增长速度。在"提供全方位和全周期健康服务"的健康中国建设中，健康管理、休闲健身、医养结合产业、医疗服务产业等健康服务业必将得到长足发展。按照《"健康中国 2030"规划纲要》确定的目标，到 2030 年中国的健康服务业规模将达 160 000 亿元。作为规模可观、覆盖范围广、产业链较长且在不断扩张的民生产业，健康服务业无疑会有效培育民生经济诸多新的增长点，而新的增长点的培育将有助于推进供给侧结构性改革、优化服务业供给结构、创造就业机会并拉动经济的持续增长。

三、健康中国建设是中国国家治理理念与国家发展目标的升华，是社会稳定和国家健康发展的重要保证

健康产业是重要的民生产业，这一产业的发展对于构建社会和谐意义重大。诸多发展中国家因缺医少药，造成流行病、传染病和地方病盛行，甚至陷入严重的社会危机。健康产业的发展，能有效地降低社会卫生费用，使患者以更为合理的方式使用药品、保健品，以及获得医疗卫生服务、健康管理服务等。健康管理和疾病预防，可以最大限度地延缓和降低疾病的发生，节省大量的治疗费用。当疾病发生之后，药品的合理使用，能使诸多疾病得到有效控制和治疗，从而大大降低患者的医院门诊、住院、紧急救护需要，避免不必要的手术，减少医治费用开支。

近年来，随着中国现代化建设的不断推进，社会竞争的日益加剧，生活节奏的不断加快，老年性疾病、传染病、精神病等严重地影响了人民的生命与健康。在一些农村，肠道传染病、微量营养素缺乏病、孕产期疾病和地方病等传统传染病威胁持续存在，SARS、禽流感等新发传染病的出现，又增加了疾病防控的难度。

发展的真正含义，是人类的发展，即以人为本的发展、公平的发展。经济增长本身不是发展的目的，而是发展的手段。以牺牲人类发展和公平为代价的增长，往往是危险的、不可持续的增长。改革开放以来中国经济获得了快速增长，人均国内生产总值等经济指标迅速提升，但是，人均国内生产总值等经济指标并不能反映发展的全貌，因为它常常掩盖了贫富悬殊、福利缺乏、地区发展不平衡、分配不公等状况。在 21 世纪，我们面临的主要挑战并不是增速的快慢，而是确保增长的红利能够惠及全体国民，建设一个繁荣、和谐、稳定的社会。

多年来，由于计划生育政策的实施和社会经济的发展，中国人口平均预期寿命延长，家庭结构逐步向小型化、高龄化方向演变，更为突出的是，据全国老龄办数据显示，2017 年我国新增老年人口首次超过 1000 万人，中国正在加速步入老龄化社会。我国老龄化进程的基本特征是高速、高龄，基数大、差异大。随着年龄的增长、患病概率的逐渐增加，人们需要更多的卫生资源，而这将加剧医疗需求的增长和国家卫生资源缺乏之间的矛盾。庞大的老年人口会给中国的经济带来了巨大的压力，并向整个医疗卫生服务体系提出挑战。2008 年，就有专家做出这样的预测，美国用于养老的费用占其国内生产总值的 15%，这样下去，中国用

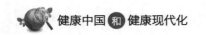

于养老的费用需要约占国内生产总值的 40%—50%。[①]

人口的结构问题，不仅是一个公共福利的问题，而且是事关国家战略、国家危机的大问题，在此情况下，我们必须树立全新的国家安全观。全民健康是一项重大的非传统安全因素，如果在健康方面出现失误，不仅会对每一个个体造成伤害，更可能会对国家造成整体性的危害，由此引发的家庭负担增加，而且还会给国家经济带来巨大的压力，甚至影响整个国家的稳定。在重视传统安全因素的同时，必须重视非传统安全因素。健康中国战略的实施，就有可能避免上述失误的出现，保证国家的稳定和发展。

综上所述，健康中国建设是中国现代化建设的重要组成部分，是"健康是最大的生产力"这一理念的政治阐释，是全面提升中华民族健康素质、实现国民健康与经济社会协调发展的国家战略，是中国现代化建设理念的升华和水平的提升。健康中国战略的实施，将有效培育中国民生经济新的增长点，保证国家的稳定与健康发展。

健康中国的指标分析

刘　雷

中国科学院中国现代化研究中心，中国科学院大学

健康中国建设，促进全民健康，既是建设社会主义现代化强国的一个重要目标，也是实现中华民族伟大复兴的基本要求。然而，健康中国建设是一个系统工程，在有 14 亿人口的中国实现健康生活、健康服务、健康保障、健康环境、健康产业的现代化，必然是一个长期而艰巨的任务。本文从中国健康发展的经济、社会背景出发，探讨未来 30 年健康中国战略的发展目标和战略重点，以定量指标分析和国际比较为基础，构建出健康中国指标体系，以期为落实党的十九大报告提出的健康中国战略提供决策参考。

一、中国的健康发展背景

国家的社会经济状况、人口结构以及医疗卫生等方面的发展现状直接关系到

---

①刘远立，李蔚东.构建全民健康社会.北京：中国协和医科大学出版社，2008：233

国家健康战略的目标设定、发展路径和战略重点的选择。

1. 中国经济发展水平持续增长

世界银行统计数据表明，2017 年，中国人均 GDP 达到 7329 美元（2010 年不变价美元），超过中等收入国家平均水平（4992 美元），已经接近中上等收入国家平均水平（8225 美元）。这为健康中国建设提供了经济基础。

2. 经济发展模式由工业主导模式转向服务业主导模式

2012 年，中国服务业增加值首次超过工业增加值，中国进入服务业主导的经济发展模式。2016 年服务业在国内生产总值中的比重已经上升至 51.6%，占据中国经济的半壁江山，集中于服务业领域的健康隐患逐渐呈现。与此同时，工业化在环境污染、职业病、损伤中毒等方面的影响依然深刻。

3. 城市化进程不断推进

世界银行统计数据表明，2017 年，我国城镇化率达到 57.9%，远远超过中等收入国家平均水平 51.7%。快速城市化加剧了城市病对国民的健康威胁。

4. 人口老龄化程度不断加深

世界银行统计数据表明，2017 年，中国 65 周岁及以上人口数已经突破 10%，达到 10.6%，超过了中上等收入国家平均水平 9.7%。老龄化的不断深入对健康中国建设提出新的挑战。

5. 基本公共医疗卫生保健服务基本实现全覆盖，国民健康水平总体提升

据我国卫生和计划生育事业发展统计公报显示，2014 年，卫生总费用占 GDP 的 5.6%，超过"健康中国 2020" 2015 年预定目标 5.5%；政府卫生支出占 GDP 的 1.7%，超过"健康中国 2020" 2015 年预定目标 1.6%。与此同时，建立了覆盖城乡的基本医疗保险制度，并正在实现制度整合，城乡医疗保障水平不断提高。

本文通过对世界银行 120 多个健康评价指标分析发现，中国国民 90% 的健康指标已经达到或超出中等收入国家平均水平。此外，经济社会转型必然引起人们在生活方式、生产方式、心理和价值观念等方面发生全面而深刻的变革，使整个国家发展呈现一系列新的阶段性特征。当前，我们既存在发展中国家的疾病和健康问题，同时也面临发达国家的健康问题。疾病和医疗费用的负担日益加重，已经成为社会和经济发展的沉重包袱。同时，随着中国老龄化、城市化不断深入，更多元、更多层次的医疗服务需求已成现实。人们不再只是有病投医，也会更注重保健、养生、护理等。

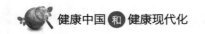

二、未来 30 年健康中国的发展目标和战略重点

基于当前中国健康基本状况，充分借鉴"健康国家"战略制定的国际经验，本文探讨未来 30 年健康中国的发展目标和战略重点（表 1）。

表 1　未来 30 年健康中国的发展目标和战略重点

项目	健康生活	健康质量	健康能力
基本理念	少生病	早康复	全覆盖、可持续
行为主体	国民个人	医疗机构	政府部门
核心目标	控制健康风险，"健康生活少生病"	提升健康质量，"有病早治早康复"	健康能力，"优质公平可持续"
战略重点	提升全民健康素质，预防和降低健康风险，加强基层卫生防疫保健	医疗服务便利化、精细化和品质化，全面提升医疗服务的质量和效率	增强政府职能，确保高质量卫生服务的可及性，减少进而消除社会的健康不平等
阶段目标	提高国民健康教育普及率，国民健康生活方式的养成	医疗服务有序化、便利化，医疗服务精细化、品质化	基本医疗卫生服务全覆盖，消除社会的健康不平等
主要领域	健康行为、健康环境、公共卫生服务	医疗服务、医疗质量、医疗急救	健康服务、健康保险、健康治理

1. 战略目标

"提高全民健康水平、优化健康质量"。

2. 基本理念

"少生病、早康复、全覆盖、可持续"。

3. 战略重点

从国民个人、医疗机构、政府部门三方分工合作的视角，按照"人人参与、人人享有"的要求，提出三项基本任务，即"控制健康风险、提升健康质量、建设健康能力"（图 1）。

1）控制健康风险——"健康生活少生病"。政府科学引导，全民积极参与。以"健康生活全程规划"为指南，强化全民健康教育，树立健康理念，促进国民健康生活方式的养成，提升全民健康素质和水平；预防和降低影响个人健康的风险，以提高环境质量为核心，改善整体社会环境；加强基础卫生保健，做到对疾病的早发现和早治疗；建立健全个人健康信息档案，实现国民健康信息的全覆盖和共享。

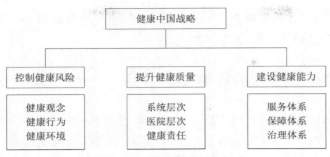

图 1　健康中国战略要点

2）提升健康质量——"有病早治早康复"。坚持以人为本，开展面向患者满意的医疗服务流程再造，减少患者就医障碍，实现医疗服务便利化、精细化和品质化，全面提升医疗服务的质量和效率；纳入以医德医风为服务考核指标的社会化评价体系，塑造良好的医疗公众形象；加强医疗服务质量的内部监管、建立健全医疗服务质量反馈机制，完善纠纷调解机制，构建和谐的医患关系。

3）建设健康能力——"健康服务全覆盖，优质公平可持续"。提高政府治理能力，完善社会保障和医药卫生体制，提升公众对卫生体制的信心；增加公共卫生服务供给，努力实现全覆盖；提高健康设施布局的公平性，提升医护人才分配的合理性，加速发展健康产业，建设多元化、多层次、可持续的医疗卫生保健服务供给系统，确保全体国民都能够获得有效、公平的健康服务。坚持中西医并重，加快医药科技发展，完善健康法制建设，确保高质量卫生服务的可及性，提升健康资源的利用效率、减少社会的健康不平等。

4. 阶段目标

1）2018—2035 年，颁布《国民健康生活全程规划指南》，提高国民健康教育普及率；以大气治理为突破口，全面改善健康环境；开展面向患者满意的医疗服务流程再造，提升医疗服务的质量和效率；完善社会保障和基本医疗卫生体制，实现基本医疗卫生服务的全覆盖，缩小地区间人群健康和资源配置差异，国民健康水平达到世界平均水平。

2）2035—2050 年，以合理膳食、适量运动为主题，深入开展国民健康生活促成教育；以提高环境质量为核心，实现最严格的环境保护制度；以人为本，进一步提升医疗卫生服务质量，确保高质量卫生服务的可及性；增强政府职能，增加卫生服务投入，充分运用法律、经济和行政手段合理配置卫生资源，消除地区间人群健康差异，国民健康水平达到中等发达国家的领先水平。

健康中国战略将以国民个人、医疗机构和政府部门三方分工合作的模式，各尽其责，努力通过控制健康风险、提升健康质量、建设健康能力，合力助推全民

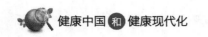

健康水平的提升。在明确核心目标的前提下，需要建立指标体系来跟踪测量国民的健康情况，评估战略规划的实施效果。

三、健康中国的指标体系

健康中国建设是一项系统工程。健康中国战略的实施，需要一套科学合理的指标体系来监测。指标体系的构建，要以战略目标和基本任务为导向。具体指标的遴选，不仅要有代表性、导向性和前瞻性，而且应该具有针对性、可行性和可操作性。

健康中国战略的指标体系包括核心指标、主要指标和普通指标三个层次，核心指标包含在主要指标之中（图2）。

1. 核心指标

核心指标为 12 个，包括健康生活指标 3 个、健康服务指标 7 个和健康产业指标 2 个。它们的国际差距见表 2。

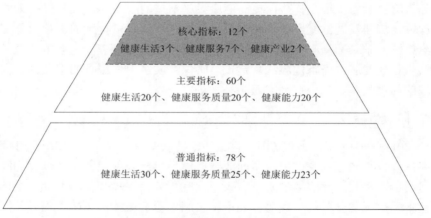

核心指标：12个
健康生活3个、健康服务7个、健康产业2个

主要指标：60个
健康生活20个、健康服务质量20个、健康能力20个

普通指标：78个
健康生活30个、健康服务质量25个、健康能力23个

图 2 "健康中国 2030"的指标体系

注：主要指标包含 12 个核心指标，主要指标和普通指标合计 138 个

表 2   健康中国战略的核心指标的国际比较

指标	单位	年份	中国	高收入国家	中上收入国家	世界平均
平均预期寿命（出生时）	岁	2016	76.3	80.4	75.3	72.0
平均健康寿命	岁	2013	68.0	69.4	65.2	62.0
婴儿死亡率（逆指标）	‰	2016	8.5	4.5	12.0	30.5

续表

指标	单位	年份	中国	高收入国家	中上收入国家	世界平均
每千常住人口医生数	人	2013	2.0	3.1	1.8	1.5
每千常住人口注册护士助产士数	人	2013	2.1	8.6	2.7	3.3
每千常住人口医疗床位数	张	2013	4.6	6.3	3.4	2.9
出院者平均住院天数（逆指标）	天	2013	10.0	8.0	—	—
城乡医疗保险参保率	%	2015	95.0	99.2		
人均健康费用	美元	2014	420	4543	488	1061
健康费用支出占 GDP 比例	%	2014	5.5	12.0	6.1	10.0
健康产业增加值占 GDP 比例	%	2013	1.9	7.6	5.9	4.3
健康产业劳动力占就业劳动力比例	%	2013	3.0	11.1	6.5	5.7

注：平均健康寿命，2016 年中国为 68.7 岁，世界平均为 63.3 岁

健康产业：国际标准行业分类 4.0 版 Q 类（人体健康和社会工作）。健康产业高收入国家数据为 15 个 OECD 国家平均值，中上收入国家和世界平均值分别为意大利和捷克的数值。中国健康产业数据为"卫生、社会保障和社会福利业"的数值

资料来源：根据历年的世界银行、世界卫生组织、经合组织、中国国家统计局数据整理得出

2. 主要指标

主要指标分为三个部分：健康生活、健康服务质量和健康能力指标，每个部分遴选指标 20 个，共计 60 个主要指标。

1）健康生活的主要指标。健康生活涉及健康观念、健康行为、公共卫生、健康环境和健康状况等方面，选择 20 个指标作为主要指标（表 3）。

表 3　健康生活主要指标的国际比较

主要指标	单位	年份	中国	高收入国家	中上收入国家	世界平均
平均预期寿命	岁	2016	76.3	80.4	75.3	72.0
平均健康寿命	岁	2013	68	70	66	62
婴儿死亡率	‰	2016	8.5	4.5	12.0	30.5
五岁以下儿童死亡率	‰	2016	9.9	5.3	14.1	40.8
孕产妇死亡率	十万分之	2012	24.5	—	—	1.8
结核发病率	十万分之	2014	68	21	84	133
慢性非传染性疾病死亡率	‰	2012	6.2	7.7	5.7	5.3

续表

主要指标	单位	年份	中国	高收入国家	中上收入国家	世界平均
城乡居民具有健康素养的比例	%	—	—	—	—	—
5 岁以下儿童体重超重者比例	%	2014	6.6	6.3	6.8	6.1
营养不良发生率	%	2013	10.6	—	9.2	13.0
青春期（15—19 岁）生育率	‰	2014	7.3	19.8	30.9	44.8
男性成人吸烟率	%	2012	49.0	32.8	42.4	36.2
满足有氧运动要求的比例	%	—	—	—	—	—
青年体质达标率	%	—	—	—	—	—
接受产前护理的孕妇比例	%	2011	93.7	—	95.3	82.4
儿童免疫规划疫苗接种率	%	2014	99	95	94	86
老年居民健康管理率	%	—	—	—	—	—
人口健康档案和病例电子化率	%	—	—	—	—	—
受 PM$_{2.5}$ 影响人口比例	%	2013	99.6	72.5	89.2	86.9
获得改善卫生设施的人口比例	%	2015	76.5	96.3	80.0	67.5

资料来源：根据历年的世界银行、世界卫生组织、经合组织、中国国家统计局数据整理得出

2）健康服务质量的主要指标。健康服务质量涉及医疗效率、诊断质量、治疗质量、康复质量和医护服务满意度等方面，选择 20 个指标作为主要指标（表 4）。

表 4　健康服务质量主要指标的国际比较

主要指标	单位	年份	中国	高收入国家	中上收入国家	世界平均
普通医院非急诊预约挂号比例	%	—	—	—	—	—
普通医院平均候诊时间	分钟	—	—	—	—	—
医院手术患者总住院死亡率	%	—	—	—	—	—
医院麻醉开始后 24 小时内死亡率	%	—	—	—	—	—
医院急诊手术死亡率	%	—	—	—	—	—
住院患者出院 31 天内再住院率	%	—	—	—	—	—
医院标本采集量错误率	%	—	—	—	—	—

续表

主要指标	单位	年份	中国	高收入国家	中上收入国家	世界平均
医院组织病理诊断及时率	%	—	—	—	—	—
医院感染发病率	%	—	—	—	—	—
医院手术过程中异物遗留发生率	十万分之	2013	—	5.5	—	—
拥有大学本科以上学历执业医师比例	%	2015	45	—	—	—
拥有大学本科以上学历注册护士比例	%	2015	10	—	—	—
出院者平均住院天数	天	2013	10.0	8.0	—	—
普通医院癌症诊断符合率	%	—	—	—	—	—
开展临床路径医院比例	%	—	—	—	—	—
社区和基层门诊就诊比例	%	2014	43.6	80	—	—
医护服务重大事故率	万分之	—	—	—	—	—
医护服务患者满意率	%	—	—	—	—	—
医护服务患者投诉率	%	—	—	—	—	—
社区医院和基层医护机构标准化达标率	%	2015	92	—	—	—

资料来源：根据历年的世界银行、世界卫生组织、经合组织、中国国家统计局数据整理得出

3）健康能力的主要指标。健康能力涉及健康服务体系、健康保障体系和治理体系三个方面，同样选择 20 个指标作为主要指标（表 5）。

表 5　健康能力主要指标的国际比较

主要指标	单位	年份	中国	高收入国家	中上收入国家	世界平均
每千常住人口医生数	人	2013	2.0	3.1	1.8	1.5
每千常住人口注册护士和助产士数	人	2013	2.1	8.6	2.7	3.3
每万常住人口全科医生数	人	2013	1.6	—	—	—
每千常住人口公共卫生人员数	人	2013	0.6	—	—	—
每千常住人口基层卫生人员数	人	2011	0.8	8.4	—	—
每千常住人口医疗床位数	张	2013	4.6	6.3	3.4	2.9

续表

主要指标	单位	年份	中国	高收入国家	中上收入国家	世界平均
城乡基本医疗保险参保率	%	2015	95.0	99.8	—	—
残疾人基本医疗保障目标 人群覆盖率	%	—	—	—	—	—
人均健康费用	美元	2014	420	4543	488	1061
医疗费用支出占 GDP 比例	%	2014	5.5	12.0	6.1	10.0
公共医疗费用占总医疗费 用比例	%	2014	55.8	62.2	55.8	60.3
公共医疗费用占政府支出 比例	%	2013	10.3	17.4	—	16.0
私人医疗经费占总医疗费 用比例	%	2014	44.2	37.8	44.2	39.7
健康产业增加值占 GDP 比例	%	2013	1.9	7.6	5.9	4.3
健康产业劳动力占就业劳 动力比例	%	2013	3.0	11.1	6.5	5.7
中医部门设置率	%	2009	59.6	—	—	—
药品安全监测覆盖率	%	2015	90	—	—	—
食品安全监测覆盖率	%	2015	90	—	—	—
药品质量投诉办理结案率	%	—	设立基线	—	—	—
食品质量投诉办理结案率	%	—	设立基线	—	—	—

资料来源：根据历年的世界银行、世界卫生组织、经合组织、中国国家统计局数据整理得出

3. 监测指标

监测指标为 138 个，涉及 12 个重点领域和 38 个主题方向，包括主要指标 60 个（含 12 个核心指标）和普通指标 78 个（表 6）。

表 6 "健康中国"的监测指标体系

重点领域	主题方向	监测指标	解释和单位	指标来源
健康观念	健康认知	自我评价处于良好健 康状态的比例	占全部人口的比例，%	CA/OECD
		自我评价处于生活压 力状态的比例	占全部人口的比例，%	CA/OECD
	健康教育	健康教育普及率	具备健康素养的公民比例，%	CNW/JP
健康行为	合理膳食	营养不良发生率	占总人口比例，%	WDI
	超重和肥胖	超重的发生率	占 5 岁以下儿童的 百分比，%	JP/US/CN/CA

续表

重点领域	主题方向	监测指标	解释和单位	指标来源
健康行为	超重和肥胖	成年人体重超重比例	%	JP/US/CA
	健康睡眠	睡眠不足人数比例	%	JP
	吸烟酗酒	男性吸烟率	吸烟男性占所有成年人比例，%	WDI/US/CN/JP/EU/CA/OECD
		女性吸烟率	吸烟女性占所有成年人比例，%	WDI/US/CN/JP/EU/CA/OECD
	药物滥用	成人药物滥用比例	%	US/CN/EU
	体育运动	满足有氧运动要求的比例	%	JP/US/EU/CA
		青年体制达标率	占青年总数百分比，%	WHO
公共卫生	传染病控制	艾滋病病毒感染率	占 15—49 岁人口的百分比	WDI/WHO
		肺结核病例检出率	所有形式，%	WDI/WHO
		结核患病率	每十万人，人	WDI/WHO
	慢性非传染病预防	接受肿瘤筛查比例	肺癌胃癌子宫癌乳腺癌大肠癌，%	JP/CA
		接受与糖尿病相关筛查的比例	%	JP/US/CA
		血压、血脂定期检查比例	%	JP/CA
	生殖和性健康	避孕普及率	占 15—49 岁女性的百分比，%	WDI
		青春期（15—19 岁）生育率	每千人，‰	WDI/US
	母婴和儿童健康	接受产前护理的孕妇	%	WDI
		孕妇贫血患病率	%	WDI
		DPT 免疫接种率	占 12—23 个月年龄组，%	WDI
		麻疹免疫接种率	占 12—23 个月年龄组的百分比	WDI/WHO
	口腔健康	接受过口腔保健的比例	%	US/JP/CA
	精神健康	精神疾病患者接受相关治疗的比例	%	US/JP/CA
健康环境	空气质量	受 $PM_{2.5}$ 影响人口比例	超出 WHO 健康标准，%	WDI/EU
		室内空气质量达标率	%	US/CNW
	安全饮水	城市改善的水源	获得改善水源的城市人口比例，%	WDI
		农村改善的水源	获得改善水源的农村人口比例，%	WDI

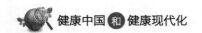

重点领域	主题方向	监测指标	解释和单位	指标来源
健康环境	卫生厕所	经过改善的卫生设施	获得经过改善的人口比例，%	WDI
	健康信息化	人口信息、健康档案和病例电子化率	规范化电子建档率，%	CNW
		老年居民健康管理率	%	CNW
健康状况	人口结构	65 岁以上人口比例	占总人口比例，%	WDI/EU/OECD/CA
		女性比例	占总人口比例，%	WDI/EU/OECD/CA
		人口增长率	年度百分比，%	WDI/EU/OECD
	人口抚养	抚养比	占劳动年龄人口的百分比，%	WDI/EU/OECD/CA
	出生率	粗出生率	每千人，人	WDI/EU/OECD/CA
		总和生育率	女性人均生育数，人	WDI/EU/US
	死亡率	五岁以下儿童死亡率	每千例活产儿，人	WDI/EU/US/CA
		新生儿死亡率	每千例活产儿，人	WDI/EU/US/CA
		婴幼儿死亡率	每千例活产儿，人	WDI/EU/US/CA
		孕产妇死亡比率	国家估算：每 10 万活产婴儿，人	WDI/EU/US/CA
		伤害致死率	占全部死亡的比例，%	WDI/EU/US/OECD/CA
		传染病、母婴和营养性疾病致死率	占全部死亡的比例，%	WDI/EU/US/OECD/CA
		慢性、非传染性疾病致死率	占全部死亡的比例，%	WDI/EU/US/OECD/CA
		环境污染相关死亡率	占全部死亡的比例，%	WHO
		自杀率	占全部死亡的比例，%	JP/CA
	平均寿命	平均预期寿命	岁	WDI/CA/CN/EU/US/OECD
		平均健康寿命	岁	US/EU/WHO
医疗服务	服务效率	居民十分钟内到达最近医护机构比例	包括乘车，%	CN
		平均进入时间	进入医院到取得挂号所用的时间	CNL
		非急诊预约就诊比例	%	CNL
		院前急救反应时间	分钟	CNL
		候诊时间	取得挂号后等待医生诊断的时间	OECD/CNL

续表

重点领域	主题方向	监测指标	解释和单位	指标来源
医疗服务	服务效率	治疗等待时间	疾病确诊后等待治疗的时间	CNL
		等待住院时间	提出住院申请到住院所需时间，天	CNL
		术前平均住院日	术前平均住院日，天	CNL
		人均门急诊人次	全员日均	CNL
		人均出院人次	全员年均	CNL
		社区和基层门诊就诊比例	%	CNL
		编制床位使用率	%	CNL
		病床平均周转次数	%	CNL
		危重疑难患者收治率	%	CNL
		组织病理诊断及时率	%	CNW
	患者满意度	患者就诊满意率	医护人员服务态度、技能等测评，%	CNL
		患者投诉比例	次/千人	CNL
诊断服务	诊断质量	诊断符合率	%	CNL
		入院三日确诊率	%	CNL
		门诊与入院诊断符合率	%	CNL
		术前与术后诊断符合率	%	CNL
		临床与病理诊断符合率	%	CNL
		重点传染病实验室诊断率	%	CNL
		医院感染发病率	%	CNW
		磁共振成像检查比例	%	OECD/CNL
治疗服务	治疗质量	抢救成功率	%	CNL
		治疗有效率	&	CNL
		麻醉开始后24小时内死亡率	%	OECD
		手术死亡率	%	CNL
		急诊手术死亡率	%	OECD

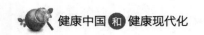

续表

重点领域	主题方向	监测指标	解释和单位	指标来源
治疗服务	治疗质量	手术患者总住院死亡率	%	OECD
		危重疑难患者抢救治愈成功率	%	CNL
		手术治疗比例	%	CNL
		住院比例	%	CNL
		护理合格率	特护和一级护理达标，%	CNL
		标本采集量错误率	%	CNW
		手术过程中异物遗留发生率	十万分之	OECD
		医疗、护理事故差错率	%	CNL
		平均住院日	出院者平均住院日，天	OECD/CNL
		人均门急诊费用	挂号、药品、检查等合计	CNL
		开展临床路径医院比例	%	CNL
		平均住院费用	人均，元	CNL
康复服务	康复质量	在社区及康复机构康复比例	%	CNL
		住院患者出院 2—15 天内再住院率	%	CNL/CNW
		复发病率	%	CNL
服务能力	医护人才	医生比例	每千人，人	WDI/CN/CA/OECD/EU
		护士和助产士比例	每千人，人	WDI/CN/CA/OECD/EU
		基层医疗卫生服务人员	每千人，人	WDI
		全科医生	每千人，人	CNW
		公共卫生人员比例	每千人，人	CNW
		牙医比例	每千人，人	OECD/JP/US
		药剂师比例	每千人，人	OECD
		拥有大学本科以上学历执业医师比例	占执业医师总数，%	CNW
		拥有大学本科以上学历注册护士比例	占注册护士总数，%	CNW

续表

重点领域	主题方向	监测指标	解释和单位	指标来源
服务能力	基础设施	基层卫生医疗机构密度	个/千人或个/平方公里	CNW
		基层卫生医疗机构标准化建设达标率	%	CNW
		医院床位	每千人，个	WDI/CN/OECD
		基层医疗卫生机构床位	每千人，个	CNW
		社会办医院床位数	每千人，个	CNW
	科技发展	专利拥有率	%	WDI/OECD
		R&D经费支出比例	%	WDI/OECD
	中医药发展	中医药产业产值占健康产业产值比例	%	CN
		中医相关医师比例（每千人）	%	CN
		中医部门设置率	具备与各级医疗机构功能相适应的中医药服务能力，%	CNW
保障能力	医疗保险	公共和基本个人医疗保障覆盖率	%	OECD/CN
		政府或社会健康保险覆盖率	%	OECD
		个人医疗保险覆盖率	%	OECD/CN/WHO
		城乡医疗保险参保率	%	CNW
		残疾人基本医疗保障目标人群覆盖率	%	CNW
		保险深度	保险收入占GDP比例，%	CNW
		保险密度	人均保险收入，元/人	CNW
	食品安全	食品安全监测覆盖率	%	WHO/CA/CN
	医药安全	药品安全监测覆盖率	%	CN/WHO
		用药安全	抗生素、维生素、激素、葡萄糖，%	OECD/CN
		基本药物市场份额	%	OECD/WHO
		个人支付基本药物中间商价格的比例	%	OECD/WHO
	健康产业	健康产业增加值占GDP比例	占GDP百分比，%	OECD

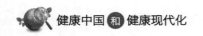

续表

重点领域	主题方向	监测指标	解释和单位	指标来源
保障能力	健康产业	健康产业劳动力占总劳动比例	占全部劳动力百分比，%	OECD
治理能力	健康支出	人均医疗卫生支出	现价美元	WDI/OECD
		医疗卫生总支出	占 GDP 的百分比，%	WDI/OECD/CN
		公共医疗卫生支出	占政府支出的百分比，%	WDI/OECD/CN
		外部卫生资源	占卫生总支出的百分比，%	WDI/OECD
		公共医疗卫生支出	占 GDP 的百分比，%	WDI/OECD
		公共医疗卫生支出	占医疗总支出的百分比，%	WDI/OECD
		私营医疗卫生支出	占 GDP 的百分比，%	WDI/OECD
		个人自付的医疗卫生支出	占个人医疗卫生支出的百分比，%	WDI/OECD
		个人自付的医疗卫生支出	占总医疗卫生支出的百分比，%	WDI/OECD/CN
	健康法制	戒烟限酒令、健康生活方式条例等		EU/WHO/JP/US

注：WDI 为世界银行健康统计指标；WHO 为世界卫生组织健康统计指标；OECD 为经济合作与发展组织健康统计指标；EU 为欧盟"健康战略 2020"评价指标；JP 为"日本健康 21"战略评价指标；US 为美国"健康国民"战略评价指标；CA 为"健康加拿大"评价指标；CN 为"健康中国 2020"和"健康中国 2030"战略评价指标；CNW 为中国政府颁布的相关文件；CNL 为研究文献

四、设立健康中国指标体系项目的建议

20 世纪 80 年代以来，美国、日本、欧盟、加拿大等发达国家和组织陆续启动"健康国家"战略，将公共卫生安全和全民健康提升至国家战略高度，制定了详细的国民健康发展规划和行动计划，将全民健康作为一个系统工程来建设。加拿大、美国、英国、澳大利亚、日本、经济合作与发展组织以及欧盟委员会等国家和组织，都通过设立"国家健康指标工程"或"健康指标项目"，并在科学研制和广泛征求社会各界意见的基础上，确立了各自的健康评价框架、指标选定标准和其他技术规范，并随着国民健康问题的变化适时调整国家健康战略的评价指标。

健康国家监测评价具有复杂性、多维性，评价指标体系不是指标的简单堆积，而是一个具有多目标、多功能、多层次、多要素的复杂系统，应该具有时效性、可行性和可操作性。健康本身是一个动态概念，相应的健康评价指标体系也应是不断发展的。健康中国评价指标体系既要符合中国国情、突出应对中国问题，又要与国际接轨，向世界看齐。

1. 总体目标

力争用 10 年时间（2018—2028 年），构建符合中国国情的"健康中国"评价概念框架，确立健康评价指标的选定标准和技术规范，确定国民健康指标的描述方法并建立"健康中国"数据库。

2. 宏观措施

建立政府部门"健康目标"责任制，建立国民健康信息数据库，完善国民健康信息化网络体系。

3. 微观措施

政府部门牵头组织研制"健康中国评价指标体系"；建立并利用"健康中国"官方网站、手机客户端 App，实现国家健康战略政策制定的公众互动等。

4. 重大行动

由国家卫健委和国家统计局联合发起"健康中国指标工程"，定期组织医疗卫生和健康统计领域的专家学者、政府官员以及普通民众召开国民健康指标共识会议和研讨会；根据国民健康问题的变化调整更新国家健康战略的评价指标。

"健康国家"的战略目标及其指标体系构建是一项系统工程。本文从中国的基本国情出发，参考美国、日本、加拿大、欧盟等国家和组织在健康战略方面的经验，依据对可公开获取的健康统计数据的分析比对，提出健康中国战略的总体目标和指标体系，为健康中国战略的实施提供决策依据。

参考文献

"健康中国 2020"战略研究报告编委会. 2012. "健康中国 2020"战略研究报告. 北京：人民卫生出版社

刘雷. 2017. 世界健康现代化的基本事实//何传启. 中国现代化报告 2017——健康现代化研究. 北京：北京大学出版社

新华网. 2016-10-25. 中共中央 国务院印发《"健康中国 2030"规划纲要》. http://www.xinhuanet.com/politics/2016-10/25/c_1119785867.htm

中央政府门户网站. 2012-07-20. 国务院关于印发国家基本公共服务体系"十二五"规划的通知（国发〔2012〕29 号）. http://www.gov.cn/zwgk/2012-07/20/content_2187242.htm

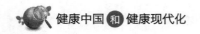
对《基本医疗卫生与健康促进法（草案）》的修改建议①

厚 磊

中国疾病预防控制中心慢性非传染性疾病预防控制中心

《基本医疗卫生与健康促进法》是由第十二届全国人大常委会立法规划。2014年12月立法工作启动，2016年底形成初步的法律草案，2017年11—12月，根据国务院反馈意见和全国人大法制工作委员会审核意见修改完善，形成了《中华人民共和国基本医疗卫生与健康促进法（草案）》（以下简称"草案"），并提请全国人大常委会进行了审议，已于2017年12月29日至2018年1月27日广泛征集公众意见[1]。

草案的起草和完成经历了以中共中央、国务院《关于深化医药卫生体制改革的意见》发布为标志的新医改和以《"健康中国2030"规划纲要》为标志的"健康中国"建设两个重要阶段[2]，同时也经历了国家卫生策略由以"治病"为中心向以"健康"为中心的重大转变，但笔者认为，该草案在全面落实健康中国战略和深入贯彻"预防为主"的卫生工作方针方面仍有改进空间，现提炼以下四方面修改建议。

一、 建议将法律名称修改为《健康促进与基本医疗卫生法》

《基本医疗卫生与健康促进法》是卫生与健康领域第一部基础性、综合性的法律，按照其立法指导思想，该法是实施健康中国战略各项新要求的重要实践。本文从以下几个方面探讨法律名称修改问题。

1）《"健康中国2030"规划纲要》已经明确提出"以人民健康为核心""健康优先，将促进健康的理念融入公共政策制定实施的全过程"原则和"预防为主"的新时期卫生与健康工作方针；习近平在全国卫生与健康大会上更是明确提出，把以治病为中心转变为以人民健康为中心。原法律草案名称体现的是2009年中央立足于解决"看病难、看病贵"而提出的《关于深化医药卫生体制改革的意见》之后、健康中国战略提出之前所强调的临床诊治导向，在字面上没有真正展现健康优先和健康事业战略性转变的新的历史格局。当前我国缺乏发达国家普遍实施

---

①厚磊，博士，中国疾病预防控制中心慢性非传染性疾病预防控制中心副研究员，北京大学医学部公共卫生硕士生导师。本文为作者2018年1月26日在线提交全国人大常委会相关修改建议的修订稿。

的《健康促进法》《烟草控制法》《公共卫生法》等，按照草案原名称，可能会误导公众的健康意识。

2）《中国防治慢性病中长期规划（2017—2025年）》指出，"以健康促进和健康管理为手段，提升全民健康素质，降低高危人群发病风险，提高患者生存质量，减少可预防的慢性病发病、死亡和残疾，实现由以治病为中心向以健康为中心转变，促进全生命周期健康，提高居民健康期望寿命"。

按照世界卫生组织的定义，健康促进是指运用行政或组织的手段，广泛协调社会各相关部门以及社区、家庭和个人，使其履行各自对健康的责任，共同维护和促进健康的一种社会行为和社会战略；健康促进是应对疾病谱转变、慢性病井喷的基础性手段，由于涉及面极其广泛，健康促进也是最难以开展的工作，必须在法治中国的背景下、依托"健康基本法"依法开展。"健康促进"在法律名称中前置有利于充分调动卫生系统以外的各种资源，有利于形成政府主导、多个政府部门协作联动的政策运行机制，有利于跳出卫生系统的小圈子、构建全社会共同参与的大健康环境。

基本医疗卫生仅仅是健康管理中的部分内容，以基本医疗卫生起头命名该法，无法充分体现其"健康基本法"的定位。对于不断增长的高血压、糖尿病等慢性病患者而言，没有健康支持性环境建设支撑的基本医疗，无法从根本上扭转疾病防控的颓势，必将造成国家财政支出的巨大困难。[3]

3）作为"健康基本法"必须充分体现"预防为主"的卫生工作方针。"预防为主"的四字卫生工作方针自新中国成立以来从未改变，从字面上看，目前实施的《中华人民共和国传染病防治法》的名称就是先有"防"后有"治"，而"健康促进"体现的是"防"，"基本医疗"更多体现的是"治"，立法精神应体现前后的一贯性；从专业上讲，预防可以分为一级预防、二级预防、三级预防。一级预防（相当于健康促进）是对全人群的预防，是对病原体和危险因素的预防，最需要全社会的广泛参与，最能体现《"健康中国2030"规划纲要》提出的"共建共享"原则和卫生资源配置的公平性。

4）健康权是人人享有的基本人权，就公民而言，健康促进可以人人享有健康，而基本医疗卫生仅对特定发育状态或健康状态的公民起作用。

5）英国、法国、南非、韩国等国家的健康基本法均有类似的安排[3]，草案正文章节条目的安排也基本符合健康促进在前、基本医疗卫生在后的特点。

二、建议修改公共卫生机构相关条款，明确公共卫生机构在健康促进和基本公共卫生服务中的地位和作用

公共卫生机构是实施健康中国战略的中坚力量，但草案表述不足以有力支持

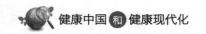

我国公共卫生机构的主体——四级疾病预防控制网络的生存和发展，不足以体现公共卫生机构公益性的定位，对健康促进和基本公共卫生服务的实施以及"健康中国"各项要求的实现不能达到预期效果。

1）在草案第四十四条末尾，建议增加"国家重点支持国家、省、市、县四级疾病预防控制体系的建设、维护与发展，国家级疾病预防控制机构应发挥在政策咨询、标准规范制定、监测评价、人才培养、技术指导等方面作用"。

疾病预防控制体系建设在中国全球卫生战略中居于重要地位，是《"健康中国2030"规划纲要》提出的国际合作重点内容，对提升我国健康领域国际影响力和制度性话语权意义重大。

新中国成立以来，特别是"非典"以后，国家花费巨资建立起来的国家、省、市、县四级疾病预防控制体系，在传染病和慢性非传染性疾病的防控中发挥了巨大作用，是保障国家安全的重要战略支点。

建设和维系四级疾病防控网络是死亡和疾病监测的基本前提，是依据监测结果进行流行病预警和制定卫生政策的重要保障；同时，四级疾病防控网络也是当前我国开展重大传染病和慢性病防控工作的最为有效的依托。

四级疾病预防控制体系在医疗卫生改革中保持了"绝对"的"公益性"，但也因此在发展上遇到了较大的困难，编制少、进人难，待遇低、留人难，很多基层疾控机构难以为继，四级疾病预防控制体系的生存权和发展权方面理应得到法律上的保障。

疾病防控必须体现国家意志，作为四级疾病预防控制体系最顶层的国家级疾病防控机构理应优先发展。疾病防控是综合性系统工程，很多慢性病都具有共同的危险因素，以单一病种为中心的疾病防控不能高效利用各种资源，不利于卫生资源的有效配置，以法律的形式明确"重点建设一家综合性的国家级疾病预防控制机构"尤为必要，这一点已在《中国防治慢性病中长期规划（2017—2025年）》中有所体现。

草案第四十六条提出，"国家优先支持基层医疗卫生机构发展，采取多种措施提高基层服务能力"，但对与基层医疗卫生机构同等重要的公共卫生机构，草案没有类似的表述。增加相应表述更有利于落实宪法关于国家发展医疗卫生事业、保护人民健康的规定，以及推动和保障健康中国战略的实施。

2）建议统一各类医疗卫生机构的表述顺序，按"专业公共卫生机构、基层医疗卫生机构、医院和其他医疗卫生机构"进行排列，切实体现健康优先、公益优先的原则。

草案第三十四条已经提到，国家支持建立由专业公共卫生机构、基层医疗卫生机构、医院和其他医疗卫生机构组成的覆盖城乡、功能互补、连续协同的基本医疗卫生服务体系，出于"健康中国"和公益优先的有关原则，这应该是各类医疗卫生机构唯一的排序；在《"健康中国2030"规划纲要》的相关表述中，专业公共卫生机构排在各医疗卫生机构之首。

草案其他条款相应内容与上述不一致者建议调整，例如第一百条。

3）建议修改草案附则中对专业公共卫生机构的定义，去除"专科疾病防治机构"，修改后的定义为专业公共卫生机构指疾病预防控制中心、健康教育机构、妇幼保健机构、急救中心（站）、采供血机构、计划生育技术服务机构等；建议修改草案第四十五条，修改后的表述为"国家依托现有医疗卫生服务体系中的公共卫生机构和医院建立预防保健与临床治疗的融合机制，建设重大疾病防治中心，开展全国和区域性重大疾病防治、研究和医学人才培养工作"。

草案第四十五条的本义是为了促进医防融合和防治重大疾病，表现在机构上即重大疾病防治中心，这个机构是专业公共卫生机构和医院融合的产物，具有"防"与"治"的双重特点，因此，不能简单列入专业公共卫生机构。

疑难重症诊治不是健康促进和基本医疗卫生的内容，不宜纳入该法，也不宜作为重大疾病防治中心的首要任务。

三、建议修改公共卫生医师相关条款，明确公共卫生医师在健康促进和基本公共卫生服务中地位和作用

公共卫生医师是实施健康中国战略的主要力量之一，但该法对公共卫生医师职能定位模糊，按照草案理解，公共卫生医师反而不是基本公共卫生服务的主体力量。

1）建议修改草案第五十七条，增加公共卫生医师释义，改为"国家重视公共卫生医师和全科医师的培养和使用。公共卫生医师履行健康促进和健康管理以及应对重大突发公共卫生事件的职责，且应具备承担基本公共卫生服务的能力"。

公共卫生医师理应具备基本公共卫生服务能力，但当前医师注册管理制度限制了公共卫生医师在基本公共卫生服务中的作用，特别是公共卫生医师和临床医师的分类制度人为制造了医与防的裂痕[4]，限制了公共卫生医师的职业发展，客观上造成了医学人才的浪费。20世纪初期，由北京协和医学院开创的具有世界影响的北平第一卫生事务所和河北定县农村卫生实验区项目得到的宝贵经验之一就是，"必须把治疗作为载体来倡导预防，把面对个体的医学与人群社区预防和服务联系起来"[5][6]，在法律上为公共卫生医师在基本医疗（特别是高血压、糖尿病等人口规模巨大的慢性病）中留有一席之地，不但有利于构建集基本医疗和社区预防为一体的基本公共卫生服务网络，而且对于缓解基层医疗人才不足具有非常重要的作用。

2）草案第五十八条"专业卫生技术人员应当依法取得相应执业资格，进行执

业注册"后面建议增加"鼓励医师多点执业，鼓励符合条件的专业卫生技术人员在公共卫生与非公共卫生类别实行双注册"。现行的《中华人民共和国执业医师法》并未禁止医师多点执业和多类别注册。作为医改的重要成果之一，多点执业部分缓解了基层卫生技术人员不足的问题，应在临床、公共卫生、中医、口腔等类别医师中全面开展。医防结合的关键在卫生技术人员，《"健康中国2030"规划纲要》要求"建立公共卫生与临床医学复合型高层次人才培养机制"，要鼓励各级各类医师学习和实践公共卫生工作，鼓励公共卫生医师具备一定的临床能力并获取非公共卫生类别医师资质。在法律上明确以上两个问题对于强基层、强公共卫生和实现"健康中国"具有极其重要的现实作用。根据草案第五十七条"全科医生主要承担预防保健、常见病多发病诊疗和转诊、康复和慢性病管理、健康管理等一体化服务"字面意思，全科医生即属于兼具临床和公共卫生双重类别的医师。

四、建议进一步明确医院的公共卫生职能，建议草案第四十七条医院主要承担的职责和提供的服务（六）"公共卫生服务"修改为"死亡、重大传染病和慢性非传染性疾病报告和其他公共卫生服务"

死亡与疾病监测是"健康中国"建设的基础工程，与草案第二十六条"国家建立疾病和健康危险因素监测、调查和风险评估制度"和本文公共卫生医师定义相呼应，落实医院和公共卫生医师在监测中的职能和责任。

参考文献

[1]中国人大网.（2018-01-24）.基本医疗卫生与健康促进法（草案）征求意见. http://www.npc. gov.cn/npc/flcazqyj/2017-12/29/content_2036209.htm

[2]Chen Z.2009. Launch of the health-care reform plan in China. Lancet，373（9672）：1322-1324

[3]杨杰，刘兰秋，李晶华.2017.部分国家卫生基本法研究.北京：法律出版社

[4]卫生部. 2001. 关于医师执业注册中执业范围的暂行规定. http://www.nhc.gov.cn/yzygj/s3577/ 201607/f88220a0c52f4e2dab3e647f3ae83802.shtml

[5]廖苏苏. 2015. 北平第一卫生事务所的历史贡献. 中华医史杂志，45（5）：286-294

[6]张庆宁，廖苏苏，张孔来. 2016. 河北定县农村卫生实验区的创建始末及影响. 中华医史杂志，46（4）：221-228

健康现代化评价模型的构建及实证研究

叶 青

中国科学院中国现代化研究中心 中国科学院大学

一、引言

健康长寿是人类发展的一个核心目标。健康现代化是指 18 世纪工业革命以来人类健康发展的世界前沿，以及达到和保持健康发展的世界前沿的行为和过程。它包括健康生活、健康服务、健康质量、健康制度和健康观念的现代化等。

国内外关于健康现代化的评价模型很多，各具特点。2000 年，WHO 针对卫生服务系统的四个主要功能（管理、筹资、提供服务及资源配置），提出了一个评估框架，并对其 191 个成员国 1997 年健康系统成就和绩效进行评价（表 1）。它是一个综合评价模型，其中包含健康水平评价。

表 1 WHO 对成员国 1997 年健康系统成就和绩效的评价结构

一级指标	二级指标	三级指标	权重/%
达标程度	健康水平	残疾调整预期寿命	25
	健康分布	儿童存活同等性指数	25
	反应性水平	反应性水平指数	12.5
	反应性分布	反应性分布指数	12.5
	资金捐助公正性	资金捐助公正性指数	25
	整体达标程度	健康系统的整体业绩	
参考指标	人均健康支出		
绩效	按健康水平评估	健康水平评价绩效指数	
	健康系统整体绩效	健康系统整体绩效指数	

资料来源：WHO，2000；Murray et al., 2000；Evans et al., 2000

OECD 提出健康系统绩效评估概念框架，包括三个主要目标：健康促进和结果、反应性和可及性、财务贡献和卫生费用。该框架的四个组成部分分别为健康促进、反应性、公平和效率（Hurst & Jee-Hughes，2001）。1999 年，加拿大国家统计局和健康信息研究所联合制定了"健康指标框架"（Health Indicator Framework）。该框架分为健康状况、健康的非医学决定因素、健康系统执行力、社区和健康系统特征、公平性五个维度。此指标框架因其良好的适用性，被国际

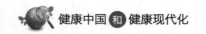

标准化组织借鉴用以制定《健康指标概念框架国际标准》。

有学者从健康投入—产出方面来评估 OECD 成员国健康系统的效率，其用到的健康投入指标为医生数量、病床数量和人均健康支出；健康产出指标为预期寿命、婴儿死亡率。有些学者认为公共健康绩效评价应更关注结果，而不仅是投入和产出，Donabedian 提出了"结构—过程—结果"三维评价框架，Handler 提出使命、组织能力、过程、结果、宏观环境五维评价框架，这两种评价方法在评价美国的公共健康系统绩效的实践中都被证明是有效的（Handler，2001；Derose et al，2002；Scutchfield et al，2009）。此外，还有学者从医疗系统绩效、就诊者反应、医院医疗需求、医疗等待时间和治疗数量等角度对健康医护系统进行评估（Valentine et al，2007；Oliveira & Bevan，2003；Abeney & Yu，2015）。

二、健康现代化评价模型

根据健康现代化原理，健康现代化是健康变迁的一个组成部分，是现代化与健康变迁的一个交集，其判断标准为：①有利于国民健康水平的提高；②有利于健康服务质量和可及性的提高；③有利于健康科技水平和健康竞争力的提高（何传启，2017）。由此，我们选择代表健康现代化典型特征的关键指标，建立健康现代化的评价模型。结合健康指标的政策含义和数据的可获得性，本文选择健康生活、健康服务和健康质量 3 个方面、10 个维度的指标，构建了健康现代化指数的理论评价模型和操作模型，用以衡量国家健康现代化的相对水平（图 1）。健康生活评价中包含了健康环境指标，健康服务评价中包含了政府健康服务，也就是健康治理指标。

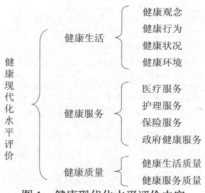

图 1　健康现代化水平评价内容

按照健康现代化的理论模型，分析已有的健康统计数据，发现有些健康指标数据获取率很低，有些健康指标已经饱和，有些健康指标国际可比性差，有些健康指标包含多种解释。为了评价的可操作性和可比性，对健康现代化水平评价模型进行调整，把健康质量中的生活质量指标归到健康生活指数中，把服务质量的指标归到健康服务指数中，因此，健康现代化的操作模型最后表达如下。

$$HMI = \sqrt{I_L \times I_S}$$

$$I_L = (\sum L_i) / N_L \ (i = 1, 2, \cdots, N_L)$$

$$I_S = (\sum S_j) / N_S \ (j = 1, 2, \cdots, N_S)$$

$$L_i = 100 \times i_{实际值} / i_{标准值} \ (正指标, L_i \leqslant 100)$$

$$L_i = 100 \times i_{标准值} / i_{实际值} \ (逆指标, L_i \leqslant 100)$$

$$S_j = 100 \times j_{实际值} / j_{标准值} \ (正指标, S_j \leqslant 100)$$

$$S_j = 100 \times j_{标准值} / j_{实际值} \ (逆指标, S_j \leqslant 100)$$

其中，HMI 为健康现代化指数；I_L 为健康生活指数，I_S 为健康服务指数；L_i 为健康生活第 i 项指标的指数，i 为健康生活评价指标的编号；S_j 为健康服务第 j 项指标的指数，j 为健康服务评价指标的编号。各项指数的取值小于或等于 100，各个指标实际值为它的实际值，标准值为当年高收入国家该项指标的平均值。

根据以上可操作的评价模型，选择代表性的指标数据进行评价（表 2）。

表 2　健康现代化指数的评价指标

项目	评价指标	指标解释和测度	评价维度	指标性质
健康生活	预期健康寿命	出生时预期健康寿命/岁	生活质量	正指标
	婴儿死亡率	婴儿死亡率/‰	健康状况	逆指标
	空气质量	$PM_{2.5}$ 平均浓度/（微克/米^3）	健康环境	逆指标
	结核病发病率*	结核病发病率/每 10 万人	健康行为	逆指标
	育龄妇女避孕率	育龄妇女避孕率/%	健康观念	正指标
健康服务	医生比例	医生比例/‰	医疗服务	正指标
	护士比例	护士和助产士比例/‰	护理服务	正指标
	健康保险覆盖率	健康保险的人口覆盖率/%	保险服务	正指标
	人均公共健康支出	人均公共健康支出/美元	治理服务	正指标
	慢性疾病死亡率	慢性呼吸道疾病死亡率/每 10 万人	服务质量	逆指标

注：*反映健康行为的指标很多，不同指标有不同特点。例如，有些指标存在国别差异，如吸烟、酗酒等；有些指标不敏感，如儿童免疫等；有些指标数据获取性不好，如艾滋病等急性传染病的指标等。这里选用结核病发病率为代表，反映慢性传染性疾病的预防水平

不同国家的数据质量不同，且面板数据得到的结果与真实的健康状况之间可能存在一定的差异，故本评价结果仅供参考。

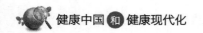

三、2000—2014 年世界健康现代化的评价结果

1. 2014 年世界健康现代化指数

根据健康现代化指数分组，瑞典、澳大利亚等 25 个国家属于健康发达国家（表 3）；希腊、克罗地亚等 22 个国家属于健康中等发达国家；阿根廷、中国等 33 个国家属于健康初等发达国家；博茨瓦纳等 51 个国家属于健康欠发达国家。

表 3　2014 年健康发达国家及中国的健康现代化指数

排名	国家	HMI-2014	I_L-2014	I_S-2014
1	瑞典	100	100	100
2	法国	99	100	98
3	德国	99	98	100
4	芬兰	99	100	98
5	澳大利亚	99	100	98
6	瑞士	99	98	100
7	挪威	98	100	96
8	奥地利	97	99	95
9	英国	97	100	94
10	新西兰	97	100	94
11	荷兰	96	97	95
12	比利时	95	96	95
13	爱尔兰	94	100	89
14	丹麦	94	100	89
15	加拿大	94	100	88
16	日本	93	94	93
17	意大利	91	94	88
18	美国	90	99	82
19	斯洛文尼亚	89	100	79
20	捷克	88	98	79
21	西班牙	86	98	76
22	葡萄牙	85	96	75
23	斯洛伐克	84	98	71

续表

排名	国家	HMI-2014	I_L-2014	I_S-2014
24	爱沙尼亚	83	97	71
25	以色列	83	89	77
59	中国	41	55	30

注：所有未注明资料来源的表格数据均由笔者根据相关数据自行整理、计算得出

2014 年，健康水平从高到低的排序大致是：欧洲、美洲、大洋洲、亚洲和非洲。五大洲健康现代化指数排名前 5 位的国家如表 4 所示。

表 4 2014 年五大洲健康现代化水平排名前 5 的国家

排名	欧洲	美洲	大洋洲	亚洲	非洲
1	瑞典	加拿大	澳大利亚	日本	突尼斯
2	法国	美国	新西兰	以色列	埃及
3	德国	乌拉圭	巴布亚新几内亚	新加坡	阿尔及利亚
4	芬兰	墨西哥	—	韩国	南非
5	瑞士	巴西	—	科威特	博茨瓦纳

2014 年，由健康现代化指数反映出的国家健康现代化水平最大相差 15 倍。具体来说，健康生活指数相差 4.3 倍；健康服务指数相差 67 倍，差距最大（表 5）。

表 5 2000—2014 年世界健康现代化水平的国家差距

类别	HMI-2000	HMI-2010	HMI-2014	I_L-2014	I_S-2014
最大值	100	100	100	100	100
最小值	5	5	6	19	1
平均值	42	44	44	61	34
极差（最大值-最小值）	95	95	94	81	99
标准差	30	31	31	27	32
相对差（最大值÷最小值）	20	22	16	5.3	68
变异系数（标准差÷平均值）	0.72	0.69	0.70	0.45	0.92

2014 年与 2000 年相比，64 个国家健康现代化指数上升，23 个国家健康现代化指数下降，44 个国家健康现代化指数没有显著变化；56 个国家健康现代化排名上升，64 个国家健康现代化排名下降，11 个国家健康现代化排名没有变化。

2. 2000—2014 年世界健康现代化进程

从表 5 中可以看到，2010—2014 年健康现代化指数的国际差距在波动中略有

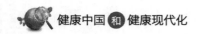

缩小。

2000—2014 年期间，4%的健康发达国家降级为中等发达国家，10%的健康中等发达国家升级为发达国家，22%的健康初等发达国家升级为中等发达国家，9%的健康欠发达国家升级为初等发达国家。健康现代化地位升级的国家有 14 个，降级的国家有 6 个（表 6）。

表 6　2000—2014 年健康现代化的世界地位发生升降的国家

升级的国家			降级的国家		
国家	2000 年分组	2014 年分组	国家	2000 年分组	2014 年分组
斯洛伐克	中等发达	发达	希腊	发达	中等发达
爱沙尼亚	中等发达	发达			
约旦	初等发达	中等发达	阿根廷	中等发达	初等发达
土耳其	初等发达	中等发达	巴拿马	中等发达	初等发达
乌克兰	初等发达	中等发达	哥斯达黎加	中等发达	初等发达
罗马尼亚	初等发达	中等发达	牙买加	中等发达	初等发达
巴西	初等发达	中等发达			
沙特阿拉伯	初等发达	中等发达			
哈萨克斯坦	初等发达	中等发达			
中国	欠发达	初等发达	洪都拉斯	初等发达	欠发达
阿塞拜疆	欠发达	初等发达			
吉尔吉斯	欠发达	初等发达			
泰国	欠发达	初等发达			
斯里兰卡	欠发达	初等发达			

2000—2014 年，健康发达国家的比例约为 18%—19%，健康发展中国家的比例约为 81%—82%。

四、中国健康现代化的评价结果

2014 年，中国属于健康初等发达国家，健康现代化指数为 41，在世界 131 个国家中排第 59 位。中国处于健康发展中国家的中间水平，距离世界先进水平的差距比较大（表 7）。

表 7　2014 年中国健康现代化水平的国际差距

指标		性质	高收入国家	中国	绝对差距	相对差距
健康现代化指数	HMI-2014	正指标	100	41	59	2.4
	I_L-2014	正指标	100	55	45	1.8
	I_S-2014	正指标	100	30	70	3.3
健康生活	育龄妇女避孕率/%	正指标	73	88	—	—
	结核病发病率/每 10 万人	逆指标	21	68	47	3.2
	婴儿死亡率/‰	逆指标	6.0	9.8	3.8	1.6
	PM$_{2.5}$ 平均浓度/（微克·米^3）	逆指标	15.6	54	38.4	3.5
	预期健康寿命/岁	正指标	72	68.5	3.5	1.1
健康服务	医生比例/‰	正指标	3.2	2.06	1.14	1.6
	护士和助产士比例/‰	正指标	10	2.05	7.95	4.9
健康服务	健康保险覆盖率/%	正指标	100	97	3	1.0
	人均公共健康支出/美元	正指标	3252	234	3018	13.9
	慢性呼吸道疾病死亡率/每 10 万人	逆指标	20	77	57	3.9

在 2000—2014 年，中国健康现代化指数从 24 上升到 41，提高了 17；世界排名从第 84 位上升到第 59 位，提高了 25 位。该数据显示我国健康现代化建设取得了很大进步。

2000—2014 年，中国健康现代化与世界先进水平的绝对差距和相对差距都在缩小，中国健康现代化与世界平均水平的绝对差距和相对差距也都在缩小（表 8）。虽然进步明显，但与世界先进水平的差距也是客观存在的。

表 8　2000—2014 年中国健康现代化评价

项目	HMI-2000	HMI-2010	HMI-2014
中国健康现代化指数	24	38	41
世界指数最大值	100	100	100
世界指数最小值	5	5	6
世界指数平均值（计算）	42	44	44
中国与最大值的绝对差距	76	62	59
中国与最大值的相对差距	4.2	2.6	2.4
中国与平均值的绝对差距	18	6	2.6
中国与平均值的相对差距	1.8	1.2	1.1

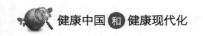

续表

项目	*HMI*-2000	*HMI*-2010	*HMI*-2014
中国排名	84	66	59
国家样本数	131	131	131

　　健康生活指标中，表现较好的指标是育龄妇女避孕率和预期健康寿命，表现较差的指标是婴儿死亡率、结核病发病率和空气质量。健康服务指标中，医生比例等指标表现较好，护士和助产士比例、人均公共健康支出、慢性病死亡率等指标表现较差，健康保险覆盖率等指标从 2000 到 2014 年飞速增长。

　　由于婴儿死亡率、慢性疾病死亡率等指标的中国地区数据无法获取，育龄妇女避孕率、健康保险覆盖率等指标的中国地区数据值整体偏高等因素影响，我们对中国地区的健康现代化评价指标选择做了部分调整（表 9）。

表9　中国地区健康现代化评价指标

项目	评价指标	指标解释和测度	评价维度	指标性质
健康生活	预期寿命	预期寿命/岁	生活质量	正指标
	结核病发病率	结核病发病率/每 10 万人	健康行为	逆指标
	孕产妇死亡率	孕产妇死亡率/‰	健康状况	逆指标
	空气质量	$PM_{2.5}$ 平均浓度/（微克·米³）	健康环境	逆指标
健康服务	医生比例	医生比例/‰	医疗服务	正指标
	护士比例	护士和助产士比例/‰	护理服务	正指标
	健康支出	人均公共健康支出/美元	政府服务	正指标
	产前检查	孕产妇产前检查率/%	服务质量	逆指标

　　根据调整后的评价指标，2014 年中国地区健康现代化的评价结果为：北京、上海等 16 个地区超过全国平均值，其中北京、上海的健康现代化水平达到高收入国家的 60%左右（表 10）。

表10　2014 年中国地区健康现代化评价结果

排名	地区	*HMI*-2014	I_L-2014	I_S-2014
1	北京	58	58	59
2	上海	57	68	47
3	天津	49	63	38
4	浙江	47	55	40
5	江苏	46	56	37

续表

排名	地区	HMI-2014	I_L-2014	I_S-2014
6	福建	46	62	33
7	山东	43	54	35
8	宁夏	42	49	36
9	广东	42	53	34
10	海南	42	52	34
11	辽宁	42	48	36
12	内蒙古	41	48	35
13	陕西	41	47	35
14	山西	39	47	33
15	湖北	39	45	33
16	江西	38	52	28
17	河北	37	46	29
18	重庆	37	40	33
19	云南	36	48	28
20	广西	36	43	30
21	吉林	36	39	33
22	四川	36	39	33
23	河南	36	44	29
24	黑龙江	36	40	32
25	安徽	36	45	28
26	甘肃	35	42	29
27	湖南	35	40	30
28	青海	34	32	36
29	新疆	32	27	39
30	贵州	31	34	28
31	西藏	27	27	27
中国		37	41	33
高收入国家		100	100	100
中等收入国家		30	37	24
低收入国家		13	37	4
世界平均		42	41	43

资料来源:《中国统计年鉴 2015》《中国卫生和计划生育统计年鉴 2015》《中国卫生和计划生育统计年鉴 2016》等，数据不包含香港、台湾和澳门

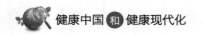

由于中国不同地区的数据质量不同，且面板数据得到的结果与真实的健康状况之间可能存在一定的差异，故本评价结果仅供参考。

参 考 文 献

崔霞. 2011. 中国公共卫生服务体系绩效评价. 中国公共卫生，27（12）：1612-1613

龚向光，雷海潮，张鹭鹭等. 2002. 区域卫生规划监督和评价框架的构建. 中国卫生经济，21（10）：8-12

郭塨，何琼，孙振球等. 2012. 湖南省卫生事业发展水平的综合评价. 中南大学学报（医学版），37（5）：532-536

何传启. 2017. 中国现代化报告 2017——健康现代化研究. 北京：北京大学出版社

孙玉栋，臧芝红. 2016. 新医改视角下我国政府卫生支出绩效评价. 中国特色社会主义研究，（2）：78-85

杨启佑，胡淑礼，罗珍淮. 1996. 卫生综合效益评价方法的研究. 中国卫生经济，15（5）：29-31

Abeney A，Yu K. 2015. Measuring the efficiency of the canadian health care system. Canadian Public Policy，41（4）：320-331

Derose S F，Schuster M A，Fielding J E，et al. 2002. Public health quality measurement：Concepts and Challenges. Annual Review of Public Health，（23）：1-21

Evans D，Tandon A，Murray C J L，et al. 2000. The comparative efficiency of national health systems in producing health：An analysis of 191 countries. World Health Organization（GPE Discussion Paper），（29）

Handler A S，et al. 2001. A conceptual framework to measure performance of the public health system. American Journal of Public Health，91（8）：1235-1239

Hurst J，Jee-Hughes M. 2001.Performance measurement and performance management in OECD health systems. OECD Labour Market and Social Policy Occasional Papers，（47）

Murray C J L，et al. 2000. Overall health system achievement for 191 countries. World Health Organization（GPE Discussion Paper），（28）

OECD. 2015. Health at a Glance 2015：OECD Indicators. Paris：OECD Publishing

Oliveira M D，Bevan G. 2003. Measuring geographic inequities in the Portuguese health care system：An estimation of hospital care needs. Health Policy，66（3）：277-293

Scutchfield F D，Bhandari M W，Lawhorn N A，et al. 2009.Public healthperformance. American Journal of Preventive Medicine，36（3）：266-272

Valentine N B，et al. 2007.Measuring quality of health care from the user's perspective in 41 countries：Psychometric properties of WHO's questions on health systems responsiveness. Quality of Life

Research，16（7）：1107-1125

World Health Organization. 2000. World health statistics 2000. Geneva： World Health Organization

医院网络信息化服务平台对市民就医和健康现代化的影响

——以广东省佛山市五所三甲医院为例①

刁生富　丁倩瑶

佛山科学技术学院经济管理与法学院

随着新一代信息技术和人工智能技术的快速发展和广泛普及，"互联网+医疗"成为推动医疗信息化和健康现代化的重要举措，相应产生的医院网络信息化平台，其在打造医院品牌、缩减看病时间、解决"看病难"问题和缓解医患关系等方面发挥了重要作用，但同时也产生了一些新的问题。本文试图以广东省佛山市五所三甲医院为例，探讨医院网络信息化服务平台对市民就医和健康现代化的影响、由此所产生的问题和解决对策。

一、网络信息化服务平台的运营

医院网络信息化服务平台以微信服务号为主要对外运营号，辅助以医院网页版、支付宝服务窗和其他 App 平台，由第三方科技公司提供技术支持，包括预约挂号、在线缴费、电子病历等主要功能，辅以其他便民功能如停车缴费、资讯阅读、意见反馈等。预约挂号是患者使用频率最高的功能之一，在"看病难"普遍存在的当下，患者最急切的需要就是能够挂上号和有医生应诊。预约挂号就是提前解决了患者这一迫切的需求。医院在设置预约挂号功能时，从服务平台运营的大数据来分析，若是该院的就医市民更倾向于线上预约挂号，该院也相应地将更多号码源分配到线上平台，使平台的线上挂号和线下窗口挂号得以均衡。电子病历也十分贴合市民的就医需求，以往医生将患者的病情写到病历本上，由于医生的字迹普遍较为潦草，患者仅能从医生的口中听取少许有关病情的解说，无法很好地从病历本上查看病情的缘由，但电子病历能够简明扼要地道明患者的病情，

---

①刁生富，博士、教授，佛山市网络空间研究院院长，国家生态大数据研究院研究员。

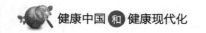

便于患者查阅和医患沟通。

在国家大力推进"互联网+医疗"的大背景下，我国许多医院都先后建立了网络信息化服务平台，再根据患者需求和大数据医疗分析，不断优化平台，成为我国医疗信息化和健康现代化的重要标志之一。佛山位于珠江三角洲的腹地，一直以来都是改革开放的前沿阵地，其五所三甲医院在推进医院网络信息化服务平台建设和提升健康现代化水平方面也较早进行了尝试。本文所研究的五所医院（佛山市第一人民医院、佛山市中医院、佛山市第二人民医院、佛山市禅城中心医院和佛山市南海区人民医院）都建立了比较成熟的网络平台，主要以微信服务号来提供服务，服务号内囊括了医疗信息、本院咨询和看病服务等重要功能，让市民可以带着一部手机去看病，无需携带现金、医疗卡和病历本，实现无纸化渠道方便市民就医。例如，目前医院门诊科室越分越细，佛山市第二人民医院了解到患者在面对各大科室及科目不知如何选择时，增加了"智能导诊"功能，界面以卡通画面来显示人体部位，患者可以选择性别、成人或儿童，还可以点击"转身"将人体的背面部位展示出来，即使患者不能确切说出身体不适部位的专业名称，还可以形象地对应选择卡通人物的身体部位，接下来由机器人带入分诊自测，患者根据自身症状回答机器人的导诊问题，在回答完毕后，机器人将推荐患者到相应科室就诊。这样一系列流程下来，不过花上几分钟，就能使患者对就诊不再迷茫，确保患者在就医前有充分的准备，以免挂错科室号。

医院除了重视发展平台的功能和关注诊疗效果外，也注重解决患者在借助平台就医过程中的就医体验问题，以市民的满意度为衡量标准，多渠道收集患者的反馈意见，大部分医院以留言形式或界面上的意见反馈功能来收集患者就医体验后的感受和建议。这样的循环反馈在网络信息化平台的支持下，医院只需整合大数据分析，就能够了解患者的就医需求，改进服务的机制和市民就医的流程。

二、网络信息化服务平台对市民就医和健康现代化的积极影响

（一）打造医院品牌，潜移默化扎根市民心中

如今人们就医都偏向于到"大医院"，这与我国的医疗改革有关。在医保政策下，人们到大医院和在地方医院看病的费用相差不大，多数患者对大医院有着盲目的信任，再加上患者普遍存在的紧张心理，导致对医院的品牌效应趋之若鹜，医院也十分注重自身的口碑。在这样的情况下，微信服务号就成为打造医院品牌的主要辅助工具。例如，佛山市中医院着力打造"互联网+医疗"的全方位应用平台，利用网络信息化服务平台打造自身的特色中医现代化的品牌形象，让中医不再墨守成规，反而成为深入民心的创新医疗体验，也让信息化和现代化的便利普

及到喜爱中医的市民身上。该院的口碑不仅仅体现在特色的中药治疗，微信服务号除基础服务外，还定期发布季节性疾病预防、药师在线、医二三事、育儿堂等栏目推送，庞大的阅读量和留言数可见该院在市民心中的地位。现代人对养生十分注重，医院的资讯一般都经过科学分析而推送，定期浏览权威的健康养生文章成为人们的习惯。再者，信息转发也推动了医院品牌的宣传推广，信息的传播广度和宣传效益成正比，医院只需确保推送内容的准确性，网民便会自发地成为宣传大军，不费力气却达到明显的品牌效益，也吸引了更多的网民选择该医院就诊。

（二）简化就医程序，缩减看病时间

在调研的五所医院中，就医患者均反馈走网上预约挂号流程，能够减少排队等候的时间，大大节约了就医的时间成本，给许多上班族带来较大的便利。线上挂号以提前预约挂号或当天限量挂号为主，患者可以提前 1—3 天在医院的微信服务号进行预约挂号，挂号成功后在相应的时间到达科室即可等待叫号就诊。相比传统的窗口挂号需要在医院开门前提前排队的情景，网络平台让就医时间具有可塑性，患者可以通过微信实时了解排队候诊情况，不必过早在医院辛苦排队，能够适当把控和调配时间，在一定程度上缓解了老百姓看病难的问题。

（三）舒缓医患关系的紧张

网络信息化平台面向市民大众，也是人人可看、可评的平台。要做到人人点赞，医院必须提升自身的服务水平和改进管理架构。据了解，以"病人为中心、以质量为核心、以患者满意为标准"是佛山市第一人民医院坚持的口号，该医院在全国率先开展持续质量标准评价，以"标准化、制度化、信息化、常态化"来衡量自身的医疗质量，实现了医院现代化管理。该院以市民的评价来监督自身的服务质量，一方面提供了反馈渠道，让群众体验到自己的发声作用；另一方面也使医院的行动深得人心，为医患关系的调解铺就和谐之路。

三、网络信息化服务平台运营中存在的问题

（一）不配备网络手机人群就医遇到阻碍

人工智能时代，智能手机是生活必备品。然而对于中老年人来说，操作智能手机是一件很困难的事情，不一定都懂得使用微信和医院服务号，而且老年人出行不便，赶到医院排队挂号是一个漫长的过程，老年人未必有精力承受这一切。另一种方法则是由儿女帮老人在线上挂号，这样虽然减少了排队时间，但是线上挂号后的一系列流程都要依赖网络平台，再到实体窗口交费时，就会产生线上线

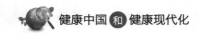

下对接延迟的问题，网络平台可能随时出现状况，在儿女未陪同老人看病的情况下，出现问题后还是需要儿女出面解决，与想象中的便捷相反，加重了儿女的负担和压力。

（二）缺乏人文关怀，市民就医信心下降

网络平台、人工智能、大数据等技术在带来了极大便利的同时，也忽视了人的本性需要。用机器分析来评测患者的需求，无疑会产生部分偏差，患者在就诊的过程中，与医生的接触也难融为一体，隔阂和距离从线上挂号开始形成。如果患者在看病过程中，没有遇到最适合自身的医生，医生无法获得病人的信任，治疗的效果也无法达到最佳，导致患者就医情绪不佳，对医院和医生没有产生完全的信任，患者与医生形成相互的负面影响。这也是人工智能时代的医疗信息化和现代化出现的新问题，值得我们反思和研究。

（三）操作流程存在漏洞，带来不必要麻烦

随着人工智能和信息化推动医疗建设发展的同时，仍然存在不少问题，影响着患者就诊的顺利进行。以佛山市中医院为例，最大的难题就是医院线上预约号码往往在开放发号时就迅速挂满，导致患者必须在当天七点准时等待抢号，在抢号过程中非常讲究手速、网速和对医院服务号的熟悉程度，一套流程走下来，可能需要一个星期的提前等待和抢号时的精神绷紧状态。再者，有些医院首次挂号需要对该院的医疗卡进行账号绑定，这就意味着，从未去过这所医院开卡的患者，也需提前跑一趟医院才能进行线上预约挂号，这对于外市慕名而来的患者构成障碍。

当患者线上提前挂号，而就诊当天临时取消挂号现象也很常见，但取消网上挂号的流程非常烦琐。以佛山市南海区人民医院为例，就诊当天取消网上挂号，需要专程到医院门诊排队先取出网上预约的挂号单，再拿挂号单到相应的挂号科室找医生签字确认，最后再排队将已签字的挂号单交给挂号窗口的工作人员，退回相应的挂号费用。这样复杂的流程与医院网络信息化平台用户的信用管理制度相关，医院本义是为了避免市民在线上乱挂号、随意取消挂号而采取的规范化措施，但同时也给患者带来了不便。

电子病历在地方区域的医院中不能资源共享，是市民转换医院就医时遇到最苦恼的问题。当医院设施和专项特色科目不能满足需要时，患者就会倾向选择其他医院就诊，而之前的电子病历无法共享到其他医院的网络平台，导致患者需要重新再做一轮检查，并重复交费。资源不能做到共同认可，病历信息不能共享，时间、金钱和医疗资源的浪费令人痛惜。

四、完善和改进网络信息化服务平台运营的措施

（一）提高医院对服务平台的有效管理和便民服务的水平

医院网络信息化平台的推广使用，一定程度上缓解了医院排队挂号人满为患的状况，但随着网民数量的增加和人民群众对医疗健康服务日益增长的需要，医院对网络服务平台的市民账号管理也应组建相应的工作小组进行规划管理。对于号源的分配原则，可分期分量派发号源，合理分配提前预约和当天预约号源，针对提前预约的患者爽约情况，建议以诚信积分制度来制约用户，用户取消当天挂号需提交相应字数的申请书，由医院网络平台工作人员进行审核，审核通过后不扣分；若审核不通过，会扣掉相应的诚信积分。当积分为 0 时，该用户将不再享受平台挂号的便利。此外，医院在对平台用户的管理中，可定期对用户进行问卷调查，通过数据分析，既可对用户的身份信息进行分析管理，也为医院未来的发展提供了数据的支持。

（二）坚持以人为本，医院在线上线下融入更多人文关怀

在互联网和大数据时代，以信息化建设促进医院管理现代化，要处理好人与数据、技术可能性与伦理合理性之间的关系，处理好科学文化与人文文化之间的冲突，把技术奇迹和人性的精神需要平衡起来，既要发挥大数据在经济转型升级和社会治理上的力度，也要体现大数据在便民惠民上的温度。大数据时代下的网络信息化平台，需要注入更多的人文情怀，才能让患者的就医体验更具人性化。

根据马斯洛需求层次理论，人的第二、第三层次需求分别为安全上的需求和情感与归属的需求，患者除了在健康上有需求和身体寻求安全外，精神和情感上都需要有爱的关怀和体验。在账户数量激增的情况下，医院需匹配大数据分析，从而做到线上线下均衡服务。把线下空余的人力资源分配到线上的人工客服中去，让线上的咨询同时具备人工智能和人性化的服务，让患者都能感受到病痛之外的温情，良好的就医体验可以带给病人心灵的抚慰，有利于疾病的康复。

在服务过程中，医院既要提供信息化平台来服务市民，更要做到将市民的心声纳入改进的内容中，市民对于医疗健康有切身体验和建议，在大数据的帮助下，这些建议能够快速地收集、筛选、分类，反馈到医院的系统中，而工作人员只需有针对性地采纳意见和对应出台解决办法，就能将问题由大化小，亦提高了市民的就医满意度。

对于老年人群不习惯使用智能手机线上挂号的情况，医院方面可以多开展老年人学习网络信息化平台的小组活动。成功举办活动后让小组成员继续传播这个

公益行动，教会身边的老龄群体参与到网络平台的使用中。对于无法使用智能手机的群体，医院也必须做好线下的挂号工作，召集志愿者为患者在就医过程中遇到的问题提供热心帮助，创造充满爱心和温暖的线上线下氛围，使医院在便民服务中取得最大成效。

（三）建立"互联网+共享"的网络信息化平台

党的十九大报告指出，"打造共建共治共享的社会治理格局"，医院的网络信息化平台亦能走这条路线，平台各用户组成的社区由医院来统一管理，医院与医院之间达成协议，将用户的电子病历在确保信息安全、保密和隐私不受侵犯的情况下实现数据共享。将平台建设成为虚拟的网络社区，用户在各平台的转换使用时不会产生隔阂和生疏，可以统筹兼顾个人健康状况。由用户共同监督平台的运作，共同构建一个和谐的共处平台，为避免出现隐私泄露、用户体验不佳、流程有漏洞等情况，医院也可举办线上小组活动，由用户积极参与讨论，促进交流，共同建设、打造有效的网络信息化共享平台。

（四）支持第三方技术提供并做好监督工作

在网络信息化发展中，医院主体的服务号主要依靠第三方的技术支持。第三方的技术核心有数据分析、平台运营、平台用户管理等，可以通过其经营手段吸引更多的用户，让服务号有固定的用户关注，也有源源不断的新用户加入进来。相对医院的公众平台来说，第三方提供的技术必须是公开透明的，既要保障用户信息的不泄露，也要将医院的便民服务简单而有效地体现出来。在用户就医前的线上操作流程中，医院要监督第三方提供的技术服务。在与第三方合作中，医院不只是依赖其技术，也应突出本院的特色风格，在服务平台上体现本院的精神和工作宗旨，令用户感受到线上平台不再只是信息化和提供技术的工具，也有医院精神和人文情怀在其中。

参考文献

刁生富，何永锋.2018.大数据时代网络数字遗产探讨.淮阴师范学院学报（哲学社会科学版），40（3）：304-307，324

孔晓明.2017."互联网+"时代医院微信平台建设的实践与思考.江苏卫生事业管理，28（2）：81-82

李敏，王珏，何媛.2015."自媒体时代"医院微信平台建设的实践与思考.现代医院管理，13（2）：80-82

李霞，唐源.2018.基于"互联网+智慧医疗"的医院信息化平台建设与应用.医学信息学杂志，39（5）：16-20

杨阳，罗婷，王鹤飞等.2017.基于微信平台的掌上医院应用研究.医疗卫生装备，38（4）：71-73

中国健康质量促进的战略研究①

李 力

中国科学院中国现代化研究中心

一、国际发展趋势

生老病死是生命的本质特征，一个人从出生到死亡都离不开医护系统。不论在哪里，医护系统对于个人、家庭和社会的健康发展都至关重要。因此，医护系统是整个大健康系统的一个核心元件。通过完善的医护体系，可以保证我们一旦生病，能够及时有效地得到由医生、护士等专业人士提供的专业医护服务，包括恰当的疾病治疗、病后康复或姑息治疗，从而快捷、优质地恢复健康，避免健康状况继续恶化，切实提高全民的健康质量和生活质量。

世界卫生组织在《2000年世界卫生报告》中提出卫生系统的四项关键职能：提供服务；开发能够用于提供服务的人力和物力资源；动员和集中用于支付卫生保健的财力资源；最为重要的管家职能，规定和执行游戏规则并为所有有关的不同参与行动者提出战略性的方向。不同国家卫生系统运行的差异不仅仅是由于在收入或支出上存在差异，卫生系统的效能也可以有明显的差异。设计、管理和资助卫生系统的方式影响着人们的生存和生活（World Health Organization，2000）。

目前全球范围内正在不断开展全民健康覆盖活动，即确保所有人都能获得其所需的卫生服务，且付费时财务方面无须担忧（世界卫生组织和世界银行，2014）。通过"按需提供全面优质的基本卫生服务"，实现理想健康结果目标。全民健康覆盖已成为世界卫生系统2015年后发展议程中的一个目标，被界定为卫生系统绩效的理想结果。

①项目资助：中国科学院知识创新工程重要方向项目（O62003312311001），中国现代化研究；国家卫生与计划生育委员会项目（H160651001），"健康中国2030规划纲要"编制综合平行研究。李力，女，广东四会人，助理研究员。

日本是享誉全球的长寿国家，"日本健康 2035"的主要目标是建设一个可持续的医护卫生系统，通过卫生系统确保每个社会成员都能够得到公平的服务，获得非凡的健康结果，同时促进日本和世界的共同繁荣。通过"日本健康 2035"，实现国家健康系统的范式转换。其中从数量向质量、从追求投入向追求价值、从医疗向医护的范式转变体现了健康质量的重要理念。精益的医护卫生（lean health care）是"日本健康 2035"描绘的三大愿景之一，包括利用现有资源实现价值的最大化、基于价值的质量和效率提升、以更低的成本实现更好的服务以及缩小地区差异。为此提出了一系列的行动计划：①到 2020 年实施系统的卫生技术评估，提高医护卫生质量（如防止过度医疗和医疗事故），培养全科医生，连接社区和整个医护系统；②到 2035 年评估卫生技术的价值产出，如疗效。基于此设置报销比例，基于效果来比较卫生绩效。

美国实施的"健康国民 2020"计划首要目标包括：①延长寿命、提高生命质量，免受可预防疾病、伤残和早逝之苦；②实现健康公平，缩短差距，提升不同人群的健康。在"健康国民 2020"立体模型中强调健康服务对最终健康结果的重要影响作用。为了提升健康质量，"健康国民 2020"把进入健康服务（access to health services）列为其发展的一个重要领域。健康服务的介入能够对一个人各方面的健康产生深刻的影响。即使在美国，健康服务仍有很大的空缺，到 2010 年仍然有将近 25% 的美国人不能享受基层医疗机构或者医务室提供的定期医护服务。因此，美国把提高日常医护护理和医疗保险比例作为提升全体人民健康的必经之路。

为了优化健康质量，各国在医院分级管理、诊疗制度、医护人员管理、诊疗技术、医疗评价等方面都做了大量的改革和探索。健康质量促进是我国不断努力的方向，通过推出一系列健康质量促进的配套文件，为我国的健康质量促进奠定了坚实的基础。尽管如此，健康质量仍然是健康中国建设的一个短板。反映到现实生活就是医护资源不足、配置不均衡、医护费用负担重和医患关系紧张。医护系统及医护系统人员工作的好坏，将对 14 亿中国人民生活质量以及寿命长短产生深刻的影响。促进国民健康质量，必须从对现有医护系统进行流程再造开始，理顺医护系统各个环节的资源配置，引导医护系统对人民的健康期望做出恰当的反应。

二、医护服务流程再造

一个人生病后，从进入医护系统，经历诊断、治疗、康复环节，到最终退出医护系统。我们基于整个医护流程，以患者为中心，构建出医护服务流程模型（图 1）。

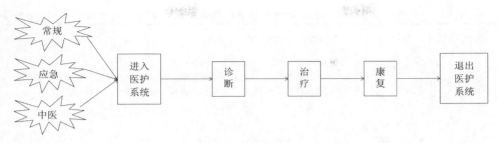

图 1　医护服务流程模型

随着医学由生物医学模式向生物—心理—社会医学模式的转变，加上大量外资、民营资本进入医护行业，"以患者为中心"的服务理念使患者对医护服务有了更大的选择空间，对医护服务有了更高的要求。而当前我国的医护服务体系仍存在一些问题，例如大医院人满为患、小医院无人问津、医护费用高、患者满意度低、医患关系紧张。因此必须进行医护服务流程再造，突破传统"以疾病为中心""以医生为中心"的观念和习惯做法，打造"以患者为中心"的医护服务流程。从患者的角度，重新确定医护机构应该做什么和如何去做，优化各个服务环节，通过系统整合并最大限度地发挥各级医护机构、医护人员、资金、技术、产品、信息等资源的功用。

根据服务对象和服务内容的不同，患者需要的医护服务主要分为三大类：常规医护、急救医护和中医医护。常规医护是为普通患者（非急危重症和非突发事件患者）提供的医护服务；急救医护是为急症患者（急危重症和突发事件患者）提供的应急医护服务；中医服务是为普通患者提供的中医服务，是具有中国特色的常规医护。

医护服务流程再造，坚持"以患者为中心"的原则，在医护体系层次分为常规医护、急救医护和中医医护；在医院层次分为服务水平、服务质量和服务环境三个角度；在健康责任方面分为个人、医院和政府三个方面，对"进入、诊断、治疗、康复和退出"医护流程全过程的每个环节，进行系统改造、动态监测和综合评估（表 1），建立分工合作制医护体系，明确医护服务职责，控制医护成本，降低患者的等待和逗留时间，全面提升医护服务质量和患者满意度。

在分工合作制医护体系中，普通医院的主要职责是提供常规医护和急救医护服务。服务内容以手术和住院服务为主，包括急救服务等；服务对象为需要手术和住院服务的患者及需要急救的患者。社区医院的主要职责是提供常规医护和部分公共卫生服务。服务内容以初诊服务为主，包括康复服务和公共卫生服务等；服务对象为社区居民和患者。

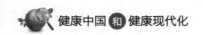

表 1　医护服务流程再造步骤

项目	进入	诊断	治疗	康复	退出
常规医护	分工合作制 普通门诊：社区医院 手术诊断：普通医院	社区医院或家庭医生：普通患者首诊；向普通医院转诊的绿色通道	普通医院：重大手术和住院患者的治疗；向社区医院转送康复服务的绿色通道	社区医院：康复服务	家庭医生跟踪、医疗事故鉴定
急救医护	突发事件患者急救，统一指挥、医警联动；急危重症患者的院外急救	院前急救：初诊，首席急救医生负责制；普通医院急诊：急症患者就诊	普通医院：急诊抢救、急诊手术和住院；向社区医院转送康复服务的绿色通道	社区医院：康复服务	家庭医生跟踪、医疗事故鉴定
中医医护	患者自选就医	首诊负责制度	向常规医护和急救医护的转诊绿色通道	居家康复为主，社区医院为辅	家庭医生跟踪
服务水平	医院高水平导诊分诊，全科医生团队	医护团队工作、远程联合诊断	医护团队工作、标杆管理、整体护理	整体护理、个案管理	院后管理
服务质量	医院质量标准认证	医院质量标准认证、引入第三方监督	医院质量标准认证、临床路径、引入第三方监督	基础护理责任制、全程服务	患者满意度评价、医疗事故鉴定
服务环境	在线多渠道预约、标准化救护网络、标准化绿色生命通道	通用电子病历系统、以流程为导向的人性化设施、标准化诊断室	高水平医护信息系统、以流程为导向的人性化设施、标准化治疗室	标准化康复理疗设施	一体化电子病历和健康管理电子档案
个人	有序就医	不瞒报，配合诊断	配合治疗和第三方监督	主动康复	投入健康生活、医护服务评价
医院	保持良好就诊秩序	减少误诊，双向转诊	控制医护质量和医护成本	向社区医院转诊	院后跟踪管理、医疗事故鉴定
政府	规范医院功能、引导有序就医	提高医生素质、增加卫生供给	监管医护质量和医护成本	规范康复服务	医患争议调解仲裁机制

注：本文图表除特别标注外，其他均由笔者根据相关数据自行整理汇总

三、健康质量促进的战略设计

健康质量促进战略要求坚持"以患者为中心"的基本原则，从医护体系和医护流程两个层次提升健康服务的可及性和及时性，从医护流程和临床路径两个层次提升医护服务的水平和质量，促进患者健康质量的恢复和提高。

1. 战略目标

到 2020 年，中国医护服务的质量达到世界平均水平，到 2030 年达到中等发达国家的前列，建成一个体系完备、运行高效、公平公正的分工合作制医护服务体系，确保"人人便捷、有效、有能力享有优质健康医护服务"，最终实现"有病早治早康复"的战略目标（图2）。

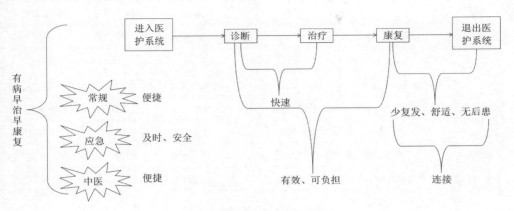

图2 医护服务流程再造目标

对于常规患者和寻求中医治疗的患者，包括各种常见疾病、慢性非传染性疾病、突发疾病患者以及妇女、儿童、老人、职业人员等有特殊医护服务需求的人群，要求能够便捷地进入医护系统，在有效诊疗的基础上，经济上的可负担也是重要的优化目标。

对于急诊患者，包括各种强传染性疾病以及各种重大灾害事故中的患者，关键是能够及时并且安全地到达相应的医护机构，进入医护系统获得诊治，避免发生重大公共卫生危机。

无论是常规患者、应急患者，还是寻求中医治疗的患者，在诊断治疗后都面临着康复问题，以使身心各部分机能得到更大程度的恢复。通过这一阶段，减少病情复发，同时在可负担的前提下，增加患者的舒适性，从而提高康复人员的生活质量。愈后人员通过适宜的医学评估，在适宜时间退出医护系统时要确保"无后患"，最大限度地降低医护纠纷、减少未来的健康风险、提高生命健康质量。对于中医治疗的患者，还需要有一个连续的病后恢复阶段。

2. 指标体系

根据健康质量促进的战略目标，参考世界卫生组织、部分发达国家健康指标体系和中国实际，依据层次分析原理，设计出中国医护服务流程再造目标指标体系，对数据难以采集或者难以量化的，以及存在交叉和重叠的初筛指标进行调整与合并，最终形成5大流程、18项主要指标、32项监测指标（表2、表3）。

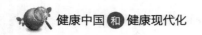 健康中国 和 健康现代化

表2 医护服务流程再造目标指标体系

流程	主要指标	基线	2020 年目标	2030 年目标
进入	普通医院非急症预约就诊比例（%）	建立基线	80	100
	普通医院平均候诊时间（分钟）	建立基线	降低	大幅降低
	社区医院和基层门诊就诊比例（%）	建立基线	50	80
诊断	癌症诊断符合率（%）	建立基线	提高	大幅提高
	标本采集量错误率（%）	建立基线	降低	大幅降低
	组织病理诊断及时率（%）	建立基线	提高	大幅提高
	拥有大学本科以上学历执业医师比例（%）	45（2015）	70	100
	拥有大学本科以上学历注册护士比例（%）	10（2015）	50	90
治疗	出院者平均住院天数（天）	8.6（2012）	7	5.4
	开展临床路径医院比例（%）	建立基线	80	95
	医护服务重大事故率（万分之）	建立基线	降低	大幅降低
	手术患者总住院死亡率（%）	建立基线	降低	大幅降低
	麻醉开始后 24 小时内死亡率（%）	建立基线	降低	大幅降低
	急诊手术死亡率（%）	建立基线	降低	大幅降低
	手术过程中异物遗留发生率（%）	建立基线	降低	大幅降低
康复	住院患者出院 31 天内再住院率（%）	建立基线	降低	大幅降低
退出	医护服务患者满意率（%）	建立基线	提高	大幅提高
	医护服务患者投诉率（‰）	建立基线	降低	大幅降低

资料来源：基于"健康中国 2020"战略研究报告数据整理

表3 医护服务流程再造监测指标

流程	监测指标
进入	普通医院非急诊预约就诊比例（%）
	普通医院平均候诊时间（分钟）
	社区医院和基层门诊就诊比例（%）
	社区医院和基本医护机构标准化达标率（%）
	居民十分钟内（包括乘车）到达最近医护机构比例

续表

流程	监测指标
进入	院前急救反应时间
	社区医院中医科室覆盖率
诊断	癌症诊断符合率（%）
	标本采集量错误率（%）
	组织病理诊断及时率（%）
	拥有大学本科以上学历执业医师比例（%）
	拥有大学本科以上学历注册护士比例（%）
	入院 3 日确诊率
	门诊诊断与入院诊断符合率
	术前诊断与术后诊断符合率
	重点传染病实验室诊断率
	磁共振成像检查比例
治疗	出院者平均住院天数（天）
	开展临床路径医院比例（%）
	医护服务重大事故率（万分之）
	手术患者总住院死亡率（%）
	麻醉开始后 24 小时内死亡率（%）
	急诊手术死亡率（%）
	手术过程中异物遗留发生率（%）
	手术治疗比例
	住院比例
	个人医疗支出比例
康复	住院患者出院 2—5 天内再住院率（%）
	患者出院当天再住院率
	患者出院 16—31 天内再住院率
退出	医护服务患者满意率（%）
	医护服务患者投诉率（‰）

资料来源：基于"健康中国 2020"战略研究报告数据整理

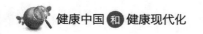

3. 主要任务

根据健康质量促进的战略目标和指标体系，"以患者为中心"，设定三个主要发展任务，从时间、生命、经济三方面切实减轻患者的成本，提供医护系统的效能和患者满意度。

任务一：切实缩短患者候诊、等待、住院和总逗留时间，减少患者的时间成本，改善就医环境。

候诊和等待时间过长，候诊环境拥挤混乱是当前我国医护系统的突出问题，严重降低了患者对医护系统的满意度。一方面是医护系统，特别是综合医院、专科医院的医护能力远远不能满足患者的诊疗需求；另一方面是医护系统各子系统没有形成有效衔接，系统运行不畅。通过医护流程再造，提高医护系统的运行效率，激活社区医院的医护能力，有效分流综合医院、专科医院的患者；通过各种人性化的设施和技术手段，缩短医护系统的反应时间，使医护系统各子系统由串联运行改为并联运行，有效减少患者在医院的总逗留时间。

任务二：切实降低误诊率，提高治愈率，减少患者的生命成本，提升医护服务水平和医护服务质量。

医护水平和医护质量是医护系统的生命线，也是造成各种医疗纠纷的主要根源。一方面，医护系统的工作对象是生命系统，具有极大的不可知性和不确定性；另一方面，医护系统的产出是患者的生命质量和生活质量，很多时候具有不可逆性。通过医护流程再造，规范诊疗和康复流程，提高医护人员，特别是社区医院医生的医护技术，不仅有利于疾病的早发现、早治疗，提高诊断率和诊断符合率，更有利于控制患者的病情发展，减轻诊疗过程中患者的痛苦，提高治愈成功率。

任务三：切实降低诊疗负担，减少过度医护，减轻患者的经济负担，提升医护服务第三方监督能力。

随着科技发展，各种诊疗技术、医药产品层出不穷，不断加重患者的经济负担。一方面，医护系统高度专业化，患者普遍缺乏专业医护知识，难以判断医护人员提出的诊疗方案；另一方面，单个患者面对强大的医护系统，难以形成监督力量。通过医护系统流程再造和适宜的政策设计，引入第三方监督，包括医疗保险公司、行业协会、医护审计的监督，帮助患者监督各种诊疗方案，避免不必要的诊疗项目和费用支出，避免供给诱导的需求增加，减少"因病致贫、因病返贫"现象。

四、重点领域和行动计划

健康质量促进战略，主要包括医护服务流程再造、社区医院标准化 2 个重大项目以及 5 个行动计划，分别为：普通医院临床路径计划、整体护理行动计划、基本医疗保险诊疗常规计划、医护人员体面生活计划、医护质量监督体系计划。健康质量促进战略涵盖医护服务过程的 9 个重点领域，具体包括：医护机构分工合作制、信息化服务平台、急救医护服务体系、医护质量标准认证、临床路径和诊疗常规、第三方监督、康复转诊、医患争议处理机制和患者满意度（表 4）。

表 4　健康质量促进战略的重点领域、重大项目和行动计划

项目	进入医护系统	诊断和治疗	康复	退出医护系统
重点领域	医护机构分工合作制 信息化服务平台 急救医护服务体系	医护质量标准认证 临床路径和诊疗常规 第三方监督	康复转诊	医患争议处理机制 患者满意度
重大项目	医护服务流程再造工程、社区医院标准化工程			
行动计划	普通医院临床路径计划、整体护理行动计划、基本医疗保险诊疗常规计划、 医护人员体面生活计划、医护质量监督体系计划			
基本理念	关爱生命，尊重健康，有病早治早康复			

（一）重点领域

1. 针对进入环节的重点领域

（1）医护机构分工合作制

常规医护面向的患者最多，也是当前就医秩序最混乱的部分。患者择医无序，加剧了优质医护资源的拥挤。为了实现患者有序就医，各类医护机构必须实行分工合作制，从进入环节开始分流患者。

医护机构分工合作制，即逐步取消医护机构的行政级别，所有医护机构的法律地位一律平等；把医护机构分为三组，即普通医院、社区医院和公共卫生机构。明确三组机构的分工和职责，建立三组机构的质量控制标准（表 5）。

表 5　分工合作制医护体系

项目	普通医院	社区医院	公共卫生机构
主要组成	综合医院 专科医院 中医医院	社区医院 社区医护中心 家庭医生等	公共卫生服务机构 卫生监督机构 卫生管理机构
基本性质	非营利的 营利的（私立）	非营利的 营利的（私立）	非营利的
主要功能	常规医护 急救医护	常规医护 公共卫生服务	公共卫生服务 卫生监督
服务内容	以手术和住院服务为主 急救医护服务	以初诊服务为主 康复护理服务	以公共卫生服务为主

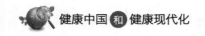

续表

项目	普通医院	社区医院	公共卫生机构
服务对象	需要手术服务的患者 需要急救的患者	社区居民和患者	全体居民
门诊付费	保险支付70% 个人支付30%	保险支付90% 个人支付10%	公共服务免费

在分工合作制医护体系，首诊的普通患者，80%进入社区医院，20%进入普通医院；手术治疗和住院治疗的患者，80%进入普通医院，20%进入社区医院；康复护理，80%转入社区医院，20%在普通医院。

普通医院和社区医院的医务人员所拥有的医护技能基本一致，患者在社区医院和普通医院的首诊所接受的医护服务也基本相同。社区医院的全科医生和普通医院的医生的区别，并不是医疗技术的高低，而是职业发展方向的不同。

（2）信息化服务平台

通过信息化预约服务平台，实现多种形式的预约诊疗与分时段服务，包括网站预约、电话预约、电讯信息平台预约等，对门诊和出院复诊患者实行中长期预约；实现预约诊疗工作的制度化和操作流程的规范化，提高预约就诊的信息公开和透明度，逐步提高患者预约就诊比例；建立社区医院和普通医院的预约转诊服务。

通过信息化导诊分诊服务平台，优化门诊布局结构，完善门诊管理制度，落实便民措施，减少就医等待，改善患者就医体验；公开出诊信息，保障医务人员按时出诊，遇有医务人员出诊时间变更提前告知患者；提供咨询服务，帮助患者有效就诊；根据门诊就诊患者流量调配医疗资源，做好门诊和辅助科室之间协调配合。

（3）急救医护服务体系

目前，世界上大部分发达国家，如英国、美国和瑞典等均采用了统一指挥、医警联动的应急医疗救援模式。建立医护服务机构与消防、警察等部门的协调联动机制，统一接警系统，完善的院前急救网络。遇到传染病疫情、灾难和重大事故，各部门采取合署办公的形式进行紧急救援的协调联动，包括院前急救人员、急救中心、定点医院、接诊医院及创伤中心等。

对急救车辆进行标准化装配，包括心电监测、心肺复苏、外伤处理、静脉输液等装备，多种药品和敷料，高灵敏度具备视频图像传输功能的通信装置等。要求各种设备摆放整齐有序，布局合理，急救医护人员在车内就能为伤病者做各种急救服务。

普通医院作为法定的应急医疗机构，社区医院可以积极配合。定点应急医疗机构预留 1%的病床作为应急患者的预备病床，开展急救技术操作规程的全员培训，实行合格上岗制度。实行首席应急医生负责制，通过首席应急医生协调各专业医护人员和各科室工作。建立急诊住院和手术的"绿色通道"，建立创伤、农药中毒、急性心肌梗死、脑卒中、高危妊娠孕产妇等重点病种的急诊服务流程与规范，需紧急抢救的危重患者可以先抢救后付费，保障患者获得连贯医疗服务。

2. 针对诊断和治疗环节的重点领域

（1）医护质量标准认证

医护服务质量和安全直接关系到患者的诊断正确率、成功治愈率，是贯穿于医院工作，特别是诊疗全过程的核心要求。医护质量评审制度是一种非政府的同行评议制度，对医护服务质量的持续改进有非常重要的作用，越来越多的国家认可和推行医院质量评审制度，如美国的 JCT 认证体系、澳大利亚的 EQuIP 评审、日本医院机能评价、德国 KTQ 认证体系、英国保柏医院管理以及医疗服务质量标准、国际标准化组织的 ISO9000 族标准认证等。

鼓励各类医院引入医护质量认证，通过必要的改进建议和监控措施确保医院质量持续改进。

（2）临床路径和诊疗常规

临床路径是指针对某一疾病建立一套标准化治疗模式与治疗程序，是一个有关临床治疗的综合模式。与传统路径不同，临床路径以循证医学证据和指南为指导，对各病种的诊疗程序进行了标准化、规范化和程序化，促进治疗组织和疾病管理。其特点是针对特定疾病、跨学科、综合性强，注重治疗过程中各专科间的协同性，注重治疗的结果，注重时间性。通过实施临床路径，能有效地规范医疗行为，减少变异，降低成本，提高医护质量。

由医生护士与其他专业人员对特定病种的诊断和手术做最恰当的有序性和时间性的诊疗计划，将常见的治疗、检查与护理等医护活动细化和标准化。根据住院天数设计表格，使患者由入院到出院都依靠此模式来接受诊疗。医护人员按照临床路径规程指导为患者提供住院服务。当出现变异情况时，医护人员需要提出恰当理由，才能提供或改变与规程不同的医护服务。每日工作重点和内容均随病情发展所处的不同阶段相联系。

规范上述医护行为可以缩短平均住院日，降低医护费用，保证医护质量，提高患者满意度。

（3）第三方监督

目前，医护诊疗服务缺乏真正意义上的第三方监督，使患者处于被动地位，无法对医护服务的项目、价格和质量实行有效的专业化监督。医保机构、保险公司成为医护服务的主要购买者后，可以聘请专业人士对医护人员提出的诊疗方案的有效性和必要性进行判断，协助患者根据自身经济条件和医保情况选择治疗

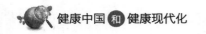

方案。

医保机构和保险公司借助自身的规模优势和专业特点，可以与医护机构就医护服务的价格和质量进行谈判，建立"基本医疗保险诊治常规"，通过费用包干制、按人头收费、按病种收费、按服务内容收费等支付手段组合，制约医护服务机构的行为，确保医护服务的质量与价格相匹配，防止医护机构、医护人员为了自身利益而在患者诊治过程中提供超出疾病诊疗实际需要的过度服务。

3. 针对康复、退出环节的重点领域

（1）完善康复和退出机制

首先，在普通医院，完善患者出院、转送服务管理工作制度和标准，改进服务流程，方便患者。建立转诊专门部门，明确专职人员负责转诊工作，确保普通医院的康复患者能够及时转送至社区医院。加强转诊患者的交接管理，及时传递患者病历与相关信息，为患者提供连续医护服务。

其次，在社区医院，完善康复标准化建设。配备具有相应资质的专业康复人员、指导规范的康复指南和康复流程，实行康复评定。鼓励康复的早期介入，向患者及其家属充分说明康复方案，鼓励其主动参与康复，定期对康复训练效果进行评估。

再次，提高支付环节的便捷性，适度简化支付环节的流程。以互联网信息技术为支撑搭建"全流程支付"平台，推广医疗移动支付，融合医保和商业医疗保险，实现医保、商业保险和个人自付实时结算、线上支付，并以生物识别技术保障用户支付安全。

最后，建立患者满意度评价制度。在患者完成诊治后，及时请患者对医护服务进行评价，评价结果提供给医疗保险机构和社会公众。

（2）建立医疗纠纷处理机制

首先，建立医疗风险防范机制，确保患者安全。落实医疗安全（不良）事件主动报告与隐患缺陷的制度及可执行的工作流程，并让医护人员充分知晓。鼓励医务人员通过"医疗安全（不良）事件报告系统"开展网上报告工作。对重大不安全事件要有根本原因分析，将安全信息与医院实际情况相结合，从医院管理体系、运行机制与规章制度上进行有针对性的持续改进。

其次，设置医护服务投诉管理部门。在医疗机构明显位置处公布医疗投诉管理部门、地点、接待时间及其联系方式，同时公布所在地区医疗纠纷仲裁委员会投诉电话，对全体员工进行纠纷防范及处理的专门培训。实行"首诉负责制"，设立或指定专门部门统一接受、处理患者和医务人员投诉，及时处理并答复投诉人。建立健全投诉档案，规范投诉处理程序。根据患者和医务人员投诉，持续改进医疗服务。

再次，建立医疗纠纷仲裁机制。在医院内建立医疗事故专家评议机制。卫生主管部门设立地区医疗纠纷仲裁委员会。仲裁机构接到医疗机构关于重大医疗过失行为的报告或者医疗事故争议当事人的申请后，对需要进行医疗事故技术鉴定的，交由负责医疗事故技术鉴定工作的医学会组织鉴定。参加医疗事故技术鉴定的相关专业专家，由医患双方在医学会主持下由专家库中随机抽取。任何单位或个人不得干扰医疗事故技术鉴定工作，不得威胁、利诱、辱骂、殴打专家鉴定组成员。专家鉴定组应当在事实清楚、证据确凿的基础上，综合分析患者的病情和个体差异，做出鉴定结论，并出具医疗事故技术鉴定书。医疗事故鉴定结果在保护患者隐私的前提下，向社会公开，接受社会监督。

最后，鼓励医院建立和公布"医疗诚信承诺书"。"医疗诚信承诺书"的内容可以涉及医护机构执业资格、医护服务条件、诊疗科目、诊疗时间、医务人员基本情况和服务价格。通过"医疗诚信承诺书"，进一步保障医疗安全，改善医患关系，强化行业自律，确保医疗行为安全、有效、经济，杜绝过度检查、过度治疗、过度宣传等损害患者合法权益的行为。

（二）重大项目和行动计划

1. 医护服务流程再造工程

医护服务流程再造工程，坚持"以患者为中心"的基本原则，在医护体系和医院两个层次同时进行。在医护体系层次，建立分工合作制医护体系，完善医护机构之间的合作机制，引导患者合理就诊和转诊；在医院层次，对"进入、诊断、治疗、康复和退出"医护流程全过程的每个环节进行系统改造、动态监测和综合评估，明确医护服务职责，控制医护成本，减少患者的等待和逗留时间，全面提升医护服务质量和患者满意度。

2. 社区医院标准化工程

社区医院标准化工程，按照医护服务流程再造和分工合作制医护体系的分工，明确社区医院的定位和职能，标准化配置医护力量，改善医护环境和条件，提升社区医院的健康服务水平和服务能力。

目前，我国社区医院面临诸多挑战。例如，门诊人数少，由社区医院向普通医院（综合和专科医院）转诊制度还不完善，由社区医院向普通医院转诊的患者很少再回到社区医院等。主要原因是社区医院从制度、经费等方面得不到有力扶持，难以聚集优秀的医务人员，缺乏全科医生团队，医疗技术质量较低，医护条件和设备简陋，缺乏必要的医护条件保障。因此，非常有必要对社区医院进行一系列标准化建设，明确其功能定位，理顺其和普通医院（综合和专科医院）的关

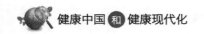

系，平衡各类服务供给，优化就医环境，提升医护人员的技术水平，力争到2030年由社区医院和基层医疗中心承担我国80%以上的诊疗任务。

（1）功能定位

推行医护机构分工合作制。首先，明确各类医院的分工和定位，尤其是社区医院的功能和定位，吸引患者的理性择医。其次，建立转诊制度。社区医院，包括社区卫生服务中心、各类门诊部、各类基层中医机构、各类街道医院（如日间病房、月子病房、特色专科基层小医院）、老人护理院、慢性病医院、康复医院、口腔诊所和家庭医生团队等，作为医护系统的重要组成部分，与普通医院（综合和专科医院）共同协作，通过双方之间完善的转诊制度，引导患者在医护服务中进行有序、合理流动，即小病在社区，大病到医院，康复再回到社区。再次，在诊疗方面，社区医院主要负责常见病和慢性病的初诊、基本治疗工作。当发生各种重大疾病，包括各种疑难杂症时，经由社区医院的转诊绿色通道向普通医院（综合和专科医院）转送患者。最后，在康复方面，社区医院要承担大部分的康复工作，把主要的康复工作从普通医院（综合和专科医院）切割出来，让社区医院真正承担起居民健康"守门人"的职责。

（2）服务供给

社区医院主要承担三个职能：社区常规医护服务、社区公共卫生服务和社区应急医护服务。常规医护服务包括初级诊治和康复等；公共卫生服务包括预防接种、疾病筛查、健康管理、健康宣传教育等。

服务人口在一万人以下的社区医护机构，主要提供面向个体的常规医护服务。根据服务人口的年龄结构、职业结构等特点开展特色服务，如老年护理、慢性病康复、运动伤害康复等。

服务人口在一万人以上十万人以下的社区医护机构，50%的服务能力面向社区公共卫生服务，50%的服务能力面向社区常规医护服务。在社区公共卫生服务上加强对传染病、寄生虫病、地方病等重大疾病的防治，做好社区范围内的学校卫生工作，加强突发事件卫生应急能力。

（3）医护资源配置

推进社区医院和普通医院（综合和专科医院）的分工协作。

一是实行社区全科医生签约制度。每位社区全科医生负责的签约居民不超过2500人。全科医生对其签约居民的健康负责，充分掌握每个签约居民的健康情况，为签约居民提供健康咨询和初级诊疗，寻求合理的医护服务方案，针对常见病、慢性病等提出个性化的管理方案。全科医生处理不了的情况，应负责联系和转送至普通医院（综合和专科医院），并跟踪和掌握患者的病情发展。

二是推行医护团队工作模式。围绕患者需求，将医师、护士、临床药剂师、心理师、营养师、康复师、社会援助师等进行优化组合管理，通过社区全科医生的协调，高效利用社区医护资源，构建具有互补性的医护团队，提高社区医院的服务质量。

三是优化医护人力资源配置。加强执业医师的规范化培训，建立社区医院和普通医院（综合和专科医院）的合作关系。

（4）就医环境建设

打造良好的社区医院就医环境，提高对社区居民进入的吸引力。在社区医院建设和设施改造前，将医院现代化管理理念与医院现代化建筑设计融为一体。根据医护服务流程进行人性化设计，提高各种设施的便利性，缩短患者排队等候时间。

为患者提供就诊接待、引导、咨询服务，在候诊区、治疗区、康复区等粘贴明显、易懂的标识，营造清洁、舒适、安全的就医环境。

针对特定人群设计布置不同的诊疗康复室，如老年诊室、儿童诊室、残障人士诊室等，以保护患者的隐私。把社区医院打造为"一站式服务"的健康服务综合体，提高社区医院就诊率。

3. 普通医院临床路径计划

在普通医院，以常见病、多发病为重点，全面实施临床路径、单病种质量管理，规范临床诊疗行为。在综合医院、专科医院信息系统中建立实时监测平台，监控临床路径应用与变异情况。定期对进入临床路径患者进行平均住院日、住院费用、药品费用、非预期再手术率、并发症与合并症、死亡率等质量与安全指标的统计分析。定期对执行临床路径管理的相关医务人员和患者满意度调查。总结分析影响病种实施临床路径的因素，不断完善和改进路径标准。

我国临床路径管理试点工作已于 2009 年 12 月展开，有 14 个省（市）共 73 家医院作为卫生部临床路径管理的首批试点单位。到 2030 年要加快由急性病向慢性病，由外科向内科，由一期医护服务向二三期医护服务的扩展，推动在肾移植、新生儿、先天性疾病、肿瘤、糖尿病等重大恶性疾病的研究应用，95%以上的医护机构开展临床路径管理。

4. 整体护理行动计划

护理管理不仅涉及医院内，还要有社区、老人管理、临终关怀等内容。整体护理行动计划涉及患者从社区开始，如何就诊、在医院的医疗护理计划、出院后的社区康复安排等全过程，把护理的信念、评估、诊断、具体护理措施和健康教育贯彻在整个护理工作中。以护理程序为基础，调动每一个护士的积极性，使护理工作纳入科学化轨道。

整体护理行动计划还包括一系列护理设施的升级以及相关的护理培训教育，例

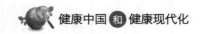

如功能恢复系统、电信联系、个人警报呼叫系统、远距离监测系统、患者移动器械等。支持发展具有中医特色的康复服务、养老护理服务。鼓励社区医院护士从健康的角度为患者或老年人设计符合健康理念的家居环境方案，通过各种安全设施防止老年人跌伤，对康复患者进行全面评估、照料，减轻患者痛苦，促进康复。

5. 医护人员体面生活计划

医护人员是医护服务的提供者，让医护人员享有体面生活，获得社会尊重，是提高医护质量的根本保证。

启动医护人员收入倍增计划，建立公立和非营利医疗机构的"医护人员收入指导线"。医护人员收入包括基本工资和绩效工资。基本工资一般不低于本地区职工平均工资，绩效工资根据其所提供的医护服务的数量和质量来决定。医护人员人均年收入的指导线为：医疗机构医护人员的人均年收入（包括基本工资和绩效工资）一般为其所在地区职工人均年收入的 1.5—2 倍，医师的人均年收入一般为其所在地区职工人均年收入的 2—5 倍。

同时加强医护人员的科学评价和综合管理，提高医护人员的业务素质和医德医风，及时把"不合格医护人员"请出医护系统。

6. 医护质量监督体系计划

全面建立医护服务的质量监督体系是提高医护质量的重要途径。其一，在医院医护质量管理中，建立质量自我检查机制；其二，建立医疗保险机构对医院的质量监督机制；其三，建立医护领域专业学会等专业团体对医护质量的监督机制；其四，鼓励非营利的医护质量评估机构的建立和发展；其五，建立医疗纠纷仲裁机制。

五、政策建议和保障措施

（一）政策建议

1. 加强医护系统的信息传递

在医护系统流程再造中，信息传递至关重要，包括患者信息、医院信息、医护人员信息、医疗技术信息、诊疗信息和保险信息等。其一，可以引导患者快速就医，医生根据患者信息及时准确进行诊断治疗；其二，有助于提高医疗技术信息的互联互通，推广临床路径治疗；其三，有利于加强医护服务的监督管理，推进第三方监督。

加强信息基础设施建设。建立患者电子病历数据库，并与个人健康信息数据库联网，推动医疗机构检查、检验结果的互认，方便转诊时各类医院医护人员对患者信息的准确把握和治疗康复的接续性。建立医院信息、医护人员信息和医疗技术信息数据库，根据不同的用户设定信息公开权限，方便社区医护人员转诊对接工作。发展医护服务系统的信息技术平台和移动医护互联网，对于一些疑难病例的诊断治疗，建设跨区域的医护信息平台，进行远程会诊甚至远程手术指导。建立医护服务系统监督信息网，促进医护服务的自我完善，提高患者满意度。

2. 建立多渠道筹资机制

鼓励社会资本进入医护领域，私立非营利医院与公立非营利医院享受同样的财政税收政策，鼓励公益组织对社区医院进行捐赠。鼓励社区医院发展一些特色服务，如提供高端个性化保健、康复、精神卫生、老年人医疗、妇幼保健等。

改变单一按项目付费的方式，探索多种付费方式，引导商业健康保险开发新的险种产品，与社区医院服务内容和项目相匹配。

（二）保障措施

1. 经费保障

医护服务流程再造需要有资源支撑。2013 年中国在医疗卫生总支出、公共医疗卫生支出、私营医疗卫生支出占 GDP 比重，以及人均医疗卫生支出方面已接近中等发达国家水平，但是与发达国家相比还有一些差距。中国的护士和助产士分布密度与中等发达国家相比还有一段差距。这些差距都制约了中国医护系统的服务供给、服务水平、服务质量的发展。

2. 机制保障

医护服务流程再造需要健康保障体系作保障。在当前的医疗支出费用负担模式中，中国的个人自付比例远远高于发达国家，一旦发生重大疾病，容易增加患者的经济负担。因此，中国一方面要加强公共医疗卫生支出的比例，包括加大政府投入、增强社会医疗保险基金的支付能力；另一方面也要积极发展私人保险等其他支付途径，切实减轻个人医疗卫生负担。

到 2030 年在基本医疗保障全民覆盖的基础上，合理划分政府、社会保险和个人的负担比例，保险支付比例、疾病负担水平达到中等发达国家的平均水平，切实减轻人民在维护和恢复健康质量的经济负担，在"有病早治早康复"上排除个人经济因素的障碍。

3. 人才保障

医护行业的培养周期长、职业风险高、技术难度大、责任担当重，造成当前

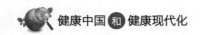

我国的执业医护人员，尤其是护士数量严重紧缺，同时许多社区医院没有全科医生，儿科、妇产科、精神科等专科医生不足以满足居民的诊疗需求。需要采取的措施有加大专业医护人员的培养教育力度，增加职业吸引力。一是建立一整套的专业技术门类、教育学科、职称体系。二是建立医护人员的激励和约束机制。做到激励与约束相匹配，待遇和贡献相适应。同时，我们还应借鉴国际经验，建立医护考核制度、学历标准以及在职学习制度。

参 考 文 献

"健康中国 2020" 战略研究报告编委会. 2012. "健康中国 2020" 战略研究报告. 北京：人民卫生出版社

世界卫生组织，世界银行. 2014. 在国家和全球层面上监测全民健康覆盖进展：框架、衡量指标与标的. 日内瓦

World Health Organization. 2000. The World Health Report 2000–Health Systems： Improving Performance. Geneva

中国居民食物消费结构变化特点及其国际比较

靳 京

中国科学院中国现代化研究中心

一、引言

食物与人的健康息息相关，人们每天所消费食物的种类、质量和数量对健康产生着重要影响。《中国现代化报告 2012》显示，20 世纪以来，世界人均食物消费水平有所提高，人均营养有较大增长（何传启，2012），食物消费的需求已经从数量的满足转变为质量和营养的满足。改革开放以来，随着国民经济的快速增长和人民生活水平的进一步提高，我国居民的食物消费也发生了显著变化，营养水平明显提高。但与此同时，食物的消费是存在极限的，当人均营养超过某个临界值时，就会出现"营养过剩"等一系列问题（何传启，2012）。总结和借鉴健康水平较高国家在食物消费方面的特征与模式，对于科学引导和提升我国居民食物消

费水平和结构具有重要意义。

本文在对我国 1961 年以来食物消费及其结构变化特点进行简要分析的基础上，与世界平均预期寿命最高的 10 个国家的食物消费结构进行比较，以期从中获取有益启示，为科学引导和提升我国居民食物消费水平和消费结构提供参考。

二、我国居民食物消费结构的变化特点

关于我国居民食物消费结构的变化，已经有许多相关研究。例如，封志明和史登峰（2006）认为，我国居民的食物消费经历了由主食消费为主向主副食品替代转变，由以植物性食物为主向动植物性食物并重的食物消费与营养模式转变，居民消费与营养结构经历了贫困期—温饱过渡期—结构调整期—营养健康期 4 个阶段。这里根据联合国粮食及农业组织（FAO）的最新数据（更新至 2013 年），选取人均热量、人均蛋白质和人均脂肪消费及其食物来源结构做一简要分析。

从人均热量消费看，1961—2013 年，我国居民的人均热量消费呈明显上升趋势，从 1961 年的 1415 千卡/（人·天）[①]上升到 2013 年的 3108 千卡/（人·天），其中，植物性产品提供的热量所占比例从 1961 年的 96%下降到 2013 年的 77%，动物性产品提供的热量所占比例从 1961 年的 4%提高到 2013 年的 23%（图 1）。

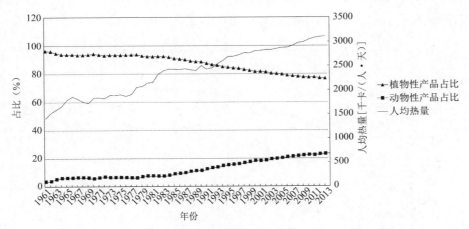

图 1　中国人均热量消费及其主要来源变化特征（1961－2013 年）

资料来源：FAO，2018

从人均蛋白质消费看，1961—2013 年，人均蛋白质消费也呈现明显上升趋势，从 1961 年的 39 克/（人·天）上升到 2013 年的 98 克/（人·天），其中，植物性

---

① 1 cal=4.18J

产品提供的蛋白质所占比例从 1961 年的 92%下降到 2013 年的 60%，动物性产品提供的蛋白质所占比例从 1961 年的 8%提高到 2013 年的 40%（图 2）。

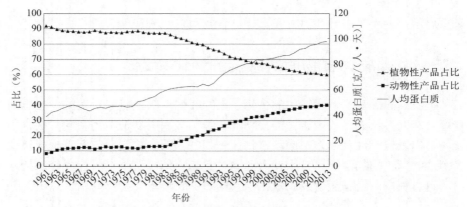

图 2　中国人均蛋白质消费及其主要来源变化特征（1961—2013 年）

资料来源：FAO，2018

由人均脂肪消费看，1961—2013 年，我国居民人均脂肪消费明显上升，从 1961 年的 15 克/（人·天）上升到 2013 年的 95 克/（人·天），其中，植物性产品提供的脂肪所占比例从 1961 年的 72%下降到 2013 年的 38%，动物性产品提供的脂肪所占的比例从 1961 年的 28%提高到 2013 年的 62%（图 3）。

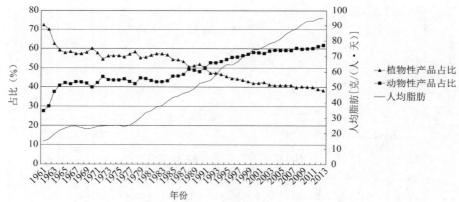

图 3　中国人均脂肪消费量及其主要来源变化特征（1961—2013 年）

资料来源：FAO，2018

由此可见，我国居民食物消费结构已逐渐从植物性食物为主型转向动植物并重型，植物性产品仍然是热量和蛋白质的首要来源，而在脂肪方面，1990 年以来，动物性产品逐渐超过植物性产品，成为我国居民脂肪消费的首要来源。

三、我国居民食物消费结构的国际比较

平均预期寿命是衡量一个国家、民族或地区居民健康水平的重要指标，本文选取世界上平均预期寿命最高的 10 个国家，将这些国家的居民食物消费水平和消费结构与我国进行比较研究，以期从中获取有益启示。

根据世界银行数据（2016 年），平均预期寿命最高的 10 个国家分别是日本、瑞士、新加坡、西班牙、澳大利亚、挪威、意大利、以色列、加拿大和法国。由于 FAO 关于新加坡食物消费的数据缺失，因此这里增加了排在第 11 位的国家瑞典进行分析（表 1）。

表 1　2016 年世界平均预期寿命排名

排名	国家	平均预期寿命
1	日本	84.0
2	瑞士	82.9
3	新加坡	82.8
4	西班牙	82.8
5	澳大利亚	82.5
6	挪威	82.5
7	意大利	82.5
8	以色列	82.4
9	加拿大	82.3
10	法国	82.3
11	瑞典	82.2
42	中国	76.3

资料来源：World Bank, 2016

以 FAO（2013 年）数据进行分析（表 2），我国人均热量、人均蛋白质、人均脂肪等消费都已经超过世界平均水平，分别是世界平均水平的 1.08 倍、1.21 倍和 1.14 倍。但与所选的 10 个国家相比，仍存在一定差距，我国人均热量、人均蛋白质、人均脂肪指标分别是 10 个高预期寿命国家平均值的 93%、92% 和 66%。

表 2　2013 年不同国家人均热量、蛋白质和脂肪消费比较

国家	人均热量[千卡/（人·天）]	人均蛋白质[克/（人·天）]	人均脂肪[克/（人·天）]
日本	2726	88	87

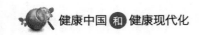

续表

国家	人均热量[千卡/（人·天）]	人均蛋白质[克/（人·天）]	人均脂肪[克/（人·天）]
瑞士	3391	938	154
西班牙	3174	105	144
澳大利亚	3276	106	151
挪威	3485	111	149
意大利	3579	109	155
以色列	3610	128	152
加拿大	3494	105	147
法国	3482	110	159
瑞典	3179	108	130
中国	3108	98	95
世界平均	2884	81	83
10 国平均	3340	106	143
中国/世界平均	1.08	1.21	1.14
中国/10 国平均	0.93	0.92	0.66

资料来源：FAO，2018

1．人均热量消费的结构分析

如前所述，我国居民的人均热量消费明显高于世界平均值，并接近于 10 个高预期寿命国家的平均值。如果从提供热量的食物来源结构来看，我国居民食物热量的 77% 来源于植物性产品，23% 来源于动物性产品。植物性产品的比例高于 10 个高预期寿命国家的平均值；动物性产品比例高于世界平均值，但是低于 10 个高预期寿命国家的平均值（表 3）。

表 3　不同国家居民热量消费的主要来源比较

国家	热量总计 [千卡/（人·天）]	植物性产品 [千卡/（人·天）]	植物性产品比例 （%）	动物性产品 [千卡/（人·天）]	动物性产品比例 （%）
日本	2726	2180	80	546	20
瑞士	3391	2267	67	1124	33
西班牙	3174	2356	74	818	26
澳大利亚	3276	2225	68	1051	32
挪威	3485	2382	68	1103	32
意大利	3579	2677	75	902	25

国家	热量总计 [千卡/（人·天）]	植物性产品 [千卡/（人·天）]	植物性产品比例 （%）	动物性产品 [千卡/（人·天）]	动物性产品比例 （%）
以色列	3610	2793	77	817	23
加拿大	3494	2630	75	864	25
法国	3482	2301	66	1181	34
瑞典	3179	2126	67	1053	33
中国	3108	2385	77	723	23
世界平均	2884	2370	82	514	18
10 国平均	3340	2394	72	946	28

资料来源：FAO，2018

在动物性产品中，我国肉类和蛋类所提供的热量已经高于 10 个高预期寿命国家平均值。肉类为我国居民热量消费的主要动物性来源，提供的热量为482 千卡/（人·天），10 个高预期寿命国家均值为 380 千卡/（人·天），是我国的 79%；其次为蛋类，我国蛋类提供的热量为 76 千卡/（人·天），10 个高预期寿命国家均值为 49 千卡/（人·天），是我国的 64%。

此外，我国奶类，鱼类所提供的热量有所不足。在我国，奶类为居民提供的热量为 58 千卡/（人·天），10 个高预期寿命国家均值为 291 千卡/（人·天），是我国的 5.02 倍；我国鱼类、海产品为居民提供的热量为 50 千卡/（人·天），10 个高预期寿命国家均值为 65 千卡/（人·天），是我国的 1.3 倍（表 4）。

表 4　热量消费中主要动物性产品结构比较　[单位：千卡/（人·天）]

国家	肉类	蛋类	奶类	鱼类、海产品
中国	482	76	58	50
10 国平均	380	49	291	65
10 国平均/中国	0.79	0.64	5.02	1.30

资料来源：FAO，2018

2. 人均蛋白质消费的结构分析

我国人均蛋白质消费已经超过世界平均水平，是世界平均水平的 1.21 倍，但与 10 个高预期寿命国家相比，仍存在一定差距，我国人均蛋白质消费是 10 个国家平均值的 92%。如果从蛋白质的食物来源结构来看，仍存在与热量消费结构类似的特征。

我国居民蛋白质消费的 60% 来源于植物性产品，40% 来源于动物性产品。植

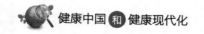

物性产品的比例与世界平均值持平，并且明显高于 10 个高预期寿命国家的平均值，动物性产品比例与世界平均值持平，但是低于 10 个高预期寿命国家的平均值（表 5）。

表5　不同国家居民蛋白质消费的主要来源比较

国家	蛋白质总计 [克/（人·天）]	植物性产品 [克/（人·天）]	植物性产品比例 （%）	动物性产品 [克/（人·天）]	动物性产品比例 （%）
日本	88	39	45	48	55
瑞士	93	33	36	60	64
西班牙	105	40	38	65	62
澳大利亚	106	35	33	72	67
挪威	111	45	40	66	60
意大利	109	50	46	58	54
以色列	128	56	43	72	57
加拿大	105	50	48	55	52
法国	111	41	37	69	63
瑞典	108	37	34	71	66
中国	98	59	60	39	40
世界平均	81	49	60	32	40
10 国平均	106	43	40	64	60

资料来源：FAO，2018

在植物性产品中，谷物和蔬菜的消费均超过 10 个高预期寿命国家的均值。其中，谷物是我国居民蛋白质的主要植物性来源，提供的蛋白质为 34 克/（人·天），10 个高预期寿命国家均值为 26 克/（人·天），是我国的 76%；我国蔬菜提供的蛋白质为 13 克/（人·天），10 个高预期寿命国家均值为 4 克/（人·天），是我国的 31%。

在动物性产品中，除了蛋类消费高于 10 个高预期寿命国家的均值，肉类、奶类和鱼类消费均有所不足。其中，我国居民提供奶类蛋白质消费为 3 克/（人·天），10 个高预期寿命国家均值为 19 克/（人·天），是我国的 6 倍多；我国居民肉类蛋白质消费为 20 克/（人·天），10 个高预期寿命国家均值为 29 克/（人·天），是我国的 1.45 倍；我国居民鱼类蛋白质消费为 8 克/（人·天），10 个高预期寿命国家均值为 9 克/（人·天），是我国的 1.13 倍（表 6）。

表6 蛋白质消费中主要动植物产品消费结构比较 ［单位：克/（人·天）］

国家	植物性产品合计	其中		动物性产品合计	其中			
		谷物	蔬菜		肉类	蛋类	奶类	鱼类
中国	59	34	13	39	20	6	3	8
10国平均	43	26	4	63	29	4	19	9
10国平均/中国	0.73	0.76	0.31	1.62	1.45	0.67	6.33	1.13

资料来源：FAO，2018

3. 人均脂肪消费的结构分析

我国人均脂肪消费已经超过世界平均水平，是世界平均水平的 1.14 倍，但与所选的 10 个国家相比，仍存在一定差距，仅为 10 国平均值的 66%（表2）。其中，我国植物脂肪人均消费为 36 克/（人·天），不仅低于 10 国平均值，还低于世界平均值；动物脂肪人均消费为 59 克/（人·天），高于世界平均值，但是低于 10 国平均值。在植物油消费中，我国植物油的人均消费为 20 克/（人·天），与其他国家的差距较为明显，是世界平均值的 65%、10 个高预期寿命国家均值的 34%（表7）。

表7 不同国家居民食物脂肪的主要来源比较

国家	脂肪总计［克/（人·天）］	植物脂肪［克/（人·天）］	植物脂肪比例（%）	植物油［克/（人·天）］	植物油比例（%）	动物脂肪［克/（人·天）］	动物脂肪比例（%）
日本	87	53	61	41	47	34	39
瑞士	154	64	42	51	33	90	58
西班牙	144	90	62	76	53	54	38
澳大利亚	151	76	51	62	41	74	49
挪威	149	65	44	47	31	84	56
意大利	155	86	56	75	48	68	44
以色列	152	102	67	76	50	50	33
加拿大	147	81	55	64	44	66	45
法国	159	65	41	52	33	94	59
瑞典	130	57	44	45	34	73	56
中国	95	36	38	20	21	59	62
世界平均	83	45	55	31	37	38	45
10国平均	143	74	52	59	41	69	48

资料来源：FAO，2018

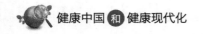

四、小结与讨论

从以上分析可以看出，随着我国国民经济的快速增长和人民生活水平的进一步提高，我国居民的食物消费和营养状况发生了显著变化，营养水平明显提高。人均热量消费、人均蛋白质消费和人均脂肪消费等指标明显上升，并已经超过世界平均水平，食物消费结构逐渐从植物性食物为主型转向动植物并重型，食物消费更加多样化。与此同时，我国的居民食物消费仍有一些方面需要关注。

（1）我国居民食物消费指标与日本、瑞士、西班牙、澳大利亚等高预期寿命国家相比仍有一定差距，我国人均热量、人均蛋白质、人均脂肪指标分别是 10 个高预期寿命国家均值的 93%、92% 和 66%。

（2）我国居民热量消费的 77%、蛋白质消费的 60% 来源于植物性产品，均高于 10 个高预期寿命国家的平均值；与此同时，我国居民热量消费的 23%、蛋白质消费的 40% 来源于动物性产品，该比例基本与世界平均水平持平或略高于世界平均水平，但是低于 10 个高预期寿命国家的平均值。

（3）从热量和蛋白质的食物来源结构看，植物性产品中谷物和蔬菜的消费都已高于 10 个高预期寿命国家的平均值，其中，蔬菜表现最为明显，2013 年，我国蔬菜提供的蛋白质是 10 个高预期寿命国家均值的 3 倍多。动物性产品中肉类、蛋类的消费已高于或接近 10 个高预期寿命国家平均值，但是奶类和鱼类的消费还有所不足。

（4）从脂肪的食物来源结构看，动物性脂肪消费逐渐超过植物性脂肪消费，成为我国居民脂肪消费的首要来源，我国植物油的消费是世界平均值的 65%，是 10 个高预期寿命国家均值的 34%。

本文基于 FAO 食物平衡表数据进行趋势分析与国际比较，以期从中获取有益启示，为科学提升我国居民食物消费水平和改善营养结构提供参考。但由于数据所反映的是一个国家的平均水平，同时，不同国家或地区的农业资源、饮食习惯等也存在差异，在具体到地区或个体时，还需做更进一步分析。

参 考 文 献

封志明，史登峰. 2006. 近 20 年来中国食物消费变化与膳食营养状况评价. 资源科学，28（1）：2-8

何传启. 2012. 中国现代化报告 2012——农业现代化研究. 北京：北京大学出版社

FAO. 2018. FAOSTAT-Agriculture. http://faostat.fao.org/site/339/default.aspx

World Bank. 2016. World Development Indicators Database. http: http://www. world bank. org/

Ⅳ. 健康现代化的案例分析

渗透逻辑与中医理论的现代化

柳昌清

中共河南省委党校

中医理论现代化既是中国健康现代化的重要内容,也是健康中国的有力支撑。中医理论现代化需要以渗透逻辑作为思维工具,创建"预防/治疗/康复"医学。

1. 渗透逻辑及其与中医理论的关系

渗透逻辑是建立在普通逻辑(也叫形式逻辑)基础上、又突破了普通逻辑的局限性的真正的辩证逻辑。关于形式逻辑与辩证逻辑的关系,我们过去只看到了初等逻辑(反映普通思维)与高等逻辑(反映辩证思维)的关系。就思维发展的逻辑性来说,应当是这样。但是,二者关系中还有另外一个方面,也就是从思维发展的历史性来说,形式逻辑是西方人习惯上使用和发展的思维工具;而辩证逻辑是中国人习惯上使用和发展的逻辑工具。当然,二者之间的界限也不是绝对分明的:中国古代曾经出现过类似于西方形式逻辑的墨辩逻辑,西方在古代也出现过使用辩证逻辑的赫拉克利特等哲学家。但是,就文化的主流来说,西方人主要使用的是形式逻辑,中国人主要使用的是辩证逻辑。中国文化是辩证逻辑的文化基础。中国辩证逻辑在古代形成了两种模式:易经模式和阴阳五行模式。这两种模式还没有把辩证逻辑与哲学、伦理学、对自然的认识甚至迷信分开,推理具有很大的随意性,只能算是"前辩证逻辑"或"准辩证逻辑"。把中国传统的辩证逻辑提升到现代的、科学的水平,是摆在中国逻辑学工作者面前的重要任务。

渗透逻辑是通过从现代科学思维、辩证法哲学思维、中国传统的辩证思维中抽取思维形式,然后逐步抽象出来的。渗透逻辑概括出了两个新的基本概念。这两个基本概念用集合论的语言来说,是渗透集合和渗透关系;用一般的逻辑语言来说,是概念间的静态的渗透关系和动态的渗透关系。静态的渗透关系反映事物及其要素、属性、部分的不可分割的联系(亦此亦彼),动态的渗透关系反映事物的发展变化。渗透逻辑认为,概念之间存在着两种根本不同的关系:一种是渗透关系,另一种是非渗透关系。普通逻辑只研究了非渗透关系,辩证逻辑要在普通逻辑的基础上,进一步研究渗透关系。渗透关系是辩证逻辑在普通逻辑基础上的突破点和生长点,是辩证逻辑与普通逻辑在逻辑上的分界线。渗透逻辑的名称即

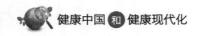

由此而来。[1]

渗透逻辑到目前为止，大体上包括了三个层次的内容：①与自然语言相联系的部分；②基本上使用人工语言的部分，包括渗透集合论、辩证命题演算公理系统、辩证模态演算公理系统、三元辩证模态演算公理系统；③使用量化方法的部分。

与自然语言相联系的部分包括辩证概念、辩证判断、辩证推理、辩证论证、辩证理论系统和辩证思维形式的基本规律等。其中辩证推理包括六大类和若干小类。

（1）辩证比较推理。可以分为同比推理、异比推理和反比推理三大类。其中，同比推理又可以分为同比取同、同比取异、同比取同存异、同比取异存同、同比取同引申等小类；异比推理又可以分为异比取异、异比取同、异比取异存同、异比取同存异、异比取异引申等小类；反比推理又可以分为反比取反、反比取中、反比取合等小类。

（2）辩证静态推理。可以分为：①辩证综合推理（其中包括矛盾存在综合推理、矛盾性质综合推理、辩证关系综合推理）；②辩证分析推理（其中包括矛盾存在分析推理、矛盾性质分析推理、互依关系分析推理、辩证否定分析推理）；③辩证类比推理（其中包括矛盾存在类比推理、矛盾性质类比推理、辩证关系类比推理）。

（3）辩证模态推理。可以分为：①辩证模态综合推理，其中包括辩证可能综合推理、辩证必然综合推理；②辩证模态分析推理，其中包括辩证可能分析推理、辩证必然分析推理；③辩证模态类比推理，其中包括辩证可能类比推理、辩证必然类比推理。

（4）辩证控制推理。可以分为：①辩证控制综合推理；②辩证控制分析推理；③辩证控制类比推理。

（5）辩证博弈推理。可以分为：①待时等变博弈推理；②设法促变博弈推理；③以弱胜强博弈推理；④假象示敌博弈推理。

（6）探求事物辩证联系的逻辑方法。可以分为：①区别法和联系法；②大、小算术；③结合法、替代法和分开法。

在中国传统的辩证逻辑模式和辩证思维中，周易模式总的来说是辩证模态推理，推断事物发展变化的可能性和必然性，以确定是"吉"还是"凶"。在周易模式中，辩证逻辑包裹在占卜的迷信形式中，可以说是"伪迷信"。在阴阳五行模式中，除了辩证模态推理外，还包含有辩证控制推理，通过阴阳的互补和转化、五行的相生和相克，一方面推断事物发展变化的趋势，另一方面控制事物发展变化的方向、关系和进度。这在中医理论中体现得最为明显。中医理论的哲学和逻辑理论就是阴阳五行学说。中医的辨证施治，就是把辩证模态推理与辩证控制推理结合起来，在诊断时，运用辩证模态推理摸清病人的身体状况和病情发展状况；在治疗时，运用辩证控制推理，通过药物、针灸等治疗和锻炼、饮食调节等手段来使人体达到健康状态。阴阳五行模式中有许多牵强附会的地方，只能算是"准逻辑"。传统的中医理论可以看成是"准科学"。前一段时期，有人认为中医是"伪科学"，要求取消中医，这是不对的。这种思维体现的是非此即彼的逻辑思维，认为凡达不到科学要求的都是"伪科学"，不知道科学也有一个发展过程，那些包含有科学因素的理论或学说，不能一概被称为"伪科学"。中医是发展中的医学科学，辩证逻辑也是发展中的逻辑科学。渗透逻辑可以看成是中国传统辩证逻辑的一种现代形态，在现代逻辑的基础上通过创新而形成，把周易模式、阴阳五行模式中的辩证逻辑提升到了科学的水平。

2. 渗透逻辑在创建中国哲学社会科学方面的应用

渗透逻辑已经应用到创建中国哲学社会科学方面，并取得初步成果。例如，将区别法和联系法应用于政治经济学的研究，将"价值"与"价值实现"区别开来，将"使用价值"与"价值"联系起来。在此基础上总结出市场经济的三条基本规律，提出了劳动力价值实现论、知识参与创造剩余价值论、广义资本论等十大创新理论，建构起与社会主义市场经济相适应的新政治经济学。[2]再如，将渗透逻辑应用于文明类型的研究，创立了与中国特色社会主义相适应的历史文化社会学。文明类型的研究有一个难点，这就是有些文明的主导性整合要素（划分文明类型的根据）是单纯的，而有些则是复合的。还有些文明处在发展变化之中，其类型难以静态确定。如果运用普通逻辑的划分方法去处理，就很难得出明确的结论。只有同时运用普通逻辑（形式逻辑）、辩证逻辑（渗透逻辑）和或然逻辑的划分方法，才能够解决文明类型的划分问题。用渗透逻辑的话来说，就是其主导性整合要素有两个或两个以上，而这两个（或多个）要素又结合在一起，难以分开，体现的是静态的渗透关系。拉美文明和俄罗斯文明是处在发展变化过程中的文明，其主导性整合要素正在发生变化，体现了动态的渗透关系。非洲文明正在形成，形成什么类型的文明目前还无法确定，因而其概念应当属于或然概念。[3]

文明类型研究又为创建适应现代中华文明发展需要的、有别于西方的中国现代哲学社会科学探明了方向。西方的文明是经济主导型文明，现代西方哲学社会科学反映和服务于这一文明；中国的文明是政治主导型文明，有与西方文明不同的内在机制、运行方式和发展规律，这些都需要中国现代哲学社会科学来加以总结和揭示，反过来指导中华文明的发展。

西方的理论思维以形式逻辑为工具，分门别类地进行研究，建立学科。这样建立起来的哲学社会科学学科体系有其清晰、明白的长处，也有其割断了联系的短处。现在西方学界也开始注意纠正这一偏向，形成了一些新的边缘学科、交叉学科，等等。中国的社会本身就关系复杂、整体性强，传统使用的是辩证逻辑。所以，建立中国哲学社会科学学科体系，就要以复合型、发展型学科为基本学科，如唯物辩证法范畴体系哲学、辩证逻辑、历史文化社会学、新政治经济学、中国政治与伦理、自然与科技、美与文学艺术、信仰与宗教、政策/法律/民间规则、行政与人事管理、经济管理与企业文化、教育与人力资源、新闻与宣传、国际关系与外交、军事与战略、体育与健身、语言文字学、图书文献学，等等。

这一方法也可以运用到自然科学技术的研究方面。例如，建筑学界把住房设计与生态环境结合起来，创立了人居环境学。这一学科可以看成是有中国辩证思维特征的复合型学科。

3. 渗透逻辑应用于中医理论现代化：创建"预防/治疗/康复"医学

沿着这个思路来看传统中医理论的现代化，就是要在保持其整体动态思维优势（综合考虑生理、心理、社会环境、自然环境及其发展变化）的同时，在现代科学成果的基础上，建立复合型医学理论，完成中医理论的现代化。

按照现代医学科学术语来说，中医应当是怎样的复合型理论或学科？笔者初步认为，应当是"预防/治疗/康复"医学。

治疗疾病是医学必不可少的对象，无论西医、中医都概莫能外。但传统中医非常重视预防和恢复健康。中医学认为，人是一个有机联系的整体，同时，人体与环境也是一个有机联系的整体，人的躯体与精神、社会、自然环境之间存在着密切的联系和相互作用，疾病就是由于人体整体关系及其与外界的失调而导致的。中医的辨证施治就是着重从整体上调节人体机能，恢复人体整体平衡，也就使人恢复到健康的状态。传统中医重视"治未病"。此后，中医治未病思想又经汉代张仲景、唐代孙思邈、元代朱丹溪、清代叶天士等历代著名医家阐述而不断发展、完善，内涵逐渐丰富，而贯穿其中最核心的思想是"预防"及"康复"，预防疾病的发生、发展、蔓延、恶化和复发，保持身心健康。中医把预防和保持身心健康看得比治疗更重要。朱丹溪在其代表作《丹溪心法·不治已病治未病》一篇中强调："与其救疗于有疾之后，不若摄养于无疾之先……夫如是则思患而预防之者，何患之有哉？"传统中医的基本理论思想，可以用"预防/治疗/康复"医学的现代概念来概括。

从当今医学发展的趋势来看，医学的目的开始从单一的治疗和攻克疾病逐渐发展为以呵护生命、把握健康为主题的整体战略。医学模式也从注重局部病灶治疗的生物医学模式发展为注重整体平衡的现代生物/心理/社会/环境医学模式，以健康为目标，着眼于人，重视预防、摄生，同时强调非药物（针灸、按摩、推拿、气功、器械锻炼等）疗法和自然（日光、空气、矿泉、泥沙、森林浴等）疗法应占重要位置。这些与中医学理论不谋而合，殊途同归。以此为切入点，抓住机遇，挖掘中医潜在优势，创立"预防/治疗/康复"医学，加强对预防医学、康复医学以及二者与治疗医学的整体联系，可以提升中医理论，使其达到现代医学的科学水平，在现代医学中占有一席之地。

自《黄帝内经》诞生以来，传统中医理论都以阴阳五行学说作为基本理论，结合脏腑学说、精气学说、经络学说、病因病机学说等，构成中医理论体系。阴阳五行学说是朴素的自然哲学思想，把它与现代的化学元素说加以比较，明显地失于粗疏。把五行相生相克的说法与化学反应（化合与分解）及原子核聚变和裂变等科学道理加以比较，也可以明显看出它存在着没有正确反映物质变化的本质和客观规律的问题。在古代物理学和化学没有形成的条件下，用阴阳五行学说作为理论根据情有可原。在当今物理学、化学、生物学都取得长足发展的条件下，就不能再以阴阳五行学说作为理论根据，进行类比、附会和推演了。所以，建立现代中医理论——"预防/治疗/康复"医学，要以现代科学作为基本根据，发挥整体动态思维的优势，与现代科学成果和科学实验方法相结合，也是实现中医学理论创新的途径。

中医通过长期实践观察，发现了人的精神情绪与脏器功能之间有许多客观存在的联系，如人在长期郁闷、恼怒、思虑过度时会食欲不振。虽然中医的解释"思虑伤脾，脾的运化功能下降"并不是食欲下降的本质原因，但思虑过度则食欲下降是客观的事实。对于中医理论中这类问题，需要从病理和药理两个方面着手，揭示清楚真实的病因和药效。

现代医学科学的发展既高度分化又高度综合。在西方，已形成医学整体化与技术化（机械化、微型化）的两种主要发展趋势。一种是以现代数理化学等边缘学科为基础，借助电子显微镜、CT和分子生物学等新兴技术手段，从人体器官、细胞水平走向分子、量子水平，进入机械的、微观的世界；另一种是在系统论、信息论、控制论和耗散结构理论等的指导下，由器官、个体水平走向整体、活体、动态的研究水平，进入综合的、宏观的世界。[4]创建现代中医理论，也要充分利用这些现代化技术手段和现代科学理论，与现代科学技术同步，向精密整体的高度发展。

参考文献

[1] 柳昌清. 1991. 辩证逻辑新体系——渗透逻辑引论. 西安：陕西人民出版社

[2] 柳昌清. 1997. 市场经济的奥秘——新政治经济学探索. 北京：中国经济出版社

[3] 柳昌清. 2004. 文明类型与中国文化的现代化. 北京：九州出版社

[4] 李虹. 2011. 中医学发展的困境、反思与对策. 医学与哲学（人文社会医学版），（11）：68-70

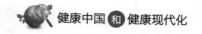

"健康中国"健康能力分析研究

赵西君

中国科学院中国现代化研究中心

健康不仅是没有疾病，而且是身体的、精神的、道德的和社会适应的良好状态。"健康能力"是满足人民健康生活和健康服务需要的能力，主要包括健康服务、健康保障和健康治理等方面。健康能力建设既要立足现实，又要着眼未来，需要政府部门和医护机构的通力合作。

一、健康能力发展的国际发展趋势

由于历史文化、民族宗教、社会经济及政治制度不同，各国医疗卫生服务体系差别很大，基本上形成了以美国为代表的商业保险型、以日本为代表的社会保险型和以英国为代表的国家保障型三种类型。医疗卫生服务体系的差异，也直接导致了各国健康能力的不同。

1. 美国健康服务能力发展

美国医疗服务体系是以私营医疗和保险为主，政府对特殊群体的医疗保险予以补助。私立医院是美国医疗服务体系的主体，私立医院的设备、仪器以及人力资源都是一流的，基本代表了美国健康服务能力水平。私立医院在美国卫生服务体系中，无论是其数目、病床、提供的住院和门诊服务次数，都变得越来越重要，已成为美国健康能力的重要标志。[1]

2. 日本健康服务能力发展

日本健康服务能力也是全球最强的之一。日本医疗卫生服务的基本特征是社会保险型。20世纪60年代起，日本建立了覆盖全体国民的医疗保险制度。目前，日本正在努力成为全球卫生健康引领者。在信息建设方面，日本正着手开发健康保健数据库，支持远程医疗应用，如远程诊断、远程治疗、远程手术。预计到2035年，日本将建成利用数据网络开发预防、诊断、治疗、疾病管理、护理服务和长期护理的决策评估程序。

3. 英国健康服务能力发展

英国医疗卫生服务的基本特征是全民免费的国家卫生服务制度（**National**

---

[1]颜世洁. 美国民营医院发展趋势、经验及借鉴. 中国卫生资源, 2010, 13（2）：95-97.

Health Services，NHS），卫生设施主要为国家所有，医疗卫生服务也完全是由政府管理。现行的英国国家卫生服务体系实行分级保健制呈金字塔形，分为三级。初级医疗保健服务是 NHS 医疗体系的主体，主要由全科诊所的全科医生提供日常的卫生保健。二级医疗服务是普通专科医院，职能是向病人提供床位并给予治疗，医疗服务包括急诊、门诊、短期住院和长期住院。三级医疗服务是不负责一般诊疗的专科医院，提供解决特殊疑难病症的专家服务。在建立健全英国医疗体系过程中，英国十分重视基础医疗工作，它是整个英国医疗服务体系中的第一级台阶，也是其重要的组成部分。英国社区诊所遍布全国各地，社区诊所涵盖全体国民，在社区诊所各种医疗诊治仪器、检查器材、康复器材等一应俱全，计算机医疗综合服务网络覆盖全国。基础医疗服务体系也是英国健康服务的最大组成部分，约占 NHS 总预算的 75%。英国在建设 NHS 体系中，高度重视人才的教育和培养，医学院校培养出来的学生大多去往社区医疗机构，经过社区医疗机构的再教育和培养，医德、医疗水平得到进一步提升，从而使基层医生队伍整体水平始终保持在较高层次上。

二、中国健康能力发展的现状与挑战

1. 中国健康能力发展现状

1）健康服务能力不断提升。根据世界银行数据显示，我国卫生设施普及率由 1990 年的 47.5%上升到 2015 年的 76.5%，每千人床位比例从 1965 年的 1.4 张上升到 2015 年的 5.1 张，医院密度从 1965 年 7.35 个/百万人上升到 2014 年的 18.91 个/百万人，每千人医生数由 1960 年的 0.90 人上升到 2015 年的 2.21 人，每千人卫生技术人员由 1980 年的 2.85 人上升到 2016 年的 6.12 人。由此可见，我国医疗卫生条件正逐步改善，由医院、基层医疗卫生机构、专业公共卫生机构等组成的覆盖城乡的医疗卫生服务体系也正在形成，医疗卫生条件的改善为我国健康现代化的发展提供了重要基石。

2）健康服务政策逐步完善。20 世纪 80 年代以来，为解决卫生事业经费不足的问题，卫生部门开始对医院进行了一系列改革，所有制结构、管理体制、运行机制等方面成为改革的重点。这些改革使医院的数量、床位、设备、人员数量都比计划经济时期有了明显的增长，就医环境全面改善，技术水平和业务素质迅速提高。

2. 中国健康能力存在问题

1）我国健康服务能力整体较低。与经济社会发展和人民群众日益增长的服务需求相比，医疗卫生资源总量相对不足，如表 1 所示，2015 年中国每千人护士和助产士人员为 2.34 人，远低于美国、英国、德国等发达国家，美国、英国、德国每千人护士和助产士人员分别为 9.88 人、8.44 人和 13.79 人；也低于世界平均值和高收入国家值。2013 年中国卫生设施普及率仅为 76.5%，而美国、英国和德国则分别达到了 100%、99.2%和 99.2%。同时，我国医疗卫生服务能力层次较低，执业（助理）医师中，大学本科及以上学历者占比仅为 45%；注册护士中，大学本科及以上学历者占比仅为 10%。

表 1   中国与一些发达国家的主要健康能力指标对比

国家	每千人全科医生数（人）	每千人护士和助产士（人）	每千人内科医生数（人）	卫生设施普及率（*）
中国	0.138	2.34	3.63	76.5
美国	0.31*	9.88	2.57**	100
英国	0.79	8.44	2.81	99.2
德国	1.72**	13.79	4.19	99.2
高收入国家	—	8.96*	2.98*	96.3
世界平均	—	3.14*	1.86*	67.52

注：*为 2013 年数据，**为 2014 年数据，其余为 2015 年数据。
资料来源：根据历年的世界银行相关数据整理

2）医疗卫生资源布局结构不合理。全国医疗服务资源 80%集中在城市，只有 20%在农村，而城市卫生资源 80%又集中在大医院。高新技术、先进设备和优秀人才基本上集中在城市大医院，农村和城市社区卫生服务能力十分薄弱，基层医疗卫生机构服务能力不足，利用效率不高。地区差异也很明显，西部地区医疗卫生资源质量较低，大部分三甲医院等优质资源都集中在东部地区发达城市。资源要素之间配置结构失衡，医护比仅为 1∶1，护士配备严重不足。

3）医疗体制机制改革仍不到位。公立医院改革不到位，以药补医机制尚未有效破除，科学的补偿机制尚未建立，普遍存在追求床位规模、竞相购置大型设备、忽视医院内部机制建设等粗放式发展问题，部分公立医院单体规模过大，挤压了基层医疗卫生机构与社会办医院的发展空间，影响了医疗卫生服务能力的整体提升。

三、中国健康能力提升的重点领域

（一）健康能力的目标

1. 战略目标

我国健康能力战略目标可概括为"健康服务全覆盖，优质公平可持续"，简称为"全覆盖、可持续"。"全覆盖"即大幅度提升我国健康能力，实现公共卫生服务和基本医疗服务全覆盖，达到"人人享有健康保健"；"可持续"即健康能力与经济发展水平和人民可支付能力相匹配，实现优质、公平、可持续。

2. 目标预测

2020 年主要健康指标应超过世界平均水平和进入中等发达国家平均水平行列，2030 年应达到中等发达国家前列。根据世界平均水平的年均增长率来测算2020 年和 2030 年世界平均水平，根据 2000 年世界平均水平和发达国家平均水平来测算，根据中国健康指标的年均增长率来测算（适合于已经高于世界平均值的指标）。综合三种方法和参考发达国家水平，测算出 2020 年和 2030 年目标值（表 2）。

1）健康中国 2020 年目标：健康能力达到中等发达国家平均水平，每千常住人口医生数达到 2.5 人，每千常住人口注册护士助产士数达到 4.0 人，每千常住人口公共卫生人员数达到 0.8 人，每千人医疗机构床位数达到 5.2 张，城乡医疗保险参保率达到 97.0%，人均健康费用达到 1500 美元，医疗费用支出占 GDP 比例达到 7.1%，公共医疗费用占总医疗费用比例达到 62.0%，健康产业增加值占 GDP 比例达到 5.0%，健康产业劳动力占就业劳动力比例达到 7.0%。

2）健康中国 2030 年目标：健康能力达到中等发达国家前列，每千常住人口医生数达到 3.3 人，每千常住人口注册护士助产士数达到 7.6 人，每千常住人口公共卫生人员数达到 1.2 人，每千人医疗机构床位数达到 6.4 张，城乡医疗保险参保率达到 100%，人均健康费用达到 4500 美元，医疗费用支出占 GDP 比例达到 10.9%，公共医疗费用占总医疗费用比例达到 70.0%，健康产业增加值占 GDP 比例达到 7.5%，健康产业劳动力占就业劳动力比例达到 10.2%。

表 2 　健康能力提升工程的主要指标和预期目标

指标	单位	基线水平	基线年份	2020 年	2030 年
每千常住人口医生数	人	2.21	2015	2.5	3.3
每千常住人口注册护士和助产士数	人	2.34	2015	4.0	7.6
每万常住人口全科医生数	人	1.38*	2015	2.0	4.7
每千常住人口公共卫生人员数	人	0.6*	2014	0.8	1.2
每千常住人口基层卫生人员数	人	2.6*	2014	3.5	8.0
每千常住人口医疗床位数	张	4.8*	2014	5.2	6.4
城乡医疗保险参保率	%	95.0	2015	97.0	100.0
残疾人基本医疗保障目标人群覆盖率	%	100	2015	100	100

续表

指标	单位	基线水平	基线年份	2020年	2030年
人均健康费用	美元	420	2014	1500	4500
医疗费用支出占GDP比例	%	5.5	2014	7.1	10.9
公共医疗费用占总医疗费用比例	%	55.8	2014	62.0	70.0
公共医疗费用占政府支出比例	%	10.4	2014	14.4	17.2
私人医疗经费占总医疗费用比例	%	44.2	2014	38.0	30.0
健康产业增加值占GDP比例	%	1.9	2013	5.0	7.5
健康产业劳动力占就业劳动力比例	%	3.0	2013	7.0	10.2
中医部门设置率	%	60**	2009	65	80
药品安全监测覆盖率	%	90	2015	95	100
食品安全监测覆盖率	%	90	2015	95	100
药品质量投诉办理结案率	%	设立基线	—	提高	大幅提高
食品质量投诉办理结案率	%	设立基线	—	提高	大幅提高

注：*数据来自《全国医疗卫生服务体系规划纲要（2015—2020年）》，**数据来自2014年中医发展现状调查。
资料来源：根据历年的世界银行和世界卫生组织的相关数据整理

（二）健康能力提升的重点领域

1. 全面完善健康服务体系

（1）优化健康服务体系结构

优化健康服务体系结构包括：①建立分工合作的医护服务体系。优化发展公立医院，按照"总量控制、结构调整、规模适度"的原则，重新优化整合公立医院各种医疗资源，逐步破除公立医院逐利机制，进一步巩固公立医院公益属性。加快发展社会办医，按照每千常住人口不低于2张床位为社会办医预留规划空间，出台完善相关政策，引导社会资本以多种形式进入医疗卫生领域，满足群众多层次、多元化需求。加快发展基层医疗机构，综合考虑城镇化、地理位置、人口聚集程度等因素，建设中心乡镇卫生院。②建立分工合作的公共卫生服务体系。合理配置公共卫生服务机构。综合考虑区域范围内的常住人口数、服务范围、工作量等因素，合理设置公共卫生服务中心，进一步明确公共卫生服务机构责任分工，加强分工合作。积极推进公共卫生服务均等化，通过强化政府公共服务职能、创新公共财政及相关公共管理制度、转换服务供给模式等路径，大力推进城乡公共卫生服务均等化。

（2）继续加强医护人才培养

加大各类医护人才培养力度，加强卫生人才队伍建设，注重医疗、公共卫生、中医药以及卫生管理人才的培养，制定有利于卫生人才培养使用的政策措施。加强中医药人才队伍建设，充分发挥中医药在医疗卫生服务体系中的作用，完善中医药师承教育制度，开展中医药师承教育与专业学位衔接的试点。优化医疗人才合理配置，加强以全科医生为重点的基层医疗卫生队伍建设，健全在岗培训制度，鼓励乡村医生参加学历教育。

（3）加快推进医药科技创新

加快医药科研成果转化率，对市场需求量大的重点高新技术产业，采取国内外招标方式，建立开放的中试基地（如国家工程技术研究中心），供科研、生产部门使用，以此促进医药科研院校科技成果走进企业，实现其向现实生产力的转化。启动实施医疗科技创新工程，立足瞄准医学科技发展的前沿，全面启动实施医疗技术创新工程，开发具有自主知识产权的医疗高新技术。重点发展医学前沿诊疗技术，开展重大创新药物，干细胞、生物芯片、基因组学、蛋白质组学等临床应用，手术机器人、组织再生的生物医用材料技术与应用等一系列医药科技重大项目。建设国家中医药科研创新平台，组建国家实验室，推进国家重点实验室建设，建设一批国家中医临床研究中心和基地，深化国家中医药工程（技术）研究中心建设，形成开放、共享的协同创新平台。

（4）提高医院管理现代化水平

提高医院质量管理和认证。充分借鉴美国等发达国家医院质量管理的先进经验，形成以医疗部门牵头统筹、质量管理部门负责落实，全员参与、多层次的医疗质控网络体系。在此基础上，建立反映"健康生活、健康质量、健康能力"权威性的医院质量认证标准。积极改善医院服务环境，紧紧围绕"以健康为中心"的核心理念，优化医院整体功能布局，使医疗流程成为使用方便、高效能的有机体，同时大力提升医院内部诊疗环境，为就诊病人提供舒心、清洁、方便的诊治环境，满足患者的各种医疗、护理、生理及精神舒适的需要。

2. 大力完善健康保障体系

（1）大力发展健康产业

大力发展健康医药产业，加快落实《国务院办公厅关于促进医药产业健康发展的指导意见》，不断提高医药产业创新能力，大力推动重大药物产业化，重点开发具有靶向性、高选择性、新作用机理的治疗药物，重点仿制市场潜力大、临床急需的国外专利到期药品。加快发展健康养老服务业，大力发展城乡养老服务设施，健全居家养老服务网络，逐步完善居家养老、社区养老和机构养老多元化的健康养老模式。规范发展医疗保险业，打破户籍和行政区划限制，建立异地就医、

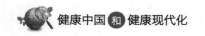

异地结算机制，制定并实施基本医疗保险在不同制度、不同区域之间的转移接续办法。积极发展健康服务新业态，加快推进健康产业与旅游、文化、信息、咨询等产业的融合发展，积极培育一批健康服务新业态。

（2）全面提高医疗设施水平

大力提升医疗设备水平，应鼓励我国发展一批高精尖医疗设备，积极引导医疗机构合理配置适宜设备，逐步提高国产医用设备配置水平。大力提高医疗信息化水平，抓住新技术革命的机遇，积极开展"健康中国云服务计划"，积极应用移动互联网、物联网、云计算、可穿戴设备等新技术，推动惠及全民的健康信息服务和智慧医疗服务，推动健康大数据的应用，逐步转变服务模式，提高服务能力和管理水平。

3. 优化健康治理体系

（1）明确规范政府健康责任

健康中国战略的推进，在公共卫生、基本医疗、健康产业、健康政策、卫生基础设施、医护人才培养、环境卫生等方面都需要政府各部门的有力参与，而非卫生部门所能全部完成的，故应明确各个部门之间的分工。比如，要明确国家发展改革委、财政部、住建部、人社部以及相关机构编制和中医药等部门的健康责任分工，并且要加强各职能部门之间的相互配合，理清交叉职能，纠正错位职能。

（2）健全医疗卫生法律法规体系

按照中央提出的"精简、统一、效能"的原则，积极推进卫生行政管理体制改革。同时，借鉴国外卫生行政管理体制的经验，整合政府卫生管理职能，建立集中、统一、综合、协调的卫生行政管理体制。加快卫生法制建设，将医疗卫生服务、医疗保险制度、基本药物供应、规范医院管理等纳入法制化轨道，用法律手段为健康能力的提升创造一个公平公正的发展环境。

四、中国健康能力提升政策措施

1. 深化健康体制改革，建立分工合作制国民健康体系

1）分工合作制国民健康体系包括公共卫生服务体系、健康医护服务体系、健康保险体系、健康医药体系和健康治理体系。按照系统工程原理，深化健康体制改革，完善五大体系自身功能，建立五大体系的合作机制，依靠信息技术，完成五大体系的功能和系统整合。

2）制定健康体制改革行动计划。按照"以人为本、公平优先、需求导向、适度超前"的原则，建立分工合作制国民健康体系，从"健康服务、健康保障、健

康治理"三个方面提升我国的健康能力。到2030年各项健康能力指标达到中等发达国家的前列。

3）加强组织领导，落实责任，确保"健康体制改革行动计划"的落实。进一步明确发展目标和主要任务，明确牵头单位和工作责任，加大绩效考核力度，以确保计划的有序实施、稳步推进。

2. 加强财政支持力度，不断创新融资渠道

1）继续加强财政投入。加大健康投入力度，投入增长速度应不低于GDP的增长速度，健康投入费用占GDP比例到2030年应达到中等发达国家前列，适度降低个人卫生支出比例。重点加大社区卫生服务机构和农村基层医疗卫生服务机构的财政支持力度，加大大病保险支持力度，进一步解决因病致贫问题。尝试建立"健康保健"专项专题基金，支撑"健康中国2030"战略顺利实施。

2）形成多元化的融资渠道。鼓励地方通过设立健康产业投资基金等方式，为社会办医疗机构提供建设资金和贴息补助。鼓励社会办医疗机构以股权融资、项目融资等方式筹集开办费和发展资金。支持符合条件的社会力量举办营利性医疗机构上市融资或发行债券，对接多层次资本市场，利用多种融资工具进行融资。适度提高烟草消费税等有害健康消费品税率。

参考文献

代涛，吴富起，朱坤.2008.美国健康战略及启示.医学与哲学（人文社会医学版），29（11）：6-8

韩翠，李继平.2008.我国护理本科教育的改革与发展.护理学杂志，23（22）：79-81

何传启.2010.现代化科学——国家发达的科学原理.北京：科学出版社

黄伟震.1999.对我国卫生资源配置和使用几个深层次问题的思索.中国医院管理，3：17-19

顾涛，程建鹏.2005.美国非营利性医院相关问题分析及对我国的启示.中国医院管理，25（11）：62-64

"健康中国2020"战略研究报告编委会.2012."健康中国2020"战略研究报告.北京：人民卫生出版社

马丽艳.2009.加速我国医药科技成果转化的对策研究.大连医科大学硕士学位论文

聂建刚，熊昌娥.2010.全球治理下的卫生国际合作现状分析.医学与社会，23（4）：6-8

王黎明.2002.先进医疗设备是医院提高医疗水平的重要条件.医疗设备信息，（1）：32-33

吴小龙，费建明.2009.创新卫生执法手段的有关法律和现实思考.中国公共卫生管理，25（1）：18-19

尹力.1999.我国医疗机构的主要问题及其对策.中国医院管理，19（1）：8-9

周良荣.1998.优化卫生资源配置须实现六大转变.中国卫生政策，（12）：18-19

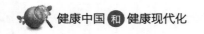

Carola Fink-Anthe.2009.美国及欧洲的医疗卫生服务体系现状分析.中华医院管理杂志，25（9）：
581-584

健康生活全程规划及行动议程研究①

李 扬¹ 汤 青²
1 中国科学院文献情报中心／中国科学院中国现代化研究中心
2 中国科学院前沿科学与教育局

一、"健康"和"健康生活"

健康是人的基本需求和权利，是人生的首要财富。健康长寿既是个人幸福生活的基石，也是国家发达的保障，更是人类发展的核心目标。"健康"本身是一个发展着的概念，随着人们知识水平的提高和社会经济的发展，经历了由低级向高级发展的阶段，先后形成了多种健康观念和健康文化。根据 WHO 的定义，健康不仅是无疾病和不虚弱，而且是身体的、精神的、道德的和社会适应的良好状态。随着人们对健康的认识不断深入，整体的健康观念逐渐深入人心，在注重自身健康的同时也意识到健康生活、健康管理、健康保险等方面的重要性。

我们认为，"健康生活"是指有利于健康的日常生活，涉及全民的健康观念、健康行为、健康环境和公共卫生服务等方面，涵盖个体的全生命周期和患者医疗过程以外的全部健康相关议题。其中，健康观念，由偏重治疗转向积极的预防和保健，由依赖医生转向自己把握健康。健康行为这一概念最早由 Kasl 等提出，认为是个体为了预防疾病或早期发现疾病而采取的行为。[1]健康环境包括自然环境和社会、经济环境的健康。健康生活服务是指由政府和医疗相关机构提供的与健康生活相关的政策、教育、宣传、公共卫生服务等。在以上内容基础上，以个体的全生命周期为出发点，制定健康生活全程规划，通过调动个体、群体及整个社会的积极性，高效利用有限资源以达到最大的健康效果，为全体国民提供一份健康生活行为指南，以期提高全民健康水平，让 14 亿中国人少生病或不生病。

①国家自然科学基金项目（41601121）。李扬，女，山西晋中人，博士、助理研究员。Email:liy2014@ mail.las.ac.cn；
汤青，男，湖南益阳人，博士、副研究员。Email:tangq@cashq.ac.cn。

二、健康生活的中国国情

健康是每个人成长和实现幸福生活的基础，是国家富强和人民安康的重要标志。习近平总书记深刻指出，"没有全民健康，就没有全面小康"[①]。全民健康是全面小康的重要基石，既是全面建成小康社会的核心目标之一，也是全面建成小康社会的重要保障。党的十七大报告明确提出，健康是人全面发展的基础，关系千家万户幸福。党的十八大报告进一步指出，健康是促进人的全面发展的必然要求。2015 年 2 月，李克强总理在政府工作报告中首次提出"打造健康中国"。党的十八届五中全会进一步提出"推进健康中国建设"的任务要求。

（一）我国健康生活现状

从统计数据看，我国居民主要健康生活指标的发展水平超过世界平均水平（表1）。个别指标超过高收入国家水平，如孕妇贫血患病率、麻疹免疫接种率。个别指标表现出明显的性别差异，如成人吸烟率，女性比例处于较低水平，低于中等收入国家水平，只有 2%；而男性吸烟率处于较高的水平，高于中上收入国家水平，达到 49%。

表 1　主要健康生活指标国际对比

国家（组织）	出生时预期寿命（岁）2013 年	新生儿死亡率（每千例活产儿）2015 年	孕妇贫血患病率（%）2011 年	麻疹免疫接种率（占 12—23 月龄组的百分比）2014 年	营养不良的发生率（占人口的百分比）2013 年	超重的发生率（占 5 岁以下儿童的百分比）2010 年	女性吸烟率（吸烟女性占所有成年人比例）2012 年	男性吸烟率（吸烟男性占所有成年人比例）2012 年	避孕普及率（占 15—49 岁女性的百分比）2011 年	艾滋病病毒感染率（占 15—49 岁人口的百分比）2014 年
中国	75.4	5.5	21.8	99.0	10.6	6.6	2.0	49.0	88.6	—
美国	78.8	3.6	16.6	91.0	—	—	16.3	21.0	—	—
欧盟	80.4	2.6	24.8	93.3	—	—	24.8	31.8	—	—
加拿大	81.4	3.2	22.8	95.0	—	—	14.2	19.5	—	—
日本	83.3	0.9	31.0	98.0	—	1.5	11.3	36.3	—	—
高收入国家	79.1	3.7	23.7	94.0	—	6.2	19.3	32.8	—	—

[①] 习近平：主动把握和积极适应经济发展新常态　推动改革开放和现代化建设迈上新台阶. 人民日报，2014-12-15

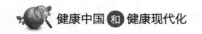

续表

国家（组织）	出生时预期寿命（岁）2013年	新生儿死亡率（每千例活产儿）2015年	孕妇贫血患病率（%）2011年	麻疹免疫接种率（占12—23月年龄组的百分比）2014年	营养不良的发生率（占人口的百分比）2013年	超重的发生率（占5岁以下儿童的百分比）2010年	女性吸烟率（吸烟女性占所有成年人比例）2012年	男性吸烟率（吸烟男性占所有成年人比例）2012年	避孕普及率（占15—49岁女性的百分比）2011年	艾滋病毒感染率（占15—49岁人口的百分比）2014年
中上等收入国家	74.3	8.9	25.5	94.7	9.2	6.8	4.7	42.4	82.7	—
中等收入国家	70.3	19.9	38.9	84.6	11.9	5.3	3.8	37.8	65.6	—
低收入国家	60.8	26.9	42.7	76.9	13.3	3.4	—	—	29.6	2.9
世界平均	71.2	19.2	37.7	84.5	13.0	5.7	7.0	36.2	63.5	0.8

资料来源：根据世界银行相关年份的世界发展指数整理。

（二）我国居民健康生活存在问题

1. 不健康生活方式与慢性病

经济社会快速发展和社会转型导致人群生活方式发生很大变化，给人们带来了工作、生活压力，对健康造成的影响也不容忽视。2004年10月，我国卫生部公布的《中国居民营养与健康现状调查报告（2004）》显示，约有2.6亿中国人超重和肥胖；约有1.6亿中国人患有高血压，且每年新增300万人；还有1.6亿中国人血脂异常（仅北京地区35—50岁的成年人中每5个人就有近1人血脂异常）；全国已被查患有糖尿病患者2 000多万人；每年平均有150万人新患癌症（其中80万人死亡）；此外，精神疾病也在猛增。[2]

相隔10年，卫计委于2015年6月在其官网上发布《中国居民营养与慢性病状况报告（2015）》，一定程度上明确了我国居民面临着营养过剩和营养缺乏的双重问题，营养过剩主要是指能量、脂肪摄入过多，营养缺乏则主要指部分营养元素摄入不足；高血压、慢性阻塞性肺病、糖尿病患病率分别为25.2%、9.9%、9.7%；心脑血管病、癌症和慢性呼吸系统疾病为居民主要死因；吸烟人数超过3亿，15岁以上人群吸烟率为28.1%，其中男性吸烟率高达52.9%，非吸烟者中暴露于二手烟的比例为72.4%；2012年全国18岁以上成人的人均年酒精摄入量为3升，饮酒者中有害饮酒率为9.3%，其中男性为11.1%；成人经常锻炼率为18.7%。并明确指出吸烟、过量饮酒、身体活动不足和高盐、高脂等不健康饮食是慢性病发生、发展的主要行为危险因素。[3]

2. 环境危害与风险

生态环境的变化，特别是空气质量严重恶化、城市地区大气污染，农村地区水污染、土壤污染对人民群众健康的影响不断加大。2016 年 3 月 15 日，WHO 发布一项报告称，2012 年全年，共有约 1 260 万人死于人为导致的危险环境因素，如空气、水和土壤污染、化学品接触、气候变化和紫外辐射等，占全部死亡人数的近四分之一。环境危害和风险对人类健康产生了灾难性的影响，而且对于孩子和老人的影响是最为致命的，尤其是 5 岁以下的儿童以及 50—75 岁的老人。报告总结，更健康的环境能够避免过早死亡和疾病的发生，并呼吁各国政府加快采取对策。[4]

（1）污染物排放情况

环保部公布的《2014 中国环境状况公报》显示，2014 年，废水中，化学需氧量排放总量为 2294.6 万吨，氨氮排放总量为 238.5 万吨；废气中，二氧化硫排放总量为 1974.4 万吨，氮氧化物排放总量 2078.0 万吨；全国工业固体废物产生量为 325 620.0 万吨，综合利用率为 62.13%。[5]

（2）大气环境

中国是全球大气灰霾 $PM_{2.5}$ 污染最严重的国家之一。自 2011 年以来，$PM_{2.5}$ 的污染频繁在京津冀、长江三角洲等地出现。2013 年至今，中国中东部地区先后遭遇多次大范围持续灰霾天气，其污染过程多呈现出污染范围广、持续时间长、污染程度重、污染物浓度累积迅速等特点，对普通公众正常的生产、生活和身体健康均构成严重威胁。根据 2010 年针对中国的疾病负担风险因素的排名研究结果，中国的室外颗粒物污染已成为中国第四大健康风险来源。[6]世界污染最严重的 20 个城市中国占 16 个，4 亿城市人口呼吸不到新鲜空气，北京喉癌、鼻癌、肺癌的患病率超过胃癌，跃居第一。

（3）水体环境

WHO 的调查显示，人类 80%的疾病都是由水污染造成的。多年的高速经济发展和粗放型发展导致中国水源正在快速减少，也让其遭受了不可挽回的严重污染。中国水源的消失的原因部分来自人口基数导致的大量用水，这使得中国的河流数目从 20 世纪 50 年代的 5 万条下降到 2.3 万条，部分则是环境污染导致的功能性缺水。根据国家环保局发布的《2014 中国环境状况公报》，对全国 423 条主要河流、62 座重点湖泊（水库）的 968 个国控地表水监测断面的水质监测显示，Ⅰ、Ⅱ、Ⅲ、Ⅳ、Ⅴ、劣Ⅴ类水质断面分别占 3.4%、30.4%、29.3%、20.9%、6.8%、9.2%，主要污染指标为化学需氧量、总磷和五日生化需氧量。全国七大水系中，珠江、长江水质较好，辽河、淮河、黄河、松花江水质较差，海河污染严重。[5]

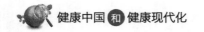

3. 社会环境

（1）食品安全

民以食为天，食品是人类赖以生存和发展的最基本物质条件。中国有句古话：病从口入。食品的不安全会直接影响到人们的健康。《中华人民共和国食品安全法》第十章附则第一百五十条规定：食品安全，指食品无毒、无害，符合应当有的营养要求，对人体健康不造成任何急性、亚急性或者慢性危害。[7]长久以来，种种食品安全相关的报道几乎成了我们时时就能在媒体上看到的主要话题，劣质奶粉、染白粉丝、注水肉、各种色素、防腐剂、添加剂、激素、苏丹红、三聚氰胺等，严重威胁着人们的生命健康。

（2）药品安全

药品是预防、治疗人的疾病，有目的地调节人的生理机能并规定有适应证、用法和用量的物质。作为一种特殊的商品，药品的质量直接关系着人们的身体健康和生命安全。目前我国的药品安全处于风险高发期和矛盾凸显期，药品产业"多、小、散、低"的局面尚未彻底改变，规模化、产业化、集约化程度不高；企业的诚信意识和守法意识淡薄；药品标准体系不健全，相当数量的标准有待提高；生产经营质量管理有待进一步规范；不合理用药现象仍然突出。[8]此外，药品市场存在非药品冒充药品、中成药非法添加、非法药品广告泛滥、互联网药品交易秩序混乱等问题。

三、健康生活全程规划

健康生活全程规划是从全生命周期和全民覆盖的角度对国民的健康观念、健康行为、健康环境、健康生活服务和基本健康状况进行系统设计、动态监测和综合评估，提出促进和改善全民健康生活的健康咨询、健康指导、健康行动和健康管理。它以个体生命周期为出发点，从孕育到死亡的整个生命历程，涵盖了婴幼儿期、学习期、工作期、退休期四个阶段的健康观念、健康行为、健康环境、健康生活服务及健康责任等（表2）。它不仅关注某一生命阶段横断面上的健康状况，更强调将各个生命阶段的健康特征合理、有机地串联起来，使得不同生命阶段的健康特征得以同时体现，更有助于分析不同阶段健康状况之间的交互作用，以整体、动态、发展的视角来理解健康，使人民对健康生活的解读更加完善。健康生活全程规划主要包括四个阶段。

表 2　健康生活全程规划

项目	婴幼儿期 （0—3 岁）	学习期（学龄期） （3—18 岁）	工作期 （18—60 岁）	退休期 （60 岁以上）
健康观念	健康育儿	健康成长	健康工作	健康养老
健康行为	孕期保健 胎儿保健 婴儿保健 幼儿保健 合理喂养	饮食 运动 睡眠 视力 口腔 性 烟酒 心理和行为 卫生习惯	饮食 运动 睡眠 性 怀孕与分娩 烟酒 药物 心理与行为 慢性病 职业病	饮食 运动 睡眠 药物 心理与行为 慢性病 老年疾病 老年失能
健康环境	室内环境 室外空气质量 水质 自然灾害 暴力和伤害 意外 家庭环境	室内环境 室外空气质量 水质 自然灾害 交通风险 校园环境 家庭环境 暴力和伤害 意外	室内环境 室外空气质量 水质 自然灾害 交通风险 暴力和伤害 意外 工作环境 家庭环境 收入水平	室内环境 室外空气质量 水质 自然灾害 交通风险 暴力和伤害 意外 家庭环境 收入水平
健康生活服务	计划免疫 发育评估 健康体检 新生儿疾病筛查 营养食谱 生育政策 健康教育 健康宣传 食品安全 环境保护 医疗保险	计划免疫 发育评估 健康体检 运动设施 健康教育 膳食指南 健康宣传 食品安全 环境保护 医疗保险	健康体检 运动设施 健康教育 健康教育 膳食指南 食品安全 环境保护 医疗保险 商业保险	健康体检 运动设施 社区保健 老年护理 养老政策 健康教育 膳食指南 食品安全 环境保护 医疗保险
健康责任	父母 相关健康机构 政府	父母和学校 个人 相关健康机构 政府	个人 家庭 单位 相关健康机构	个人 家庭 相关健康机构 政府

1. 婴幼儿期（0—3 岁）：健康育儿

从新生命孕育开始到入幼儿园前，包括胎儿期（孕育—出生）、新生儿期（0—28 天）、婴儿期（28 天—1 岁）、幼儿期（1—3 岁）。此阶段个体不具备自我管理能力，家长在其健康生活中起主导作用，相关的健康机构作为辅助支撑。出生前，加强孕期保健和胎儿保健十分重要，出生后父母的健康育儿观念成为这个时期个

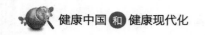

体健康生活的必要保障。此期的主要健康问题涉及母乳喂养、营养不良、基础计划免疫、营养元素缺失、意外伤害等。

2. 学习期（3—18 岁）：健康成长

从 3 周岁到高中毕业，包括学龄前期（3 岁—入小学前）、学龄期（7—12 岁）、青春期（12—18 岁）等。此阶段个体身体特征变化明显，身体、智力与心理的发育突飞猛进，自我管理能力增强，但在其健康生活中，家长和学校的健康责任仍占主导地位。主要的健康问题包括营养异常、伤害、视力、性发育、心理和行为、传染病预防等。

3. 工作期（18—60 岁）：健康工作

从进入大学或社会、参加工作开始到退休，包括青年期（18—45 岁）、中年期（45—60 岁）。此阶段是个体从不成熟走向成熟，然后到生理衰退的阶段。在生理成熟水平、智力发展、情感和意志表现、个性及言语表现上，都有其独特的发展特征。其中，青年期（18—45 岁）需要重点关注的健康问题包括怀孕分娩、慢性非传染性疾病、心理行为问题等。进入中年期（45—60 岁）的人群，健康状况水平缓慢下降，慢性非传染性疾病患病率逐渐升高，亚健康问题在这一时期的人群中表现最为严重，也是职业病的高发人群。

4. 退休期（60 岁以上）：健康养老

从退休到生命终点，是人生旅程的最后阶段。这阶段人群的主要特点是生理功能下降，心理发生相应改变，衰老现象逐渐明显。此期主要的健康问题包括慢性非传染性疾病、日常生活活动能力减低等。

四、健康生活行动议程的任务和重大领域、项目

健康生活行动议程是促进国民健康长寿的议程。它要求坚持"以健康为中心"的基本原则，全民动员，全员参与，全程规划，全域覆盖，建设一个国民健康长寿的社会。

（一）任务

健康生活行动议程研究的总任务是让 14 亿中国人健康生活，少生病或不生病，分阶段任务如下。

婴幼儿期（0—3 岁）：健康育儿，母子平安。促进生殖健康，预防出生缺陷，确保母婴平安，提高妇女儿童生命质量和健康水平。

学习期（3—18 岁）：健康成长，素质第一。增进学生身心健康，增强学生体质，培养学生健康行为方式，树立正确健康理念。

工作期（18—60 岁）：健康工作，身体第一。改善工作环境，降低职业环境危害，积极避免由不良工作习惯导致的职业病和慢性病。

退休期（60 岁以上）：健康养老，平安第一。完善养老体系，强化健康养老护理功能，优化家庭结构和老年人居住模式。

（二）重点领域和重大项目

健康生活行动议程，主要包括健康生活全程规划项目、健康生活行为指南项目两个重大项目以及七个行动计划，分别为母婴健康平安计划、儿童健康成长计划、职业人群远离亚健康计划、健康老龄计划、国民健康素养提升计划、公共卫生服务能力倍增计划、健康环境改善计划等。它涵盖全生命周期四个阶段的 12 个重点领域，具体包括：母婴儿童健康、营养与超重、体育运动、睡眠、生殖与性健康、精神健康、口腔与视力、药物与烟酒、慢性非传染病、健康养老、计划免疫、环境质量。

1. 重大项目

（1）健康生活全程规划

健康生活全程规划与传统的"以疾病为中心"的服务模式不同，它"以健康为中心"，针对健康危险因素进行健康风险评估，提出四个阶段的健康任务、重点关注领域和监测指标以及具体负责人，并提供具有前瞻性的、全面的健康保障服务。

（2）健康生活行为指南

健康生活行为指南，以健康生活全程规划和《中国公民健康素养》为基础，针对健康生活 12 个重点领域的健康观念和健康行为，设计具体的实施操作细则，提供一份健康生活的"健康说明书"，是制定健康生活行为指南的重要基础。

1）母婴儿童健康。①家庭：做好孕期常规体检与唐筛、排畸等专项检查，提倡自然顺产，加强产后恢复。及早让新生儿喝上第一口母乳，支持母乳喂养，合理补充各种营养元素，学习育儿知识，关注不同生长阶段幼儿身心发育特点并给予引导。②政府：提高基础计划免疫覆盖率，确保疫苗安全可靠。

2）营养与超重。①个人：合理膳食结构，养成良好饮食习惯。坚持一日三餐，并保证时间。饮食习惯上告别高脂肪、高热量的食物，坚持少精多杂、少食多嚼、少肉多菜、少糖多果、少盐多醋。成年人每日食谱应包括奶类、肉类、蔬菜水果和五谷等四大类。②政府：颁布《中国营养改善行动计划》和《中国居民膳食指南》，将国民营养改善工作纳入法制管理的轨道，明确各级政府和有关部门的任务和责任，从而推动营养卫生各项工作的开展。加大社会宣传，提高公众对合理营养重要性的认识，尤其要加强对中小学生和家长的营养知识教育。加强营养师队伍建设，对餐饮业、社会团体、学校集体餐给予干预指导，配备营养师，并定期考核。完善食物与营养监测和发布系统，为改善营养状况提供科学依据。

3）体育运动。①个人：坚持每天运动锻炼时间，有氧和无氧运动结合强身健体，自觉坚持每天至少运动1小时，积极参加集体运动项目。②政府：体育工作的重点由竞技体育转换到群众体育，把群众性的体育运动作为具有公益性的社会事业，提高社区公共运动器材、各种体育场馆、健身房、露天运动场覆盖率，建立和完善体育专项资金制度，从硬件和软件上保证人人享有基本的健身条件。体育部门、卫生部门、教育部门等要紧密配合，通过健康教育和鼓励机制引导社会形成体育锻炼的氛围和风气，重点培育青少年锻炼的习惯，关注特殊人群和弱势群体的锻炼需求。实行"全面健身推进工程"，鼓励城市社区、村委会、企事业单位建立群众体育组织。开发应用国民体质健康监测大数据，制定并推广科学健身指导。

4）睡眠。①个人：参照不同阶段人群所需睡眠时间，安排个人睡眠作息，保持睡眠规律，下午两点以后避免食用如咖啡、可乐等含有兴奋剂的食物，以免影响睡眠，不在床上做睡眠以外的事情，如阅读或看手机。②政府：制定不同人群合理睡眠作息时间表，强制企业实行最晚关灯制度，需要经常熬夜的职业应给予高额的补助和岗位轮换制度。

5）生殖与性健康。①个人：青少年认真接受性教育，不要有害羞情绪，尽量减少过早的和无保护的性行为；夫妇有和谐性生活，并可自由和负责任地决定自己的妊娠生育。②政府：开展生殖健康和安全性行为的宣传教育，加强青春期性教育，使青少年形成正确的性观念，采取相应措施，提高安全性健康意识和水平。降低未成年少女怀孕比例，提高性活跃者安全套使用率，降低艾滋病、梅毒、淋病等性传播疾病的发生和传播。

6）精神健康。①个人：培养正确的人生观、价值观、世界观，重视个人尤其是未成年人心理和行为的变化情况，提高对精神心理方面疾病的重视度，与人倾诉、及早治疗。②政府：充分重视精神卫生工作，加强多部委配合，加快相关立法进程，完善保障体系，建立评价体系。加强学校的心理咨询辅导工作，降低经历严重抑郁发作人群比例与自杀率。

7）口腔与视力。①个人和家庭：坚持早晚刷牙和正确的刷牙方式，降低龋齿发生率，出现牙疼及早去医院接受治疗。定期进行眼病筛查和视力检查，培养良好的用眼卫生，包括正确看书、写字姿势，减少儿童操作各种电子视频产品时间，发现视力减退及时矫正。②政府：重点对在校学生进行眼部和口腔保健的教育宣传，在每所学校强制开展每天至少一次的课间眼部保健操。

8）药物与烟酒。①个人：不用违禁药品，从正常渠道获取和使用处方药品；尽量不喝酒，如果必须喝酒，控制饮酒量，每天饮酒不超过两标准杯（每标准杯含酒精 10 克），减少高危饮酒，在驾驶或操作机器、怀孕或哺乳时，或服用会与酒精产生反应的药物、患有酒精可加重病情的疾病及对饮酒无法自制等情况下，不能饮酒。②政府：将药物知识教育制度化，提高学校的药物教育水平。扩展宣传教育活动的覆盖面及数量，提高早期识别能力及诊断治疗水平，做到成瘾者早发现、早处理，缩短滥用时间，降低长期滥用率，并防止复吸。尤其要为青少年的发展创造更好的机会，加强戒毒服务于社会工作的协调，建立社会支持网络，设立康复机构及自主组织，帮助成瘾康复者重返社会。提高烟草税，通过价格措施减少香烟的消耗量，从而减少烟民数量。强化对烟草制品生产经营的管理。扩大禁烟场所，全面实施公共场所、公共交通工具的禁烟。扩大禁烟人群，明确规定未成年人禁止吸烟，鼓励和培训临床医生或初级卫生专业人员采取干预措施。

9）慢性非传染病。①个人：培养良好的健康生活习惯，合理膳食、不吸烟、不酗酒、适量运动，控制主要慢性病的共同生活方式危险因素，控制自身体重、血压、血糖、血脂异常。②政府：提升人们保健意识，加强健康教育，重点加强对高危人群糖尿病、恶性肿瘤、阻塞性慢性肺部疾病与心脑血管疾病等常见的慢性非传染性疾病的定期排查，真正做到早发现、早诊断、早治疗。

10）健康养老。①个人：保持良好的心态，坚持锻炼，定期监测血压、血糖，预防心脑血管疾病、关注脑卒中早期症状，重视视听功能下降，预防骨关节疾病和骨质疏松症，预防阿尔茨海默病的发生发展，合理用药，积极进行社会参与。②政府：倡导全社会关爱老人，完善老年护理医疗体系，开展对卫生专业人员和辅助性专业人员关于老年人需求的培训，发展针对老年人的综合精神卫生保健服务。加强医疗机构与养老机构之间的合作，形成规模适宜、功能互补、安全便捷的健康养老服务网络，重点发展社区健康养老服务。

11）计划免疫。①个人：按照国家免疫规划，定时到指定医疗机构接受疫苗接种。②政府：完善现有基础计划免疫体系，确保疫苗接种各流程的安全可靠。

12）环境质量。政府：摒弃以牺牲生态环境为代价的发展模式，把自然资本纳入国民经济体系，采取与自然和谐的可持续的发展方式。加强对环境与可持续研究的投入力度，从宏观上树立环境—资源—健康的观念。

2. 行动计划

（1）母婴健康平安计划

1）预期目标：降低出生缺陷，确保母婴平安，提高妇女、婴儿、儿童生命质量和健康水平。

2）工作重点：①提高育龄妇女健康受孕的行为能力，推广婚前医学检查，提供和普及生殖保健服务，提供出生缺陷筛查、诊断和治疗。②提高孕产妇孕期保健、住院分娩比例，切实加强高危孕产妇，尤其是边远贫困地区和流动人口孕产妇的转诊和管理，降低孕产妇死亡率。③提供 8 岁以下儿童免费保健服务。到 2030 年，3 岁以下儿童保健管理率达到 85%以上；生长迟缓率控制在 5%以下，低体重率降低到 3%以下。④普及生殖保健知识和计划生育知识以及出生缺陷、孕前和孕产期保健有关的健康知识。开展出生及出生缺陷监测，动态评价人口生育、保健覆盖、出生缺陷等水平。

3）考核指标：孕产妇死亡率、新生儿死亡率、5 岁以下儿童死亡率、孕产妇系统管理率、住院分娩率、高危孕产妇转诊率、出生缺陷发生率、0—3 岁婴幼儿系统保健覆盖率、出生及出生缺陷监测系统覆盖人口比例、计划免疫覆盖率。

（2）儿童健康成长计划

1）预期目标：提高在学儿童体质，养成良好的健康行为习惯，做好口腔和视力保健工作，心理和性健康发育。

2）工作重点：①提高在校学生体质，切实加强学校体育工作，严格落实每天锻炼一小时的要求，加强学校体育设施建设和体育器材配备，大力开展符合农村特点的体育活动和群众性体育项目竞赛。②加强学生心理健康教育，建立健全儿童心理健康教育制度，重点加强对留守儿童和孤儿、残疾儿童、自闭症儿童的心理辅导。加强班主任和专业教师心理健康教育能力建设，使每一所学校都有专职或兼职的心理健康教育教师，降低儿童和青少年发生心理卫生问题的比例。③提供 6 岁以下儿童免费保健服务。到 2030 年，3 岁以下儿童保健管理率达到 85%以上；生长迟缓率控制在 5%以下，低体重率降低到 3%以下。

3）考核指标：身高、体重、视力、听力、青少年肥胖率、肺活量、儿童生产迟缓率、低体重率、计划免疫覆盖率、定期健康检查覆盖率、儿童管理覆盖率、800 米跑成绩、未成年人吸烟比率、离家出走率、青少年自杀率。

（3）职业人群远离亚健康计划

1）预期目标：改变不良工作习惯，降低由之引起的慢性非传染疾病的发病率，改善工作环境和劳动条件，降低职业疾病危害，促进劳动人口的健康。

2）工作重点：①养成良好的工作习惯。树立健康的工作心态，不为工作透支自己的健康；三餐定时定量，不经常吃垃圾食品和工作餐进食过快，应酬不过量饮酒和进食过饱；不久坐，尽量避免长期使用电脑、手机等有高辐射的电子办公设备；不长期熬夜，保证充足睡眠；多步行，少开车，适量运动，培养工作以外的兴趣爱好。②改善工作环境和劳动条件。发展和推广职业病防治技术，提高基础职业卫生服务覆盖率；降低工作场所粉尘、毒物浓度和噪声强度，控制或降低职业病发生概率；开展职业性健康危害的风险评估，对重点行业开展哨点监测；加强职业健康监护和职业病治疗与康复的能力建设，保证每年的员工体检和健康评估。

3）考核指标：职业健康监护率，各种重点职业病发病率、患病率，职业人群亚健康率，职业人群慢性病发病率、患病率，健康风险评估和干预率，员工体检覆盖率等。

（4）健康老龄计划

1）预期目标：通过全社会的共同努力，改善老龄群体的生活和生命质量，实现健康老龄化，使老年人幸福地度过晚年。

2）工作重点：①提供有效的卫生干预提高预期寿命。确保老年人能够获取安全的食品和足够的营养，降低生命过程疾病风险因素的积累效应，尤其是心脑血管疾病（脑卒中和缺血性心脏病）。②改善现有卫生保健和社会护理体系，应面向老龄人群提供有效服务，建立长期照护系统，创建关爱老年人的环境；在经济上，加快建立统一、规范、完善的养老保险体系。③发展针对老年人的综合精神卫生保健服务，包括从预防、早期干预，到提供精神障碍的质量服务和管理。

3）考核指标：预期寿命、社区医护人员比、养老院覆盖率、家庭结构、老年人自杀率、慢性非传染并发病率。

五、政策和措施

健康生活需要依靠国民的主动选择，需要个人树立正确的健康观念，从自己和家庭做起，形成健康的生活方式，同时需要政府采取广泛高效的公共健康政策以及相关健康机构的配合，为传播健康生活理念、"让 14 亿中国人少生病"的最终目标提供保障和健康的自然、社会环境。

1. 建立健康生活全程规划，从自身做起

以"健康生活全程规划"和"健康生活行为指南"为参考和指导，树立正确健康观念，培养良好健康生活行为，合理膳食，坚持运动，睡眠充足，不吸烟，不酗酒，调节自身情绪心态，关注口腔和视力健康，端正性观念和安全性行为，定期体检，疾病早预防、早治疗且不滥用药物，以健康生活行为指南为准则规范自身健康行为。

2. 推进家庭健康管理，提高家庭发展能力

独生子女政策带来家庭规模缩小，导致职业群体面临来自老少两代的压力，家庭情感支持弱化。但是，家庭在养老、子女教育、培养健康生活方式以及家庭成员心理慰藉等方面，都具有不可替代的作用。通过实施系列优先优惠政策，提高家庭发展能力，提高家庭的健康风险应对能力。通过针对家庭的健康促进活动，

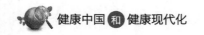

转变家庭成员不健康的饮食习惯和生活方式。探索以家庭为单位的健康管理模式，提高家庭健康水平。到 2030 年，力争实现每个家庭拥有一名合格的家庭医生、每个居民拥有一份动态管理的电子健康档案和一张服务功能完善的健康卡。

3. 提高国民健康素养，加大健康教育和宣传力度

健康素养是指个人获取和理解疾病健康信息和服务，并运用这些信息和服务做出正确决策，以维护和促进自身健康的能力。[9]健康素养是健康的重要决定因素[10]，2005 年第六届世界健康促进大会通过的"全球健康促进曼谷宪章"把提高人民的健康素养作为健康促进的重要行动和目标[11]；2010 年美国政府推出《提升公众健康素养国家行动计划》，从 7 个方面采取行动促进公众健康素养的提升[12]。我国政府也高度重视健康素养促进工作，2014 年，国家卫计委在全国的 336 个监测点组织开展了第四次全国城乡居民健康素养调查。结果显示，2014 年中国居民健康素养水平为 9.79%，呈现持续上升趋势。据此估计，全国 15－69 岁的人群中，具备健康素养的人数约为 1.01 亿。[13]健康素养已经成为衡量国家基本公共服务水平和人民群众健康水平的重要指标之一。提升城乡居民健康素养水平是改善人民群众健康状况的重要策略和措施，是推进健康中国建设的应有之义和先导工作。

随着经济迅速发展，经济社会环境剧烈变迁，健康教育和宣传必须要跟上发展变化，传播健康文化，普及健康知识。将健康理念融入精神文明建设中，营造良好的社会氛围，倡导健康和积极向上的处世态度和生活方式，摒弃不良的生活习惯，普及科学健康生活知识，促进大众认知功能正常、情绪稳定、自我评价恰当、人际交往和谐、环境适应良好的健康心理状态，构建和谐社会。突出政府在全面健康方面的责任以及健康教育与健康促进的专业指导。开展以需求为导向、以行为改变为目标的健康传播活动，建立国家健康教育传播的平台，保证主流健康信息传播畅通。建立多部门的协作机制，并和民间组织联合，形成从上到下、从下到上的多元化健康教育网络，同时注重健康教育队伍的建设。

参考文献

[1]Kasl S V，Cobb S.1966. Health behavior，illness behavior，sick role behavior. Archives of EnviIonmental Health，12（2）：246-266

[2]中国居民营养与健康现状调查报告（2004）. http://www.nhfpc.gov.cn/zhuzhan/zcjd/201304/948d20078f02441aa087050f5aade76c.shtml

[3]中国居民营养与慢性病状况报告（2015）. http://www.nhfpc.gov.cn/jkj/s5879/201506/4505528e65f3460fb88685081ff158a2.shtml

[4]世界卫生组织报告:不健康环境估计每年造成 1260 万人死亡. http://www.who.int/mediacentre/

news/releases/2016/deaths-attributable-to-unhealthy-environments/zh/

[5]中华人民共和国环境保护部. 2014 中国环境状况公报. http://jcs.mep.gov.cn/hjzl/zkgb/

[6]Yang G，Wang Y，et al. 2013. Rapid health transition in China，1990-2010：Findings from the Global Burden of Disease Study 2010. The Lancet，381：1987-2015

[7]中华人民共和国食品安全法. http://www.gov.cn/zhengce/2015-04/25/content_2853643.htm

[8]邵立明. 2009-03-02. 食品药品监管局——人的生命安全始终至高无上. 人民日报

[9]中华人民共和国卫生部. 2008. 健康 66 条——中国公民健康素养读本. 北京：人民卫生出版社

[10]Paasche-Orlow M K，Wolf M S. 2007. The causal pathways linking health literacy to health outcomes. American Journal of Health Behavior，31（Sup）：19-26

[11] World Health Organization. 2005. The Bangkok charter for health promotion in a globlized world. Health Promotion Journal of Australia，16（3）：168-171

[12] U. S. Department of Health and Human Services，Office of Disease Prevention and Health Promotion. 2010. National Action Plan to Improve Health Literacy. Washington，DC：U. S. Department of Health and Human Services

[13]2014 年居民健康素养水平提高至 9.79%（2015-12-02）. https://www.jdzx.net.cn/article/2c90 818a4deae652014debca86270004/2015/12/2c909eaa51d223940151ece4e6160110.html

中国教师职业心理健康

——概念与结构[①]

"我国教师职业心理健康标准及测评体系研究"课题组（李瑛）

陕西省行为与认知神经科学重点实验室

《国家中长期教育改革和发展规划纲要（2010—2020 年）》在战略目标中明确提出要关心教师的心理健康。教师的心理健康不仅影响着教师的职业生涯发展，更关系到学生的健康成长和经济社会的可持续健康发展。当前，对教育成果的重视程度远远大于对教师发展的重视程度，而在教师发展领域，教师的教育教学等专业能力发展相对比较受重视，而作为教师素质结构的核心要素——心理健康却没有受到应有的重视。本文拟从教师职业心理健康研究的现状出发，立足中国文

①作者为教育部哲学社会科学重大课题攻关项目（11JZD044）"我国教师职业心理健康标准及测评体系研究"课题组，由陕西省行为与认知神经科学重点实验室研究人员游旭群教授担任首席专家

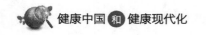

化背景，结合教师职业特点，系统分析并建构中国教师职业心理健康理论体系。

一、我国教师职业心理健康研究现状

近年来，教师心理健康引起了众多学者的关注。心理学、公共卫生与健康、社会学、教育学、管理学等不同学科领域的学者采用多种方法研究教师心理健康，积累了大量数据，奠定了良好的研究基础。但是，教师心理健康的研究多采用了一些并没有反映职业特色的通用量表，如 SCL-90、健康调查问卷、自测健康评定量表等测量心理健康整体情况的量表，抑郁自评量表、焦虑自评量表等研究特定因素的量表，卡特尔人格量表、艾森克人格问卷、成人内-外控制量表、自尊量表、成就动机量表、应对方式量表等研究心理健康影响因素和人格的量表。

教师职业有着浓厚的文化特征和强烈的社会特征。外国教师和中国教师的工作在"教"的方面有相近的特点，都是传授知识，但是在"育"的方面存在很大差异。"育人"是在言传身教和潜移默化中培养学生的价值观。正如习近平总书记所言，教育一定要弄清楚"培养什么样的人、如何培养人以及为谁培养人这个根本问题……要牢牢把握社会主义办学方向……我国高等教育发展方向要同我国发展的现实目标和未来方向紧密联系在一起，为人民服务，为中国共产党治国理政服务，为巩固和发展中国特色社会主义制度服务，为改革开放和社会主义现代化建设服务"[①]。育人是受到意识形态影响的，教育的目的是培养中国特色社会主义合格建设者和可靠接班人。

中国教育具有中国发展特色，教育理念和路径、教育制度和文化、教育目标和思维都有着中国特色，中国教师职业心理健康也应该体现出中国自身的理论、制度、文化特色。随着经济社会的快速发展，教育备受关注，我国基础教育领域的教师的工作任务重，加之国家对于教育质量的要求与民众对教育质量的期待越来越高，教师承受的各种内在与外在压力在不断增强，致使当前我国教师的心理健康问题呈现越来越突出的趋势。主要表现为部分教师身心健康和人际交往方面存在一定的问题，心理压力较大，心情抑郁、强迫症显著，敌对等心理因子恶化尤为严重。一旦教师将内心的烦躁投射到特定人群，特别是学生身上，就可能出现语言不检点、动手施暴，甚至体罚等行为。这些违背教师职业道德以及违法行为的发生，表面上看似乎只是道德问题或法律问题，但从更深层面上分析，还是教师个体在心理调节机制上出现了心理问题。

用严惩来震慑师德沦丧和违法的教师，无疑是治标不治本；教育的健康发展

---

① 新华网.习近平：把思想政治工作贯穿教育教学全过程. http://www.xinhuanet.com/politics/2016/12/08/c_11200
82577.htm.（2016-12-08）

需要营造安全、温暖的成长环境，必须从源头消除教育领域潜在的危险因素。开展教师职业心理健康研究并建立相关标准及测评工具，对于提高教育教学质量、培养人格健全的社会成员以及提高教师自身的身心健康水平，都具有十分重要的意义。

二、中国教师职业心理健康的内涵

不同的职业对从业者的心理素质要求不同，不同的个体在从事该职业时，其心理健康水平也会受到职业特点的影响，个体的心理健康特征会通过其行为影响到个体在组织中的表现。因此，我们不仅要关注组织、系统和团队，更要关注个体自身的特征。

教师职业心理健康指热爱教育活动，理解教育规律，具有强烈的使命感、正义感、责任心和奉献精神；情绪稳定、行为协调，积极融入社会发展，主动与其他群体交流，人际关系和谐，能动地适应和影响环境；在学习与创新中释放潜能，能采取有效的心理和行为策略，积极应对职业变化，促进职业发展；通过扎实学识和仁爱之心引导学生树立正确的价值观，在卓有成效的工作中体验到人生价值的愉悦状态。

教师职业心理健康的理论建构如图1所示。职业道德是中国教师职业心理的核心，属于使命层的心理特征；职业情绪是在职业生涯发展中感受到使命的召唤，

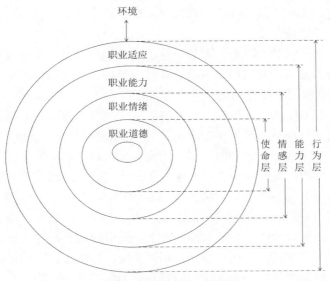

图1　教师职业心理健康理论模型

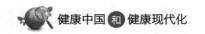

产生的职业心理倾向，影响能力发展的方向，属于情感层的心理特征；职业能力是当高校教师明确了职业方向后形成的知识、技能和态度，属于能力层的心理特征；职业适应指高校教师在职业发展中与环境互动，将能力付诸实践的行为导向，属于行为层的心理特征。

三、教师职业心理健康的结构

为了进一步明确我国教师职业心理健康的结构，本文编制了《中国教师职业心理健康调查问卷》，经过对全国中小学及高校教师的取样调查及数据分析（由于篇幅所限，数据部分略），结果表明，教师职业心理健康包括教师职业道德、教师职业能力、教师职业情绪和教师职业适应四个维度。

1. 教师职业道德

道德是指由一定经济关系决定的，依靠社会舆论、传统伦理习惯和人的内心信念来维系，表现为人们共同遵守的社会意识形态和行为规范的总和。教师职业道德是指从事教育职业的人应当遵循的行为准则和必备品德的总和，是一般社会道德在教师职业中的特殊体现（申继亮等，2002）；是教师在从事教育活动的过程中所表现出来的比较稳定的内在品性（邹顺康，2008）；是教师在教育工作中处理各种关系的道德准则和规范，包括"师道"和"师德"两个基本方面，"师道"指社会对教师群体的职业性道德要求，通常表现为国家或行业对教师一系列准则性的要求或规定，"师德"是内化到教师深层心理结构中并制约教师职业行为的内在标准以及相应的道德品质。

教师不仅是知识的传播者，而且也是学生的道德教员、生活导师，是学生学会做人的楷模。要培养和发展学生的主体性、能动性，教师首先必须具备主体性道德人格，其次要增强职业道德义务感和践行能力（包金玲，2006）。教师职业道德贯穿于教师职业生活的全过程，关联着教师对教育的体验和创造，高尚的职业道德给教师以深刻而持久的精神需求满足，是促成教师获得职业幸福的内在因素。教育的本质目的是促进人的全面发展。教育关系中教师的人格与德育功能尤其重要。学生进入学校，尤其是中小学阶段，正是他们身心急速成长的时候，学校教育中对人的德性教化的功能是无法替代的（焦兴青，2008）。人格指个人的心理面貌或心理格局，稳定的行为方式和发生在个体身上的人际过程（焦兴青，2008）。教师职业人格是教师个体在原有人格基础上，为适应教育环境和教师职业要求所形成的具有教育职业特点的相对独立、相对稳定、被社会认同的行为方式和特质形式，反映了教师教育活动中规律性的教育行为和相对稳定的知、情、意等心理活动（陈士杰，2006）。教育力量只能从活的人格源泉中产生出来，只有人格才能影响人格的形成和发展，教师职业人格是教师职业道德的内核，决定着教师在教育教学活动中的行为方式，能够从意志品质、情感和精神层面对学生产生全面的、长期的、巨大的影响。理想的教师职业人格会使学生形成强大的"向师性"，对塑造学生健康高尚的人格具有暗示、潜移默化的效果。

"桃李不言，下自成蹊"，健全人格的教师才富有感召力，教育才会有成效。研究表明，优秀教师能够更好地理解学生，善于在与学生的沟通中有效运用非言语线索对学生的行为进行预测和引导，激发学生理解未知世界，促进学生想象力和创造力的提高，帮助学生获得更多的成功体验。外向开朗、热情健谈的教师在工作上遇到困难时，善于积极主动地寻求帮助和支持，精力充沛而不易疲惫，善于从积极的角度评估问题，会使用问题解决的应对方式（Bakker et al.，2006）。高尽责性的教师不仅工作持之以恒，而且工作态度也严谨，高尽责性可以预测工作成功（孟慧等，2009）。教师的人格特质各维度与工作满意度各维度都显著相关，其中外向性与进修提升、领导管理中度相关，责任心与工作本身有中度相关。责任心强的教师会认真对待教育工作，严格要求自己，不管是对待上级领导还是其他教师和学生都非常尊重，人际关系良好，教学水平和工作满意度较高（罗茜等，2012）。教师职业压力应对策略与人格特征关系研究发现，教师压力应对策略与教师的人格特征有关，人格各维度对不同应对策略具有不同的预测作用，外向的人格特征有利于教师主动和理性地应对职业压力，谨慎的教师有责任心、稳重且有条理，能够更加理智、辩证地看待职业压力，化压力为动力（申继亮等，2002）。

日益加速的全球化发展使教育备受瞩目，对教师的要求也越来越高。作为教育者，教师要坚守遵循教育本身固有的规律性的立场，要靠人格的活力来从事教育工作（迪特·舒尔茨，2003）。教师职业人格是教师职业道德的重要构成。

教师职业道德不仅单纯要求教师有良好的个人品质，也要求教师必须教好学生。这意味着教师不仅要"做好人"，还要"教好人"。教师职业道德把个人道德品质与教育的专业过程结合起来，个人道德是教师职业生活及其道德约束的基础，只有具备了个体应有的基本道德，才可能在专业过程中表现出优秀的道德品质。以教师专业标准的立场看，教学可以作为一种技术去表现，而教育则还需要教师先做好道德的准备，才有"教育"的资格，即先培育起"教育意识"，然后才是"教学技术"，这样的教学技术才可能内含教育的道德意识。如果教师职业道德出问题，必然会引起教育的道德问题。从教育的角度看，教师与学生的道德相关性远比知识的相关性更显著、更强烈、更重要。教师职业道德的提升是更高层次的教师专业发展。教师承担着最庄严、最神圣的教书育人的使命，教师职业道德是教师职业心理健康的基石。教师首先要有强烈的使命感，理想信念是师德之魂。教师以德施教、立德树人是成功教育的根本条件。"师道"是教师外显化职业行为的准则性要求，"师德"是教师内隐化职业心理的核心要求，教德来自内心职业使命感的

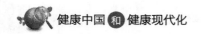

召唤，是教师自我将教书育人的职业活动与自己的生活理想和事业追求相结合而形成的，是教师在职业活动中形成的坚定的职业信仰。强烈的职业信仰让教师在教书育人的职业活动中拥有了恒常、稳定的行为表现，养成了职业习惯，积淀为自然而然的教育行为，使得教师自我职业道德达到"从心所欲，不逾矩"的境界（邹顺康，2008）。

2. 教师职业能力

职业能力是指工作者在从事具体的职业活动中，必须具备的从事专业活动所需要的专业知识、专门技能、知能结构、职业意识和职业态度。国际劳工组织和联合国教科文组织于1966年颁布了《关于教师地位的建议》，明确指出了教育工作的专业性包括三方面含义：①教学工作必须专门化；②必须经过长期的专业教育与训练，才有可能有教师资格；③必须通过持续不断的学习才能保持专业性（李芹，2013）。《中华人民共和国教师法》第三条也明确规定教师是履行教育教学职责的专业人员。

从古至今，不同的学者都对教师职业能力进行了界定。孔子重视教师职业道德，荀子把教师的德行、信仰、能力、知识及威信作为教师职业素质的基本要求，韩愈认为教师职业能力包括"传道、授业、解惑"，朱熹提出"博学、审问、慎思、明辨、笃行"。现代学者查有良认为"教师应当具备强烈的责任感，掌握必要的知识，具有教育能力、良好的个性、信守教育道德"；林崇德认为教师能力包括教师的职业理想、知识结构、教育观念、教学监控能力和外部行为表现；于漪认为现代教师基本素质包括教育理念、知识背景、教育技能、课堂驾驭能力、教育机智、人际关系处理能力、更新知识和创造能力、教育和教学的研究能力、富有感染的人格魅力和稳定健康的身心素质（修朋月和张宝歌，2004）。

研究表明，在达到必要的智力和知识水平之后，思维能力、口头表达能力、组织教学活动的能力等是影响教育效果的决定因素（罗树华和李洪珍，1997）。教育教学工作的性质决定了教师要勤于动脑，创造性地处理工作中的问题，包括教学方法的更新，教学效果的突破，将教学实践发展为理论成果。这些创造性的劳动是教师职业幸福的来源之一。经验开放性高的人对周围世界和新鲜事物充满好奇，喜欢思考，求新求变，不满足于常规，富有想象力，在教学工作中往往会有一套自己的特有的、有效的工作模式，不断提高教学质量（罗茜等，2012）。教师职业能力越强，文化底蕴越深厚、专业知识越丰富，"传道、授业、解惑"就更加形象、丰富，就更有利于培养和发展学生主动求知、自我发展的综合素质。快速发展的社会对于从业者的要求越来越高，教师承担着培养社会主义建设者和提高民族素质的使命，教师职业能力水平直接关系到教育教学质量和人才培养的规格（戴恒，2001）。

综合前人的研究，本研究认为，教师职业能力是指教师完成教育教学活动所必须具备的个性心理特征和综合素质条件，是教师履行教育教学职责的基础。教师职业发展是一个动态的过程，教师知识技能结构的完善和教育教学能力的提高必须建立在一定的能力基础之上。教师职业能力是教师通过教学实践将个人能力和教学所需的知识、技能相结合而转化成的一种职业素质，是影响教师教育教学水平高低以及教育质量好坏的关键性因素之一，是教师发展的基础，是教师职业心理的重要构成。

3. 教师职业情绪

情绪劳动是在与人互动的工作环境下，个体为了保证工作质量，按照工作规则要求，采用不同的策略对情绪进行的调节与控制。根据情绪劳动需求所列的职业排行榜中，教师作为学校工作者位居第二，可见情绪劳动在教师工作中占据重要地位（Glomb & Tews，2004）。教师的工作对象是人，是处于价值观、人生观正在形成中的人，教师会对工作对象倾注大量情感，同时自己的情绪也容易受到对方影响。因此，教师的教育教学成效与情绪关系密切，情绪制约甚至引导着教师的思维、判断、决策和行动（石国兴等，2008）。

美国教育学家鲍德温研究发现，情绪不稳定的教师容易扰动学生的情绪，情绪稳定的教师会让学生有一个平和的心态；在一个能体谅别人的教师影响下，学生也会出现体谅的态度；在不为常规和个人偏见约束的教师影响下，学生也富于创造力；厌倦而失望的教师，他的学生也往往无精打采的。对广东珠三角地区中小学在职教师的调查发现，当教师处于和平、宁静状态时，能够凸显其专业素质，有助于客观冷静地分析和解决问题，同时给予学生信心，显著提升个人成就感，但也不可避免地出现情绪耗竭。如果教师的负性情绪占上风，尽管短期内教师会按照职业要求工作，但长此以往势必加剧职业倦怠感。教师平和冷静，把自然行为逐步内化到自己的职业角色中有助于自身发展和提高教育成效（吴宇驹等，2011）。教师要能够有效地将自己积极的情绪传递给学生，感染他们的内心世界，使师生在情感相通。"亲其师，信其道"，只有学生信赖教师，教师才能够通过自己的言传与身教，通过尊重、肯定、信任、公正地对待学生，激发学生的潜能与责任感，从而创设出愉悦、接纳、民主的情绪气氛来影响学生。对湖北、湖南和江苏省中小学教师的调查发现，教师职业情绪不仅影响学生的学习兴趣和成绩，更影响学生的身心健康，职业认同感高的教师更有可能在工作中投入真情实感（龚少英等，2016）。教师职业情绪在调节压力进程和增加个体心理弹性方面具有重要作用（Vaezi & Fallah，2012），具有较高情绪调节能力的个体会减少或修正对情绪有消极影响的因素，从而减少倦怠的可能性。对我国骨干教师培训班学员的调查研究发现，专家型教师热爱教师职业，对工作负责，具有鲜明的情绪稳定性、理

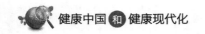

智、着重实际、自信心和批判性强的人格特点，能够更好地控制和调节自己的情绪，理智地处理教育教学中的各种问题，对教师职业的情感投入程度高，职业的义务感和责任感比较强（连榕，2004）。国内外研究表明，教师职业情绪既能在一定程度上反映情绪劳动作用机制的概况，又具有其独特性，是教师职业心理的重要构成，影响教师职业发展和教育成效。

4. 教师职业适应

职业适应是指职业工作者在职业生涯初始阶段或转型阶段需要面临的普遍问题，是工作者走上工作岗位或到新的工作岗位后，在一定时期内逐步了解和熟悉工作的环境要求以及发展新的人际关系的一系列心理过程（殷玉新，2015）。教师要将专业知识、教学、管理、科研等教育技能应用到具体的教育实践，与领导、同事、学生和学生家长和谐相处，就需要人际关系适应、抗压能力和共情等心理素质的适应，才能适应外部环境和客观需要。

教师要获得职业的持续发展，首先要有仁爱之心，有了爱心就会自觉遵循学生身心成长规律，关心和爱护学生，并通过学生的真切感受反馈给教师，使教师产生职业自豪感和责任感，更加珍惜教师职业。仁爱之心是教师职业适应和职业发展的核心（包金玲，2006）。共情能力是教师与学生、同事沟通的基础。教师不仅要善于与学生进行沟通交流，还要善于与同事、家长等协调合作，以帮助教师解决日常中许多具体的工作问题。而在沟通合作中非常重要的事，就在于如何与别人建立良好的人际关系，能够有效地影响别人，让他们愿意协助教师开展教学工作。因此，教师不仅要有仁爱之心和共情能力，还要有一定的组织协调能力，才能在职业发展中获得成长。

四、提高教师职业心理健康水平的建议

要提高我国的教育教学水平，需要重视教师职业心理健康工作，可以从以下几个方面来提高我国教师职业心理健康水平。

首先，制定教师职业心理健康标准，针对不同教育阶段的不同要求制订标准并建立教师职业心理健康测评系统，应用于教师入职测试，甄别出符合职业心理健康标准的教师候选人，从源头上杜绝具有不良心理和行为的候选人进入教师队伍。

其次，定期开展教师心理健康评估与监测工作，预防心身疾病发生，根据教师职业特点，提供教师心理援助和健康教育服务。在动态监测的基础上，全面把握中国教师职业心理健康状况，为国家制定教师相应的保健政策和培训方案提供依据。

再次，建立教师职业心理健康档案，根据教师职业特点，提供教师心理援助和健康教育服务。构建中国教师职业心理健康的支撑平台，提供相应的心理健康教育及有针对性的干预措施。

最后，把握社会发展的需要及相关学科研究的最新进展，适应信息化发展新趋势，构建中国教师职业心理健康的支撑平台和专家库，以系统、动态、发展的视角评价和维护教师职业心理健康。

参考文献

包金玲.2006.教师职业道德的传统与发展.国家教育行政学院学报，6：32-34

陈士杰.2006.教师的教育人格.教育发展研究，14：36-38

戴恒.2001.论教师职业能力的培养.职教论坛，7：27

迪特·舒尔茨.2003.作为人格培养的教师教育——教育学意义上的教师教育的因素.张可创，译.
　全球教育展望，1：5-11

龚少英，李冬季，赵飞.2016.情绪工作策略对教师职业心理健康的影响——职业认同的调节作
　用.教育研究与实验，4：92-96

焦兴青.2008.论教师的人格修养.西藏大学学报（社会科学版），23（3）：113-115

李芹.2013.高职院校教师专业能力标准研究.教育与职业，33：71-73

连榕.2004.新手—熟手—专家型教师心理特征的比较.心理学报，1：44-52

罗茜，李洪玉，何一粟.2012.高校教师人格特质、工作特征与工作满意度的关系研究.心理与行
　为研究，10（3）：215-219

罗树华，李洪珍.1997.教师能力学.济南：山东教育出版社：131-136

孟慧，陈赟喆，李永鑫等.2009.教师人格特质与压力和倦怠的关系.心理科学，4：846-849

申继亮，徐富明，崔艳丽.2002.中小学教师的职业压力应对策略与其人格特征的关系研究.中国
　临床心理学杂志，10（2）：91-93

申继亮，赵景欣.2006.中小学教师职业道德的现实思考.北京师范大学学报（社会科学版），1：
　48-55

石国兴，郭世魁，魏瑞丽等.2008.团体心理咨询改善教师情绪的实验研究.心理科学，31（3）：
　703-706

吴宇驹，刘毅，凌文轻等.2011.基于情绪调节模型的教师情绪劳动的中介效应探讨.心理发展与
　教育，3：304-312

修朋月，张宝歌.2004.教师职业能力发展与教师教育选择.中国高等教育，20：32-34

殷玉新.2015.社会经济地位与新教师入职适应的关系研究.教育导刊，4：31-36

邹顺康.2008.论教师职业道德品质的培养.道德与文明，3：78-81

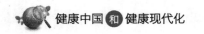

Bakker A B，Van der Zee K I，Lewig K A，et al. 2006. The relationship between the Big Five personality factors and burnout：A study among volunteer counselors. The Journal of Social Psychology，146（1）：31-50

Glomb T M，Tews M J.2004. Emotional labor：A conceptualization and scale development. Journal of Vocational Behavior，64：1-23

Vaezi S，Fallah N. 2012. Sense of humor and emotional intelligence as predictors of stress among EFL teachers. Journal of Language Teaching ＆ Research，3（3）：584-591

健康费用分担模式及其效率全球比较[①]

李 力

中国科学院中国现代化研究中心

一、引言

健康费用，或者卫生支出，是维护、恢复或者增强健康所支付的所有现金或者实物价值，是维持健康体系正常运转、保证人民能够获得及时适宜健康服务的基础。不同国家可以根据自身国情选择不同的健康费用分担模式，不同的分担模式会对各利益相关方产生迥异的费用负担和激励，可能会对国家健康体系的效率产生影响。

为了探讨不同经费保障途径对健康体系效率的影响，《中国现代化报告2017：健康现代化研究》根据基本健康保险的提供方式和人口覆盖率的差别，把国家健康保险体系大致分为三种类型，即国家福利型、社会强制型、混合型，并采用健康回报指数评价131个国家的健康效率和健康回报，并按照不同健康保险体系类型，抽取28个OECD国家进行比较分析。研究结果表明，国家福利型和社会强制型在健康回报指数上没有明显差异，国家福利型表现略好一些(何传启，2017)。本文在现代化报告研究的基础上，基于不同途径健康费用的分担比例，进一步分析健康费用分担模式，并根据单位健康投入的产出效果，比较不同模式下健康体

---

①项目资助：中国科学院知识创新工程重要方向项目，O62003312311001，中国现代化研究；国家卫生与计划生育委员会项目，H160651001，"健康中国2030规划纲要"编制综合平行研究。李力，女，广东四会人，助理研究员。

系的效率。

二、健康费用及其分担

1. 健康费用变化

各国健康费用支出不断攀升,根据世界卫生组织全球卫生支出数据显示,1995年全球健康费用总支出占其 GDP 总和的 4.5%(根据 186 个国家统计数据计算),2005 年上升到 4.9%(191 个国家),2014 年上升到 5.5%(192 个国家)。美国人均健康支出高居全球之首,2014 年人均健康支出达到 9403 美元(表 1),高收入国家平均达到 4611 美元。1995—2014 年中国人均健康支出从 64 美元上升到 731美元,但与发达国家相比仍有非常大的差距。

表 1　典型国家健康费用比较

国家	健康费用占 GDP 比例(%)					人均健康支出(美元)				
	1995 年	2000 年	2005 年	2010 年	2014 年	1995 年	2000 年	2005 年	2010 年	2014 年
美国	13.1	13.1	15.2	17.0	17.1	3788	4788	6741	8269	9403
瑞士	9.3	9.9	10.9	11.1	11.7	2573	3232	4027	5395	6468
挪威	7.7	8.3	8.9	9.3	9.7	1865	3053	4317	5475	6347
瑞典	8.0	8.2	9.1	9.5	11.9	1745	2290	2969	3762	5219
荷兰	7.4	7.4	9.6	10.5	10.9	1800	2350	3584	4699	5202
德国	9.4	10.1	10.5	11.3	11.3	2280	2693	3384	4456	5182
奥地利	9.5	10.1	10.5	11.2	11.2	2249	2914	3553	4531	5039
法国	10.1	9.8	10.6	11.2	11.5	2102	2555	3241	4039	4508
澳大利亚	7.3	8.1	8.5	9.0	9.4	1641	2299	3031	3858	4357
新西兰	6.9	7.5	8.2	11.2	11.0	1242	1614	2135	3477	4018
日本	6.6	7.5	8.2	9.6	10.2	1534	1974	2491	3232	3727
英国	6.7	6.9	8.2	9.5	9.1	1350	1834	2746	3269	3377
意大利	7.1	7.9	8.7	9.4	9.2	1559	2110	2587	3275	3239
韩国	3.7	4.2	5.3	6.8	7.4	493	765	1291	2070	2531
俄罗斯	5.4	5.4	5.2	6.8	7.1	301	371	616	1397	1836
巴西	6.5	7.0	8.3	8.3	8.3	524	634	899	1167	1318
南非	8.3	8.1	7.8	8.5	8.8	555	622	754	991	1148
墨西哥	5.1	5.0	6.0	6.4	6.3	378	500	750	975	1122

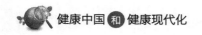

续表

国家	健康费用占 GDP 比例（%）					人均健康支出（美元）				
	1995 年	2000 年	2005 年	2010 年	2014 年	1995 年	2000 年	2005 年	2010 年	2014 年
中国	3.5	4.6	4.7	4.9	5.5	64	133	235	450	731
印度	4.0	4.3	4.3	4.3	4.7	60	85	123	187	267
世界平均	4.5	4.2	4.9	5.4	5.5	481	605	831	1094	1275

2. 健康费用分担途径

根据健康费用分担机制，健康费用保障可以分为两大途径：政府开支、私人开支。基于世界卫生组织全球卫生支出数据库，2014 年 131 个人口超过 130 万（2000 年）国家中，85 个国家的健康费用以政府开支为主（政府开支占健康总费用的 50%以上），46 个国家的健康费用以私人开支为主（私人开支占健康总费用的 50%以上）。

政府健康开支不仅包括通过政府预算提供给健康服务提供者的资源，还包括半官方、预算外实体健康机构的健康支出，特别包括强制性的健康保险支付。上述公共机构收集和汇集的所有资源都会统计在政府健康支出中，包括外部捐助者通过这些机构的资助。政府健康开支主要分为卫生部开支、社会保障基金和其他政府健康开支。对 131 个国家的政府健康开支结构进行进一步分析，结果表明，分别有 29、27、51 个国家的政府健康开支以社会保障基金、卫生部开支或其他政府健康开支为主（每种渠道的政府开支占政府健康开支的 60%以上），还有 24 个国家的政府健康开支属于混合型。

私人健康支出包括私人保险、个人（家庭）现金支付支出、为家庭提供服务的营利机构（如非政府组织机构）支出等。对 131 个国家的私人健康开支结构进行进一步分析，结果表明，以个人（家庭）现金支付支出为主（占私人健康保险的比例超过 60%）的国家有 105 个，以私人保险为主（占私人健康保险的比例超过 60%）的国家有 5 个，分别是美国、法国、南非、博茨瓦纳和纳米比亚，还有 21 个国家的私人健康开支属于混合型。

3. 健康费用分担模式

根据上述分析，健康费用分担模式大致可以分为社会保障基金型、国家福利型、私人自付型、混合型等四大类，其中混合型还可以细分为三个亚型（表 2）。这个分类也是相对的，主要是为了方便分析不同费用分担模式下健康体系的效率，以利于提供适宜的政策选择。中国采用"社会保障基金+私人自付"的混合健康费用分担模式型，具体来说，社会保障基金、私人自付、国家福利分别占中国健康总费用的 37.7%、32% 和 18.1%。

表2　健康费用分担模式及国家列表

健康费用分担模式	定义/标准	国家数	国家比例（%）	国家
社会保障基金型	健康费用主要由社会保障基金承担，占健康总支出比例＞50%	18	14	荷兰、捷克、克罗地亚、法国、日本、德国、比利时、斯洛伐克、罗马尼亚、斯洛文尼亚、哥伦比亚、哥斯达黎加、爱沙尼亚、波兰、马其顿、立陶宛、匈牙利、土耳其
国家福利型	健康费用主要由除社会保障基金外的政府开支承担，占健康总支出比例＞50%	40	31	科威特、丹麦、瑞典、英国、刚果（布）、巴布亚新几内亚、泰国、赤道几内亚、莱索托、意大利、新西兰、挪威、沙特阿拉伯、加拿大、澳大利亚、瑞士、西班牙、爱尔兰、白俄罗斯、安哥拉、葡萄牙、约旦、拉脱维亚、芬兰、土库曼斯坦、博茨瓦纳、埃塞俄比亚、纳米比亚、肯尼亚、斯里兰卡、赞比亚、乍得、马来西亚、哈萨克斯坦、乌兹别克斯坦、布隆迪、马拉维、牙买加、布基纳法索、乌克兰
私人自付型	健康费用主要由个人（家庭）现金支付承担，占健康总支出比例＞50%	23	18	也门、柬埔寨、阿塞拜疆、尼日利亚、孟加拉国、喀麦隆、委内瑞拉、印度、塔吉克斯坦、塞拉利昂、格鲁吉亚、摩洛哥、巴基斯坦、埃及、新加坡、尼日尔、厄立特里亚、叙利亚、菲律宾、亚美尼亚、危地马拉、科特迪瓦、缅甸
混合型	有两种或两种以上的费用分担途径，每种分担途径占健康总支出比例的20%—50%	国家福利+社会保障+（个人自付） 16	12	希腊、吉尔吉斯斯坦、突尼斯、多尼米加、巴拿马、墨西哥、俄罗斯、萨尔瓦多、玻利维亚、阿尔及利亚、黎巴嫩、厄瓜多尔、越南、秘鲁、奥地利、乌拉圭
		国家福利+（私人保险）+（个人自付）+（其他） 26	20	南非、加纳、尼加拉瓜、蒙古、伊朗、洪都拉斯、巴拉圭、卢旺达、毛里塔尼亚、津巴布韦、印尼、尼泊尔、多哥、智利、塞内加尔、老挝、贝宁、中非、马达加斯加、巴西、坦桑尼亚、马里、刚果（金）、乌干达、海地、莫桑比克
		社会保障+（私人保险）+（个人自付） 8	6	美国、阿根廷、以色列、保加利亚、韩国、摩尔多瓦、阿尔巴尼亚、中国

注：括号中的分担途径为可选项，可以单独存在或多个同时存在

资料来源：根据世界卫生组织全球卫生支出数据库整理

根据世界银行 2016 年的国家分类，在 131 个国家中，高收入国家有 36 个，中上收入国家有 33 个，中低收入国家有 40 个，低收入国家有 22 个，不同健康费用分担模式的国家分组情况见表 3，其在一定程度上可以反映各国采取的健康策

略。国家福利型的健康费用分担模式主要集中在高收入国家和中低收入国家，高收入国家如英国、丹麦等，中低收入国家如乌克兰、肯尼亚等；社会保障型的健康费用分担模式主要集中在高收入国家，如法国、日本、德国等；私人自付型健康费用分担模式主要集中在中低收入国家，如印度、巴基斯坦、孟加拉国、埃及等；混合型健康费用分担模式在中上收入国家、中低收入国家和低收入国家均有较广泛分布，中上收入国家如中国、巴西、墨西哥、南非等，中低收入国家如蒙古、越南、印尼等，低收入国家如津巴布韦、莫桑比克、坦桑尼亚等。

三、不同分担模式下健康体系效率比较

利用健康效率指数对 131 个国家的健康体系进行效率评估并根据其健康费用分担模型进行分析比较。首先构建健康效率指数，根据边际效益原理，健康效率指数由预期寿命指数和婴儿死亡率指数通过算数平均值得出。预期寿命指数为计算期内单位人均累计健康投入的预期寿命变动值，婴儿死亡率指数为计算期内单位人均累计健康投入的婴儿死亡率变动值。本文采用 2002—2012 年作为计算期，变动值为计算末期 2012 年和计算初期 2002 的差值，人均累计健康投入为各国 2002—2012 年人均健康投入的加和值。其中，预期寿命为正指标，婴儿死亡率为逆指标。在标准化中，正指标=实际值/标准值×100，逆指标=标准值/实际值×100。对于正指标指数，标准值=最大值；对于逆指标指数，标准值=最小值。

健康效率指数=预期寿命指数+婴儿死亡率指数

$$=\left(\frac{期末预期寿命-期初预期寿命}{人均累计健康投入}\right)/MAX\left(\frac{期末预期寿命-期初预期寿命}{人均累计健康投入}\right)$$

$$+MIN\left(\frac{期末婴儿死亡率-期初婴儿死亡率}{人均累计健康投入}\right)/\left(\frac{期末婴儿死亡率-期初婴儿死亡率}{人均累计健康投入}\right)$$

本文对 131 个国家的预期寿命指数和婴儿死亡率指数进行统一计算，各指标的标准值为 131 个国家相应指标的最大值（正指标）或最小值（负指标）。

在对 131 个国家健康效率指数统一计算的基础上，按不同收入组国家不同健康费用分担模式进行比较分析。研究结果表明，在高收入国家中，平均健康效率指数从高到低依次是私人自付型、国家福利型、混合型和社会保障基金型健康费用分担模式。在中上收入国家中，国家福利型、社会保障基金型的平均健康效率指数相当，其次是混合型、私人自付型。在中低收入国家中，平均健康效率指数从高到低依次是国家福利型、私人自付型、混合型。在低收入国家中，平均健康效率指数从高到低依次是国家福利型、私人自付型和混合型（表3）。不同国家可以根据自身情况，选择适宜的健康费用分担模式。

表 3　不同收入组、健康费用分担模式国家健康效率指数比较

国家分组	国家福利型		社会保障基金型		私人自付型		混合型		合计	
	国家数	平均效率指数	国家数	平均效率指数	国家数	平均效率指数	国家数	平均效率指数	国家数	平均效率指数
高收入国家	16	14.3	12	10.9	1	30.8	7	13.7	36	13.5
中上收入国家	9	2.0	6	2.0	2	1.1	16	1.2（中国 2.51）	33	1.6
中低收入国家	10	5.6	0	—	17	3.7	13	2.5	40	3.8
低收入国家	5	21.5			3	18.1	14	16.4	22	17.8
合计	40	10.3	18	8.0	23	6.5	50	7.5	131	8.2

资料来源：根据世界卫生组织全球卫生支出数据库整理

对 50 个采用混合型健康费用分担模式国家的健康效率进行进一步分析，研究表明，对于高收入国家和中低收入国家，采用"社会保障+（私人保险）+（个人自付）"组合模式的健康效率指数最高；对于中低收入和低收入国家，采用"国家福利+（私人保险）+（个人自付）+（其他）"组合模式的健康效率指数最高（表 4）。中国属于中上收入国家，采用"社会保障+个人自付组合"的健康费用分担模式，健康效率指数为 2.51，高于同组收入采用同组分担模式国家的平均水平，但与高收入国家相比，还有很大的差距。

表 4　不同组合的混合型健康费用分担模式下国家健康效率指数比较

国家分组	国家福利+社会保障+（个人自付）		国家福利+（私人保险）+（个人自付）+（其他）		社会保障+（私人保险）+（个人自付）	
	国家数	平均效率指数	国家数	平均效率指数	国家数	平均效率指数
高收入国家	3	9.5	1	6.9	3	20.2
中上收入国家	8	1.2	4	1.0	4	1.3（中国 2.51）
中低收入国家	5	1.7	7	3.1	1	1.8
低收入国家	—	—	14	16.4	—	—
合计	16	2.9	26	10.1	8	8.4

资料来源：根据世界卫生组织全球卫生支出数据库整理

四、小结

随着生活水平的不断提高以及人民对健康需求的不断提升，各国健康费用支出连年攀升，2014 年全球健康费用总支出已经占全球 GDP 总和的 5.5%。根据健

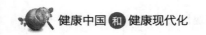

康费用分担途径,健康费用分担模式大致可以分为社会保险基金型、国家福利型、私人自付型、混合型四大类。国家福利型的健康费用分担模式主要集中在高收入国家和中低收入国家,社会保障型的健康费用分担模式主要集中在高收入国家,私人自付型健康费用分担模式主要集中在中低收入国家,混合型健康费用分担模式在中上收入国家、中低收入国家和低收入国家均有较广泛分布。

利用健康效率指数对 131 个国家的健康体系进行的效率评估和比较,结果表明,40 个采用国家福利型健康费用分担模式国家的平均健康效率指数最高,达到10.3,超过采用社会保障型(8.0)、混合型(7.5)和私人自付型(6.5)分担模式国家的平均健康效率指数。且国家福利型健康费用分担模式在中上收入、中低收入、低收入三个国家分组中均获得最高的平均效率指数(分别为 2、5.6 和 21.5),在高收入国家组中仅次于私人自付型分担模式(14.3)。

中国正处于飞速发展的阶段,尽管人均健康支出在过去的 20 余年间有较大增长,但是与发达国家相比仍有非常大的差距,中国的健康体系效率指数为2.51,与高收入国家的平均效率指数(13.5)也有很大差距。要进一步改革中国的健康费用分担,完善费用分担机制,提高健康体系的效率,建议由当前的"社会保障+个人自付组合"的健康费用分担模式,不断提高国家福利的分担比例,逐步过渡到社会保障基金型、国家福利型健康费用分担模式。

参考文献

何传启. 2017. 中国现代化报告 2017:健康现代化研究.北京:北京大学出版社

北京医疗服务资源疏解对策研究

常 健

国家发展和改革委员会

2014 年 2 月 26 日,习近平总书记视察北京并发表重要讲话,提出京津冀协同发展战略。京津冀医疗卫生协作,疏解北京医疗服务资源的艰巨任务,摆在京津冀三地面前。如何做好疏解北京医疗资源,搞好京津冀三地医疗卫生协作,是按期完成习近平总书记关于京津冀协同发展指示精神的战略要求。

一、京津冀医疗卫生协作进展情况及北京地区医疗资源分类现状

所谓疏解北京医疗服务资源及京津冀医疗卫生协作，其精神实质是疏解与协作。为了达到北京的首都功能标准，必须将北京的非首都功能疏解、迁移到津冀及周边地区。这种疏解与迁移，不同于以往计划经济体制下的行政命令式的迁移，是在协同发展战略的指导下，通过协作、互利共赢的方式来完成。

1. 疏解北京医疗资源的目的与意义

习近平总书记在谈到京津冀协同发展时指出，北京作为首都，其基本功能包含"政治中心、文化中心、国际交往中心和科技创新中心"[①]，除此之外，包括经济中心、医疗中心等都在疏解之列。为什么习近平总书记这么说呢？

其一，北京作为首都，既要成为全国的中心，又要重塑国际形象。随着中国自身实力的不断强盛，国际交往活动日益增多，北京作为首都的城市形象，越来越与国际地位、大国形象不相适应。北京地域有限、资源有限，不可能成为经济、医疗、社会所有领域的中心，需要确立首都功能和非首都功能，有序疏解北京非首都功能。

其二，京津冀协同发展，既要完善北京作为首都的城市作用，还要拓展空间，优化布局，实现区域间协同发展。打破制度上的区域障碍，让市场要素在区域间顺畅流动起来，推动京津冀区域间市场配置要素功能的完善。

其三，通过通州城市副中心和雄安新区建设，形成辐射高地，吸引带动高精尖人才，辐射带动新型产业，区域联动打造新的增长极。医疗资源的疏解是医疗产业转型升级的历史机遇，未来中国的医疗中心必将会在疏解过程中诞生。

2. 北京医疗服务资源及机构的分类

北京的医疗服务资源极为丰富，自古就有同仁堂等中国著名的医疗机构，新中国成立初期，北京协和医院集中了中国大部分的医疗资源。新中国成立后，北京市的医疗机构获得飞速发展，按所属性质划分，北京的医疗机构分为北京市属医院和非市属医院，非市属医院又分为军队武警直属医院、国家机关直属医院、国企大专院校直属医院、民营及外资医院等四个部分。

在北京的医疗机构中，为数最多的是市属医院。北京市属医院不仅承担着北京市民的公共医疗服务工作，还由于地处首都，受到卫生部的特别照顾，在人才配备、专科建设等方面都走到全国前列。下面列出一些重点学科建设涉及的北京

---

①人民网．北京市人民政府 2018 年《政府工作报告》. http://bj.people.com.cn/n2/2018/0202/c82837-31210890. html.（2018-02-02）

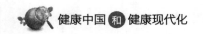

医疗机构，其中卫生部所列国家重点学科 54 项，涉及中医重点专科 24 项。从表 1 可知，国家医疗重点投入向北京协和医院、北大第一医院、北大第三医院、北大人民医院倾斜，造成了医疗资源分布相对不均衡。

表 1 重点学科北京医疗机构

医院名称	卫生部重点学科门诊	卫生部重点中医门诊
北京医院	9	1
北京协和医院	28	1
中国医学科学院阜外医院	9	
北大第一医院	18	1
北大人民医院	18	
北京朝阳医院	8	
北京安贞医院	3	
中日友好医院	8	4
北大第三医院	19	
首都医科大学宣武医院	5	1
北京天坛医院	3	
北京友谊医院	9	
首都医科大学北京儿童医院	4	1
卫生部临床检测中心	1	
北京妇产医院	2	
北大第六医院	2	
北京地坛医院	2	
首都医科大学北京佑安医院		1
北京积水潭医院	4	
北京三博脑科医院	1	
北京同仁医院	3	
北大肿瘤医院	1	
中国医学科学院肿瘤医院	2	
北京肿瘤医院	1	
北京市道培医院	1	
中国中医科学院肿瘤医院	1	

续表

医院名称	卫生部重点学科门诊	卫生部重点中医门诊
首都儿研所附属儿童医院	2	
整形外科医院	1	
首都医科大学北京世纪坛医院		1
北大口腔医院	8	
北京口腔医院	4	
首都医科大学北京安定医院		2
北京回龙观医院	1	
北京博爱医院	1	
中国中医科学院西苑医院		5
北京中医药大学东方医院		6
北京中医科学院广安门医院		6
中国中医药大学东直门医院		5
北京马应龙长青肛肠医院		1
北京中医药大学第三附属医院		3
中国中医科学院望京医院		4
首都医科大学附属北京中医医院		8
中国中医科学院眼科医院		1
北京中医药大学附属护国寺中医医院		1

其中，军队、武警所属医院在北京地域范围内有 14 家，几乎占全国分布的半数以上，中央军委、各军种、军委各总部、武警总部等都在北京设有直属医院。

国家机关直属医院更是不计其数，同国企、大专院校直属医院一样，依照国务院国资委等六部门联合印发的《关于国有企业办教育医疗机构深化改革的指导意见》的精神，2018 年底前基本完成企业办教育机构、医疗机构集中管理、改制或移交工作。鼓励国有企业将与地方政府协商一致且地方同意接收的企业办非营利性医疗机构移交地方管理，按照政府办医疗机构相关规定管理。同时支持企业和大专院校医疗机构与地方资源整合，转型为医养结合、旅游加医疗等新型业态发展，成为医疗改革的主流。

3. 北京市属医疗服务资源现状

北京市属医疗服务机构是依据城市发展规划设立的服务机构，原则上依据规划设计、居民数量和当地疾病病谱设置医疗机构。规划设计的依据是常住户籍人口，疾病病谱也是来自常住人口，一般城市规划设计标准为 80—100 万常住人口区域设置一家三级综合医院。依目前北京市人口构成比例，常住户籍人口与常住非户籍人口比例 1：1 计，北京配置的医疗机构远远不能满足实际需要，大致缺口是 50%，加上非北京市属医疗机构，基本能够满足目前北京市人口规模的需求。由于医疗资源配置相对不均衡，一些医疗机构仍然存在供需矛盾的现象。随着疏解北京城市人口，医疗资源也需要随之疏解。

4. 北京需疏解的医疗服务机构现状

依照北京城市发展规划，北京市市属医疗机构都是为城市户籍常住人口提供医疗服务的单位，如果提出疏解，势必影响户籍常住人口的医疗服务水平，理论上不在疏解之列。而北京的非市属医疗机构大多是国家顶尖的医疗资源。从目前疏解情况看，市属医疗机构表现积极，而非市属医疗机构静待观望。

5. 京津冀医疗卫生协作现状

2014 年以来，京津冀三地卫计委建立了协同发展工作小组，经共同研究，根据三地的医疗资源、服务能力和地理区位，明确了各地负责支持发展的重点区域。原则上由北京重点负责河北北部及环北京区域的医疗发展，三地在重点区域上各自分工负责，在工作机制和政策上予以协同对接。

根据工作安排，北京与河北已开展北京—燕达、北京—张家口、北京—曹妃甸 3 个重点医疗合作项目。其中，4 家市属医院与位于燕郊的河北燕达医院建立对口合作关系，4 家市属医院与张家口市 5 家医院建立对口合作关系，3 家市属医院与曹妃甸 2 家医院建立对口合作关系。

（1）北京—燕达医疗合作项目

按照工作安排，北京朝阳医院、北京天坛医院、首都儿科研究所附属儿童医院、北京中医医院先后与河北燕达医院签订合作协议，实施共建协作工作并取得初步成效（见案例一）。

（2）北京—张家口医疗合作项目

2015 年 2 月 1 日，北京市卫计委、河北省卫计委和张家口市政府共同签署了《医疗卫生协同发展框架协议》。协议签订后，已确定了北京积水潭医院与张家口市第二医院和崇礼县创伤医院、天坛医院与张家口市第一医院、同仁医院与张家口市第四医院以及北京市中医医院与张家口市中医医院之间的对口合作关系。北京市各医院将利用 3—5 年的技术支持达到当地领先水平，形成张家口地区的医疗中心，促进患者在当地就近就医。

合作启动以来，各医院合作有序推进。天坛医院在张家口市第一医院挂牌成立"北京天坛医院（张家口）脑科中心"，填补了当地神经内外科的空白，促进了多学科的发展；同仁医院将张家口市第四医院纳入眼科医联体成员单位，建立同仁医院眼科研究所远程眼科会诊基地；中医医院派遣重点科室专家挂职张家口市中医医院副院长，进行科室对接和人员选拔，为当地培养医务人员；积水潭医院分别与崇礼县人民医院和张家口市第二医院签订合作协议，"北京积水潭医院张家口合作医院"已正式挂牌。

（3）北京—曹妃甸医疗合作项目

2015 年 7 月 24 日，北京市卫计委、河北省卫计委以及唐山市（曹妃甸区）人民政府共同签署了《京津冀卫生事业协同发展合作框架协议》，确定了北京有关医院将与曹妃甸区共同选择当地每所医院的 2—3 个重点专科予以支持，利用 3—5 年时间达到当地技术领先水平，形成唐山南部地区有影响力的区域医疗中心，适应曹妃甸区经济社会人口发展需要。2015 年 9 月 25 日，京唐（曹妃甸）"两地五院"（北京安贞医院、北京友谊医院、北京妇产医院和唐山市曹妃甸区医院、曹妃甸区工人医院）正式签署合作协议。

院间协议签订后，两地确定由北京妇产医院支持曹妃甸区医院、曹妃甸区工人医院共同建设妇科、产科、新生儿科；北京友谊医院与曹妃甸区工人医院共同重点建设消化科、泌尿科、创伤科、体检中心；北京安贞医院与曹妃甸区医院共同重点建设心内科、急诊重症科，建设远程诊疗系统等。工作开展以来，各合作医院间开展了技术帮扶、人才培养、专科建设、义诊和疑难重症会诊等多项工作。北京方面已接收曹妃甸区多批次医务人员进修学习，接诊患者和开展义诊诊疗近 600 人次。2016 年 4 月和 7 月，"首都医科大学附属北京友谊医院曹妃甸合作医院"和"北京安贞医院曹妃甸合作医院"相继挂牌。

根据医疗功能疏解和医疗需求情况，京津冀三地其他医疗机构的合作也正在逐步深入开展。据不完全统计，北京市已有央属、市属、区属和部队的约 50 家医疗机构与天津市、河北省的 150 余家医疗机构开展了合作，医疗机构间签约合作项目达 80 余个，合作方式涵盖了技术帮扶、人才培养、专科建设、科研扶持、远程会诊、疑难重症转诊和会诊及医院托管等多种形式。合作开展以来，北京市医疗机构累计派出合作医师 1000 余人，接受津冀两地进修医师 700 余人，接诊患者约 7 万人次，会诊 8 千余人次，协助当地开展科研项目近 20 个。统计显示，2016 年上半年，在北京市全市二级以上医疗机构出院患者中，河北患者人数占比从 2013 年的 9.05%降至 7.47%，京冀医疗协同发展成效初显。

（4）京津冀检验检查结果互认

2016 年 9 月，京津冀三地卫计委联合在京津冀区域内启动三地医疗机构临床检验结果互认试点工作。首批试行临床检验结果互认的项目共 27 项，纳入临床检验结果互认的医疗机构共 132 家，包括北京的 69 家、天津的 37 家和河北的 26 家三级医疗机构和医学检验所。检验结果互认试点工作实施后，京津冀地区符合结果互认条件的医疗机构将在检验结果报告单相应检验项目名称前增加"★"标识。接诊医疗机构将对报告单中互认项目的检验结果予以认可，在不影响疾病诊断治疗的情况下将不再进行重复检查。京津冀三地医疗机构临床检验结果互认的实施，标志着京津冀地区在促进医疗协同发展、提高三地医疗同质化水平方面迈出了重要的一步。为保障医疗质量安全，京津冀三地卫计委组织三地医学检验质控中心和临床检验中心制定了《京津冀区域互认实验室质量与技术要求（试行）》和《京津冀地区临床实验室室间质量评价协作方案》，作为三地医疗机构临床检验结果互认试点工作的技术指导规范和工作指南。通过检验结果互认工作的实施，京津冀三地医疗机构的临床检验质量和管理水平得到了进一步提升。

案例一　京津冀医疗卫生协作的典型案例
——燕达医院的设立和运作

1. 燕达医院建设历程

2014 年 5 月 9 日，燕达医院与北京朝阳医院正式合作，全面共建。

2014 年 11 月 18 日，燕达与天坛医院共建的天坛·燕达脑科中心成立。

2015 年 8 月 8 日，燕达医院与首都儿科研究所共建的首儿所·燕达儿科疾病诊疗中心正式开诊。

2015 年 11 月 1 日，北京中医医院·燕达中医诊疗中心正式成立。

2. 燕达医院与北京医疗资源协作主要内容

随着燕达医院与北京四家知名三甲医院的合作深入，燕达医院管理和临床诊疗水平迅速提升，医疗服务提供总量显著增长。2016 年上半年医院门诊量、出院人次较上年同期分别增长 102% 和 73%，同时急诊量、手术量、床位使用率等统计数据也有相当程度增长。

（1）与北京朝阳医院联盟共建

根据燕达医院 2015 年的年度统计，由朝阳医院向燕达派出的管理、医疗、护理型人才就达到 130 余名（其中管理人才 5 名、常驻专家 28 名，定期出诊专家 46 名，等等），为本地居民提供诊疗服务 18 508 人次，占燕达医院 2015 年全年门诊量的十分之一。同时，在带动区域内基层医疗水平提升方面，燕达通过与合作医院共同发起和组织的近 50 场学术交流活动，累计调动北京知名专家资源 200 余名，使上万名基层医生从中获益，帮助其提升日常诊疗水平。

双方的转诊数据显示，由朝阳医院专家到燕达医院进行会诊、开展手术的案例从 2014 年的 285 例增长至 2015 年的 412 例。与此同时，多学科协作抢救急危重患者的案例更是在燕达医院频频出现——从与时间竞速，消化内科、普外科、CCU协作成功抢救消化道大出血患者，到妇产科、麻醉科、儿科共同帮助凶险性前置胎盘合并胎盘植入孕妇化险为夷，再到骨科、普外科、神经外科及影像中心联手抢救严重车祸伤员……无论在应急机制、科室协作，还是高难度手术的开展等方面，燕达医院均展现出三级综合医院应有的技术与实力。

在科研、教学方面，2015年5月，在两院合作迎来两周年之际，由朝阳医院药事部牵头与燕达医学研究院、燕达医院药剂科共同成立的"朝阳·燕达药学研究中心"揭幕成立，这标志着燕达医院与朝阳医院在全面合作的基础上，又进一步向临床科研纵深迈进。

该研究中心目前已经开展了药物分析、创新药物、药物基因组学等研究工作，有效提高了京冀两地间药学服务水平的协同发展。同期，借助燕达医院与河北医科大学的合作，来自燕达本院、朝阳、天坛、首儿所等合作医院的共30名专家成为河北医科大学兼职教授、副教授，此举进一步提升了燕达医院在临床教学方面的规范性和实力，同时也有效提升了河北省医科高校的师资力量及科教能力。

（2）与北京天坛医院专科共建

2014年11月18日，燕达医院引进北京天坛医院的国家级专科资源，合作共建"天坛·燕达脑科中心"。北京天坛医院成立由神内、神外、介入、影像等专业7位顶级教授组成的专家委员会负责脑科中心的学科定位及发展规划，统筹相关专业技术的输出及专家团队的派驻。北京天坛医院派出2个科室10余名管理人员、2名主任医师、10余名周末出诊专家长驻燕达，负责出诊、查房、手术及医务护理等重要职能部门及神经内、外等病区的管理、诊疗工作。

燕达医院神经内科、神经外科已成为京东地区脑科疾病诊疗中心，门诊住院数量均较有稳定增长，燕达医院对神经科最常见的急性脑血管病的整体接诊能力显著提升，成为中国卒中中心联盟单位。在本地区率先开展了经鼻蝶垂体瘤切除、脑胶质瘤切除术、脑膜瘤切除术、颅内转移瘤切除术等颅内占位手术，24小时快速开展出血性脑血管病、颅脑外伤等急性手术，完成三叉神经减压、癫痫病灶切除、颅内感染性疾病、脑血管造影术、动脉瘤填塞术等先进的治疗手术技术，丰富了我院脑科疾病的治疗手段。

在科研方面，两院共同开展的复发高级别胶质瘤的临床研究，探索胶质瘤的IDH-1，Histon靶向免疫治疗、PD-1，PDL-1检查点免疫治疗等临床研究正在加速开展，具有国际先进性，极具临床指导意义。同时，2016年11月18日，在两院合作两周年之际，两院正式启动了"国家脑血管病精准医学队列临床资源与样本库"和"神经系统疾病精准医学实验室"项目，项目的启

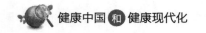

动将大大促进精准医疗在实体医院的实施，最终使患者受益。

（3）与首儿所共建"首儿所·燕达儿科疾病诊疗中心"

首都儿科研究所附属儿童医院是北京知名儿科三级甲等综合医院，因其在雅宝路院区的发展空间受限，目前又面临为期2—3年的整体病房改造、装修，亟须适合场地进行有序周转腾挪。河北燕达医院具备完整的医疗场地与基础设备设施条件，同时，燕郊地区所拥有的30余万名在京务工人员中有近一半的人员子女对本地的儿科医疗服务有着巨大的潜在需求，因此其成为儿研所理想的合作选择对象。

2015年6月24日，在京冀两地政府领导的见证下，燕达医院与首都儿科研究所附属儿童医院签署了战略合作协议。2015年7月10日，首儿所的风湿免疫科、血液内科搬迁至燕达医院。2015年8月8日，首儿所·燕达儿科疾病诊疗中心正式成立开诊。2016年7月25日起，首儿所的内分泌科、消化内科、心血管内科、肾脏内科病房陆续搬迁至燕达医院。根据两院达成的合作共识，首儿所将充分利用在燕达医院腾挪周期，全力快速提升燕达自身儿科的实力、包括学科建设、人才梯队建设等。待装修搬回后，原则上将不再保留床位。但燕达医院作为首儿所在京东地区唯一的一家深度合作单位，将继续有专家（副主任医师级别以上）每周定期出诊、查房等。因此，此次四个病区的搬迁，不单是提供病区、床位，而是利用这一契机进行更广范围、更加深入的合作共建，在北京的东大门打造儿童疾病诊疗中心，疏解资源、方便周边以及更多河北省患儿享受优质医疗服务。

通过两院近一年的合作，2016年上半年与上年同期相比，首儿所·燕达儿科疾病诊疗中心的门诊量、出院人次均实现了5到6倍的爆发增长，基本实现了同质于首儿所本部的临床医疗、人才培养、科研教学的目标，燕达医院儿科综合实力得到显著提升。

（4）与北京中医医院共建"北京中医医院·燕达中医诊疗中心"

中医作为我国的传统医学，是我国文化传承的瑰宝，具有自身的完整性和独立性，河北燕达医院建院之初即把中医诊疗作为医院学科建设的重点，结合其自身的"医养结合"优势，燕达医院与北京中医院达成了一致共识。2015年11月1日，北京中医医院院长刘清泉与燕达实业集团董事长李怀共同签署了战略合作协议，并共同为"北京中医医院——合作医院""北京中医医院·燕达中医诊疗中心"揭牌。北京中医医院的多个国家级中医药重点专科，如中医脾胃病、中医肿瘤、中医皮肤、中医针灸理疗等领域的多位知名专家将长期进驻燕达医院，围绕"同质化"原则，承担和完成日常出诊、人才培养、中医学科建设等全方位临床及管理任务。

根据相关数据统计，北京中医医院·燕达中医诊疗中心2016年上半年的门诊服务量突破 5 000 人次，较上年同期增长了近 4 倍。可以说，经过半年多的努力，北京中医医院•燕达中医诊疗中心真正成长为京东地区具有一定诊疗技术水平和规模的集医、教、研于一体的中医综合诊治目的地。

二、目前遇到的问题与困难

1. 医疗服务资源所属行政主管机构互不隶属，难以做到一张蓝图绘到底

如上所述，北京市医疗服务资源十分复杂，各类医疗资源行政主管部门互不隶属，没有统一协调的机构，医疗资源布局失衡，加剧了社会医疗资源供需矛盾。

疏解非首都功能，过度发展的医疗资源必在其列。然而众多的医疗机构并没有统一的行政主管部门，疏解任务只能落到北京市属卫生主管部门身上，乍一看来这是个根本不能完成的任务。

疏解医疗服务资源的工作由谁来承担，如果只是京津冀三地政府参与，没有中央层面的支持，特别是军队、武警、国家机关、大型国企、高校的共同参与，将很难完成疏解任务。

2. 京津冀医疗卫生协作目标导向存在差异

京津冀协同发展的内容之一包含京津冀医疗服务均等化，如何实现京津冀医疗资源均等化，疏解与协作是两个十分重要的方向。

（1）要解决需要疏解的对象问题

北京的首都地位，决定了其医疗服务资源的高度聚集，除北京市市属医疗资源之外，还有大量的非市属医疗机构的存在，在各个学科集中了大量优质资源，在整个北京地域范围之内，尤其是中心主城区，各种所属医疗机构充斥其间，究竟疏解谁，谁需要疏解，这个问题不解决，北京的医疗资源疏解工作将是一本糊涂账。而从目前的状况看，积极参与疏解任务的大都是北京市属医疗机构，这些医疗机构担负的责任是为北京户籍常住人口提供医疗服务，一旦这些医疗机构被疏解，对北京户籍常住人口的医疗服务将大打折扣，医疗服务均等化会向外倾斜，造成空心化的医疗服务配置格局。

（2）要解决医疗资源配置标准问题

现有的医疗资源配置标准是按照规划常住人口配医疗机构的标准，随着改革开放，常住非户籍人口数量在北京已经是一个十分庞大的数字，为这个群体提供医疗服务，同样是医疗服务均等化的基本要求。因此，以往配置医疗服务资源的标准需要依据新情况加以变革，即应充分估量广大非京籍常住人口的巨大需求，疏解多少医疗资源、如何疏解，也应建立在庞大的非京籍常住人口现状的基础之上。

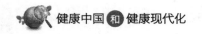

（3）要解决医疗服务市场化改革问题

实现医疗服务均等化，靠行政命令、计划调拨的方式显然不能完成，需要进行深入的市场化改革。通过互利双赢的市场化取向，推动京津冀医疗资源的协同与融合。其中包括运用市场调节机制，如用地政策、减免税政策、投融资政策、人才引进战略等多项市场调节机制，来促进京津冀医疗资源的均等化发展。

（4）深化医药卫体制改革

医疗保险区域不互通是当前制约医疗服务地区间流动最大障碍，打通区域界线，实现全民医保异地可结算，方便全民就医是医改的方向。

但也要看出，北京具有医疗资源高地的优势，寻医问药都会向高地聚集，在当前尚没有实现全国互通医保的条件下，北京医院人满为患的现状已经无法与首都功能相适应，一旦打通，后果十分严重。在打通医保异地结算的医药卫生改革问题上，北京走的路子应当是先疏解，再打通。

3. 实地调研中反映出的问题

（1）医师多点执业政策不落实

国务院总理李克强提出："有序放宽社会力量办医准入，在医保定点、职称评定、等级评审等方面给予同等待遇。落实医师多点执业政策。"[1]如燕达医院就提出，率先在河北、北京两地实现医师异地多点执业互认，与国家公立医院在各方政策上享有同等的待遇。

（2）优质医疗资源辐射能力弱

京津冀医疗卫生协同发展与北京医疗服务功能的疏解，最终目的是实现京津冀三地医疗卫生健康服务资源的均等化发展。燕达医院在与北京四家医院的互融合作中，进一步认识到京津冀协同发展的政策红利应该在河北省内得到进一步的释放。为此，燕达医院曾与秦皇岛市海港医院正式签署合作协议，燕达医院不定期派遣专家赴海港医院开展技术指导、教学查房、专家会诊等交流活动。目前，燕达医院利用自身平台优势与河北省内医院开展合作，进一步疏解、释放北京优质医疗资源的这一模式得到了相关部门及人民群众的普遍赞同，但还在人才培养、技术交流、分级诊疗等领域面临着一些问题。

（3）在医养结合等新型业态方面缺少政策支持

如北京老人异地养老的医保报销实时结算问题，北京与河北补贴政策及标准差异大的问题[1]，专业养老护理员紧缺的问题[2]，养老护理员培训成本高、流失率

---

①中国网.国务院：加快公立医院改革 有序放宽社会办医准入. http://finance.china.com.cn/industry/medic-ine/20140325/ 2286253shtm/.（2014-03-25）

②运营补贴北京 300—500 元/月/人，河北 50—100 元/月/人；建设补贴北京 5—6 万元/床，河北 4—5 千元/床；政府购买服务北京项目多、标准高，河北很少。

高的问题①，专业养老照护技术需要提升问题②③。

（4）跨省设置分院的问题

跨省设置分院并非京冀协同发展中的普遍性需求。北京市有关医院如在河北设置分院，北京市需承担分院的举办和监管等主体责任。在医疗机构审批要求方面，在北京市行政区划外设置分院，超出了北京市卫生计生部门的行政管辖权，在行政许可权限上存在障碍；在配套政策方面，该分院运行所涉及的人员编制、财政资金、票据使用、医保报销和行政监管等方面均缺乏配套保障政策支持；从发展定位上看，河北当地迫切需解决的是提高对当地的常见病、多发病等基本医疗服务需求的满足，而北京的大医院主要定位于解决疑难重症并在医教研等方面与国际接轨，直接设置分院与当地的需求定位并不完全匹配。

案例二　京津冀医疗合作托管模式

为贯彻落实京津冀协同发展战略，促进京廊两地医疗卫生全面合作，充分发挥北京优质儿童医疗卫生资源的支持帮扶作用，快速提升廊坊地区的儿童医疗卫生服务水平，实现两地儿童医疗卫生事业的共同发展。根据北京市卫计委、河北省卫计委和廊坊市政府共同签署的《加快京冀协同发展 促进廊坊卫生计生事业改革发展合作框架协议》要求，廊坊市卫计委与首儿所共同实施托管廊坊市儿童发展中心项目。

1. 合作目标

1）整合优质资源，共同组建"廊坊市儿童发展中心"，从贯彻落实整个国家战略布局和中央要求的高度，落实"京冀廊医疗卫生合作框架协议"。

2）通过实施完整、紧密、持续的合作机制和举措，在3—5年内将儿童发展中心建成集医疗、保健、科研、教学为一体的现代化综合性儿童健康中心。

3）托管期间，逐步提高儿童发展中心的管理水平及医疗、教学和科研能力，建成若干河北省重点学科，为医院创造良好的社会效益和经济效益。

4）托管期间，通过多种方式带动廊坊地区整体儿科医疗水平的全面提升。

2. 合作原则

托管后坚持以下原则。

1）财产归属关系不变；原财政拨款渠道、财政编码和日常经费投入不变。

2）人员编制管理方式不变。

---

①人才市场上招聘不到专业养老护理员，按北京薪酬标准而招聘中心无法承担高额的成本。
②培训几乎完全由中心自行承担，成本压力大；培养完成后寻求高薪进京离职或者培养过程中无法适应辞退。
③如针对特殊养老人群（失智老人、部分专业疾病）的康复需求，需要更专业的生活照料和医疗护理服务。

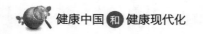

3）公益性和承担的医疗卫生服务功能不变。

4）各自相关的各种纠纷、债权、债务的处理渠道不变。

5）接受属地政府及相关行政部门的监管和指导不变。

6）党组织和工会、共青团、妇联等群团组织隶属关系和组织构架不变。

7）其他：统一进行药品和高值耗材的招标采购，采购资金按实际分配使用情况分别支付；统一进行后勤社会化方面的全方位合作。

3. 合作内容

（1）统一管理

托管后，双方建立建全法人治理结构。

（2）管办分开

双方合作后，坚持公立医院管理体制改革的管办分开、政事分开原则，全面提升儿童发展中心的管理水平和服务能力。

（3）资源共享

双方共享首儿所的历史品牌、医疗品牌、科研品牌、教学品牌，共用优质医疗资源，共用教学、科研平台，进行人才培养，共建重点（专）学科，共用院内制剂（原产权性质不变），共同进行药品和高值耗材的招标采购，共同申报高级别的课题等。

（4）财务独立运营

双方资金往来按财务相关规定规范管理和使用。托管后，双方在职员工根据工作需要、岗位设置方面实现统一调配，在两院轮转，绩效考核待遇按执行。

三、问题与困难背后的体制机制根源

1. 北京医疗服务资源管理及评价体制

现行的北京医疗服务资源管理及评价体制存在两大误区。

一是北京市属医疗资源的管理与评价无法涵盖非市属医疗机构，而非市属医疗机构无论从数量和质量上都不逊于市属医疗机构，这就造成了北京市在疏解非首都功能的进程中的一些困境。

二是北京存在庞大的非京籍常住人口，这部分群体虽说相对于流动人口来讲，居住相对稳定，可管理上缺乏有效的具体措施。理念上应该将这部分人群纳入医疗服务均等化，但实际操作中，是先疏解人，还是先疏解医疗服务机构，实在难以判断。

2. 京津冀医疗卫生协作体制模式的建立

京津冀医疗卫生协作，应建立在医疗资源均等化基础之上，按照规划，逐步推进。

（1）要尽快明确京津冀协同发展总体规划

京津冀协同发展规划，几年来一直在不断修订，近年提出的雄安新区又为总体规划提出了新的要求，总体规划是各个分部门规划的纲领。如果总体规划迟迟定不下来，接下来的工作将无从开展，为此，医疗服务疏解工作也要依照总体规划来做。

（2）结合北京特色

京津冀医疗服务协作体制的建立，不是三省市自己能解决的问题，应充分意识到北京存在大量非市属医疗资源的特殊环境，应依靠中央的力量来完成这项任务。

（3）科学合理

疏解医疗服务资源，涉及资源配置、产业、人口、户籍等多领域现状，有些现实做法与实际情况相脱节，需要在改革中推进，在前进中不断变革。

3. 调研相关问题背后体制根源分析

习近平总书记提出的京津冀协同发展战略，实际是推动区域经济由计划经济向市场经济的大变革。我们需要在资源疏解的过程中，逐步加以变革，向市场经济迈进的步伐还很艰巨。

参考文献

北京市人民政府关于印发《医药分开综合改革实施方案》的通知（京政发〔2017〕11 号）

人民网.2017-10-28.习近平在中国共产党第十九次全国代表大会上的报告.http://cpc.people.com.cn/n1/2017/1028/c64094-29613660.htm/

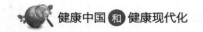

游泳场所面临的卫生问题与对策研究

潘力军① 李 莉 韩 旭 刘 航 姚孝元

中国疾病预防控制中心环境与健康相关产品安全所

公共场所是供公众使用或服务于人民大众的活动场所，是人们生活中不可缺少的组成部分。公共场所具有人口相对集中、相互接触频繁、流动性大，公共设备设施和用品用具供公众重复使用、易污染，健康与非健康个体混杂等特点，导致危害公众健康的事件时有发生。其中游泳场所是一类重要的公共场所，其面临的卫生问题，特别是生物性污染问题越来越受到公众的关注。本文重点梳理了游泳场所面临的生物性污染问题的国内外研究现状，提出了应对对策及未来研究方向。

一、游泳场所面临生物性污染问题国内外研究现状

游泳场所面临的生物性污染物除了传统的粪大肠菌群、肠球菌和铜绿假单胞菌以外，近年来军团菌和非结核分枝杆菌等受到越来越多的关注。

1. 游泳场所军团菌污染研究现状

军团菌是一种常见的条件致病菌，广泛存在于河水、溪水、温泉水和湖岸边的水等自然水体中，也可以从人工水环境，如空调机冷却塔水、喷水池水、沐浴水，甚至游泳池水等分离得到。[1]军团菌最高可耐受 60℃的温度，对酸有一定耐受性。现已发现的军团菌有 49 种、70 多个血清型，其中至少有 20 种与人类疾病有关。常见的有嗜肺军团菌、麦氏军团菌、博氏军团菌、菲氏军团菌、杜氏军团菌、长滩军团菌等，其中嗜肺军团菌是引起获得性肺炎的重要病原菌。20 世纪 80 年代，美国疾病控制与预防中心对 1557 例军团菌肺炎患者开展调查，发现在 160 例阳性患者中，136 例（85%）是由嗜肺军团菌感染，血清 1 型（LP_1）为 83 例，占 52%。

游泳场所的军团菌污染主要存在于游泳池水和淋浴水。Leoni 等调查了意大利博洛尼亚 12 个游泳池受嗜肺军团菌污染的状况，在每个季度的池内水和热淋浴水中各取 1 个水样。检测结果表明，48 个池内水水样中 2 个嗜肺军团菌呈阳性，分别为米克戴德和博氏军团菌；48 个热淋浴水样中有 19 个检出嗜肺军团菌（10—19 250CFU/L）。[1]

---

①潘力军，中国疾病预防控制中心环境与健康相关产品安全所公共场所卫生安全室副主任，副研究员。研究方向：公共场所卫生。

2. 游泳场所非结核分枝杆菌污染研究现状

近年来，非结核分枝杆菌（nontuberculous mycobacteria，NTM）在公共场所，特别是游泳池、公共浴池、洗浴温泉等场所中被普遍检出[2]，因而逐渐获得越来越多的关注。在宾馆酒店、公园、露营地、游泳池、温泉桑拿、学校、医院和水上娱乐场所等公共场所生活饮用水样品、泳池周边气溶胶及泳池边缘生物膜中均可以检出 NTM[3][4][5]。泳池水中 NTM 的平均浓度为 $2.5×10^4$CFU/L，住宅水样品阳性率为 65%（13/20），医院水样品阳性率为 73%（16/22）。各类水样品中，游泳池中 NTM 浓度最高，最大值为 $3.1×10^4$CFU/L。在公共水疗泳池、淋浴水、热水浴缸等热水系统的气溶胶和水样品中也可以检测出 NTM，阳性率为 72%（12/18），并且水中 NTM 与气溶胶中 NTM 的浓度具有强相关性。[6]

在游泳场所游泳、洗澡时均可能暴露于含有非结核分枝杆菌的水或气溶胶中[2]，从而引起肺部感染、皮肤、软组织、骨关节、颈部淋巴结炎等病变[6][7]。对于特定人群，例如 AIDS/HIV 患者或免疫低下人群，易被非结核分枝杆菌感染诱发多器官病变[7][8][9]。感染非结核分枝杆菌的途径主要是皮肤受伤感染或吸入被非结核分枝杆菌污染的水/气溶胶。在泳池受伤可能会导致寻常性狼疮、结核肉芽肿或其他结核病变，宋艳华、张建中、孟鹏等[8][9][10]报道了多起因非结核分枝杆菌（海分枝杆菌）感染引起肢端（手、脚趾等）肉芽肿。Johnston 等也报道了多例因皮肤感染引起的游泳池肉芽肿。室内气溶胶也是非结核分枝杆菌传播的重要途径。[11]室内热水浴缸、温泉、泳池、加湿器气溶胶都可能引起非结核分枝杆菌感染，诱发过敏性肺炎。[3]20 世纪 30 年代，美国率先发现并报道了由非结核分枝杆菌引起的人体感染病例，随后不断有新的非结核分枝杆菌在临床病例中被发现。[12][13]近年来，由非结核分枝杆菌引起的疾病的发病率普遍上升。2010 年全国第五次结核病流行病学调查[14]数据显示，363 株肺结核患者分离菌株中，有 83 株（22.9%）为非结核分枝杆菌，较第四次调查数据 11.1%[15]的比例有所提高。非结核分枝杆菌可以感染肺部，最常见的是鸟分枝杆菌复合群所引起的肺部病变[15]，非结核分枝杆菌还可累及骨髓、皮肤、淋巴结、骨关节等多处器官[12]，并向全身播散。非结核分枝杆菌对于不同人群健康影响的程度不同。对于成人，病变在肺部时不易转移；对于免疫低下人群，如儿童、老人暴露、重病伤者[16]（医院获得性感染[17]）、全身疾病患者，易发生淋巴系播散，增加其他器官病变概率，如鸟分枝杆菌引起幼儿颈部淋巴结炎；对于免疫缺陷患者，非结核分枝杆菌可引起严重的感染性疾病，累及肺部、皮肤、软组织、骨髓等部位，并常常被误诊为结核病[12][18][19]；对于糖尿病患者，非结核分枝杆菌骨髓炎则是一类重要并发症。

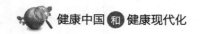

二、国内外相关的法规和标准

我国与游泳场所有关的法规主要是《公共场所卫生管理条例》和《公共场所卫生管理条例实施细则》。上述条例中规定公共场所的水质应符合国家卫生标准和要求，公共场所经营者提供给顾客使用的生活饮用水应当符合国家生活饮用水卫生标准要求，游泳场（馆）和公共浴室水质应当符合国家卫生标准和要求。

WHO 规定游泳场所每 100mL 水中检测出军团菌数要小于 1CFU。德国规定游泳场所水中军团菌不得检出。

三、应对策略与未来研究方向

从上述游泳场所生物性污染国内外研究现状来看，我国现行的游泳场所水质指标体系基本与国际组织和发达国家现有水质指标同步。但是我国对污染物的健康影响、控制干预措施等方面的研究相对匮乏。

因此，在今后工作中建议加强以下几个方面的研究：①加强游泳场所上述污染物的卫生现状调查及其健康风险评估。研究游泳场所军团菌和非结核分枝杆菌有关的污染现状、分布特征和主要环境影响因素，及其对人群，特别是从业人员的健康影响，评估上述污染物对人群的健康风险。②加强游泳场所上述污染物干预措施研究。③加强对游泳场所上述污染物的监督管理。通过制定相应的法规、管理办法，提升现有的卫生标准指标限值，加强日常监测和监督抽检的频率，提高游泳场所的现有管理水平等降低上述污染物对人群的健康风险，防范与上述污染物有关的突发性公共卫生事件的爆发。

参考文献

[1] Leoni E，Legnani P P，Sabattini M A，et al. 2001. Prevalence of legionella SPP. in swimming pool environment. Water Research，35（15）：3749-3753

[2] Thomson R，Tolson C，Carter R，et al. 2013. Isolation of nontuberculous mycobacteria （NTM） from household water and shower aerosols in patients with pulmonary disease caused by NTM. Journal of Clinical Microbiology，519：3006-3011

[3] Havelaar A H，Berwald L G，Groothuis D G. et al. 1985. Mycobacteria in semi-public swimming-pools and whirlpools. Zentralbl Bakteriol Mikrobiol Hyg，180（5-6）：505-514

[4] Briancesco R，Meloni P，Semproni M，et al. 2014. Non-tuberculous mycobacteria，amoebae and bacterial indicators in swimming pool and spa. Microchemical Journal，113：48-52

[5] Briancesco R，Semproni M，Paradiso R，et al. 2014. Nontuberculous mycobacteria：An emerging risk in engineered environmental habitats. Annals of Microbiology，64：735-740

[6] Glazer C S，Martyny J W，Lee B，et al. 2007. Nontuberculous mycobacteria in aerosol droplets and bulk water samples from therapy pools and hot tubs. Journal of Occupational and Environmental Hygiene，4：831-840

[7] 段鸿飞. 2016. 非结核分枝杆菌与疾病的相关性. 中国医刊，51（3）：3-5

[8] 宋艳华，马丽萍. 2014. 非结核分枝杆菌感染的分子生物学诊断技术研究进展. 结核病与胸部肿瘤，（2）：127-130

[9] 张建中，陈雪. 2002. 游泳池肉芽肿. 临床皮肤科杂志，31（1）：55-56

[10] 孟鹏. 2010. 海分枝杆菌（Mycobacterium marinum）的分离鉴定及其抗原性研究. 中国海洋大学硕士学位论文

[11] Johnston J M，Izumi A K. 1987. 10 Cutaneous Mycobacterium marinum infection（"swimming pool granuloma"）. Clinics in Dermatology，5（3）：68-75

[12] Falkinham J O. 2003. Mycobacterial aerosols and respiratory disease. Emerging Infectious Diseases，9（7）：763-767

[13] 毕晟. 2015. 浙江地区非结核分枝杆菌在疑似肺结核患者中的流行研究. 浙江大学博士学位论文

[14] 全国第五次结核病流行病学抽样调查技术指导组. 2012. 2010 年全国第五次结核病流行病学抽样调查报告. 中国防痨杂志，34（8）：485-508

[15] 全国结核病流行病学抽样调查技术指导组. 2002. 第四次全国结核病流行病学抽样调查报告. 中华结核和呼吸杂志，25（1）：3-7

[16] 卢家泽，李德宪. 2010. 51 例非结核分枝杆菌肺病的临床分析. 广东医学，31（19）：2569-2570

[17] Boyer J M，Blatz P J，Akers K S, et al. 2010. Nontuberculous mycobacterium infection in a burn ICU patient. Burns，36（7）：136-139

[18] Falkinham J O. 2016. Nontuberculous mycobacteria：Community and nosocomial waterborne opportunistic pathogens. Clinical Microbiology Newsletter，38（1）：1-7

[19] Dovriki E，Gerogianni I，Petinaki E，et al. 2016.Isolation and identification of nontuberculous mycobacteria from hospitalized patients and drinking water samples–examination of their correlation by chemometrics. Environmental Monitoring & Assessment，188（4）：1-15

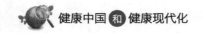

"健康中国现代化"易被忽视的短板
——老年健康现代化战略规划初探

张春津[①]

中国未来研究会/天津市未来与预测科学研究会

随着中国朝着现代化快速迈进的同时，中国人口老龄化现状不断加重，老龄化问题将会越来越突出，形成一个无法忽视的社会问题。随人口老龄化而来的还有普遍的"老年失康"情况，它必将在各个方面严重影响我国现代化的建设和发展，尤其对"健康中国现代化"产生不可低估的影响。因此，老年健康现代化研究具有非常重要的理论意义和实践意义。

一、"老年失康"给中国现代化建设"拖后腿"

中国人口老龄化已步入高速增长期。根据有关专家研究，2015—2040 年是中国人口老龄化的高速增长期。"根据联合国预测，在 2015 年到 2040 年之间，中国 65 岁以上人口的年增长率将达到 3.5‰，是总人口年均增长率 1.7‰的两倍。到 2050 年，65 岁以上老龄人口将增加到 3.34 亿人，占中国总人口的 23.7%，占世界 65 岁以上人口的 22.6%（胡琳琳和胡鞍钢，2008）。"调查显示，世界老年人口总数的 20%都被我国老年人口所占据，人口老龄化年均增长率约为总人口增长率的 5 倍。我国每年新增长 100 万高龄老年人口（图1），这种大幅度增长的态势将持续到 2025 年。尤其是农村老年人口增多、独居老人和空巢老人问题更趋严重，预计到 2020 年，独居老人和空巢老年人将增加到 1.18 亿人左右。如此巨大的老年人口增长速度和增长质量，让我国较其他国家提前进入了老龄化社会（中国产业信息网，2018）。

众所周知，健康长寿是人类文明的标志之一，健康无疑可以使人们长寿，但长寿却不一定是维持在健康的状态下，不健康或亚健康的长寿就其生命质量而言，有时是以痛苦和折磨为代价的，这个代价不仅仅要老年人自身来担负，还要影响到他人和社会。就目前而言，中国老年人"长寿不健康"的状况令人堪忧，如果不采取果断措施、积极应对，"老年失康"问题必定会在未来制约着中国现代化建设和发展。

---

①张春津，1958 年 4 月生，主任记者，中国未来研究会理事，天津市未来与预测科学研究会副会长。

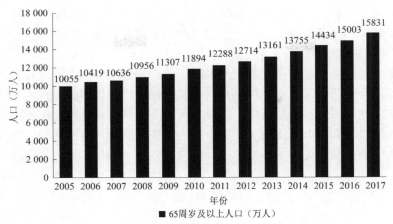

图1　2005—2017 年中国 65 周岁及以上人口数量走势

资料来源：中国产业信息网，2018

（1）"老年失康"会加重我国的经济负担

老年人本身是慢性病和高危重病高发人群。1992 年中国老龄科学研究中心调查显示，60 岁以上老年人在余寿中有三分之二的时间处于带病生存状态，老年人慢性病的发病率比中青年人要高 3—4 倍，住院率要高 2 倍，且老年人患病多为肿瘤、心脑血管病、糖尿病、高血压、骨质疏松病以及呼吸系统疾病等慢性病。老龄化居高不下的患病率是导致医疗费用上涨的一个重要原因。如果"老年失康"问题不能被及时、有力应对，必定会导致医疗保险基金负担不断加重，基金风险不断加大，给社会经济发展带来巨大压力。

（2）"老年失康"会加剧家庭矛盾

现今的家庭结构模式大多为传统的"4—2—1"，即四个老人、夫妻双方、一个孩子的模式，也就意味着夫妻双方要承担赡养四个老人的义务，增加了养老负担，如果遇上"老年失康"问题，孩子在养老方面是心有余而力不足。再加上年轻一代受西方文化的冲击，我国传统的家庭观念明显淡化，家庭养老功能早已处于弱化之中，导致失康老年人不但在经济生活方面得不到满足，而且在情感需求上也得不到相应的满足，势必会给家庭矛盾火上浇油。

（3）"老年失康"会挫伤老年人自尊心

老年人本身就是社会的弱势群体，随着年龄的不断增长，老年群体自身的免疫功能逐渐下降，生理机能开始退化。与此同时，由于老年人自身在社会角色中的改变，极易产生悲观、抑郁、孤独、焦虑等一系列不良心理和情绪，再加上不少子女忙于工作与老人缺乏交流，因此，很多老年人的精神状态较差，自我心理平衡能力也较弱。

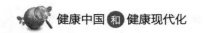

（4）"老年失康"会影响社会稳定

"老年失康"问题一旦给社会、家庭、个人心理都带来不良影响，必将会使矛盾升级，破坏社会的和谐稳定。

因此，老年健康现代化的研究是以老年健康理念现代化、制度现代化、设施现代化、服务现代化（四个现代化）为主要特征，以老年健康为核心，设计一个能提供基本健康服务和经济保障，尽最大可能提前预防并延缓老年疾病发生，并使得每一位老年人能够乐观向上、老有所为、病有所医、病有所护，人人无后顾之忧的老年健康现代化基本指标和评价体系。

二、中国老年健康现代化可实现"弯道超车"

20世纪80年代以来，美国、日本、欧盟等发达国家和组织陆续启动"健康国家"战略，将公共卫生安全和全民健康提升至国家战略高度，制定了详细的国民健康规划和行动计划，将全民健康作为一个系统工程来建设（刘雷，2017）。从目前看，西方发达国家在老年健康保障体系方面居于领先地位：一般都有比较完善的老年医疗保障制度，政府运用社会化手段在老年健康保障方面发挥着重要作用，为老年人群提供健康服务和经济保障；民间力量广泛参与老年健康服务体系，社会性老年健康照顾机构非常发达，包括各种各样的老年护理院、老年之家、社区照护机构、日间照料中心等，这些机构照顾护理的特点是能够提供系统的、高质量的服务；甚至在具体的服务方式上还有很多创新之举，非常值得发展中国家借鉴学习。例如，德国实行一种"储存时间"政策，即鼓励成年人利用公休日或节假日义务为老年公寓或老年病康复中心服务且不拿报酬，其服务时间储存在服务者个人档案中，将来服务者年老或需要护理时，可按其年轻时"储存"的时间接受相应的免费护理（蒋虹，2007）。

但是，笔者经分析发现，西方发达国家在老年健康保障体系方面虽然居于领先地位，但他们仍存在着"头痛医头、脚痛医脚"、顾此失彼、服务保障受众面窄等难以克服的问题，西方发达国家在老年健康保障方面实际上也是处于"摸着石头过河"的慢速车道上。

1）在西方发达国家，虽然政府提供税收或其他财政手段给予老年健康保障体系以一定的资金支持，民办的社会性老年照顾机构较多。这些护理院大都是私立非营利性质的机构，有众多的民间志愿者组织并积极参与老年照顾，社会互助十分普遍。但是，他们的制度、设施、服务的理念都是建立在西医"治已病"救急的基础上，"头痛医头、脚痛医脚"。也就是说，从保障的内容上看，这些机构基本上都是根据老年人的特殊需要，普遍建立长期护理保障。长期护理主要是针对那些身体衰弱不能自理或不能完全生活自理、需要他人辅助全部或部分日常生活的人提供的一种护理服务。

中国老年健康现代化要解决的主要问题，既是要给那些已经完全不能生活自理或部分需要他人辅助生活的老年人提供保障，更是要从中医的"治未病"入手，从老年健康养生入手，其理念不仅仅是护理，而是包括传播、预防、指导等在内的前置性服务保障措施。

2）在西方发达国家，虽然老年健康保障体系相对成熟健全，但是仍然具有较大的局限性，老年健康服务保障受众面太窄。以美国为例，美国的护理院按照护理专业性要求自低至高的顺序主要分成三类：①中等程度的护理机构，主要负责收护那些没有完全丧失自理能力、年老、但不是真正病重的人，他们不需要像医院或专业护理院那么高的护理程度，医疗费用可以个人自费，或者由保险公司（如长期护理保险）或第三方（如死前关怀公司）付费；②协助生活机构，主要是针对那些有残疾的人，他们每天会在指导和协助下进行一些锻炼或日常活动，虽然不能独立生活，但不需要每天 24 小时的医疗护理，这种协助机构的宗旨就是在保证生存尊严前提下的协助生活，由各州设定自己的标准和监管；③专业护理机构，由联邦医疗保险和联邦医疗补助项目资助的护理设施。联邦医疗保险主要针对的是退休前交纳过社安税和联邦医疗保险的 65 岁以上的老人；而联邦医疗补助对应的则是贫困线以下的群体（个人图书馆，2016）。可见，美国的老年健康服务保障受众面太窄，还有更多的老年健康问题无人顾及，基本处于放任状态。

中国的老年健康现代化要从理念上将其上升至国家现代化建设总战略，并做出总体规划，反复研究、科学论证，进而统筹处理好健康中国现代化与老年健康现代化问题的关系，将老年健康现代化作为重点予以高度重视，实行与老年健康现代化相协调的"健康中国现代化"发展战略。

三、老年健康现代化的基本框架和指标

1. 老年健康保障体系基本健全

老年健康保障体系的目标是维护和提高中国老年整体健康水平，其内涵不仅包括护理救助、精神抚慰、疾病医治等机构及其制度，还包括养生科普、文化培训、健身促进、疾病预防等健康保障前置性机构及其制度。

1）从制度上入手，加大对老年健康现代化工程的研究和立法工作，实现老年健康制度现代化。《中华人民共和国老年人权益保障法》是我国保护老年人权利的根本大法，该法第三条规定："国家保障老年人依法享有的权益。老年人有从国家和社会获得物质帮助的权利，有享受社会服务和社会优待的权利，有参与社会发展和共享发展成果的权利。禁止歧视、侮辱、虐待或者遗弃老年人。"但除此之外，

关于保障老年人权利的法律法规则少之又少。因而，我国应加强老年健康保障的相关立法及研究工作。同时，国家应加大有关老年健康现代化研究课题的资助力度，让更多的专家学者参与到老年健康现代化的研究工作中来，为中国老年健康现代化献计献策。

2）政府要给予足够的财政支持。政府应充分发挥财政的再分配功能，根据我国社会经济的发展状况增加养老补贴，加大对老年福利的投入。同时，鼓励地方政府对经济困难老人和高龄老人给予适当的家庭补助和高龄津贴。此外，政府还应整合地方资源，积极引导社会资本兴办养老服务业的投入，支持社会力量成立养老服务机构。还可以采取国有、公司、社团、个人等多渠道相结合的筹资模式，切实凝聚社会力量，以各种方式加大养老服务机构的兴办，为老年人群提供更加全面、更加便捷、更加集中以及高水准的养老福利机构（胡琳琳和胡鞍钢，2008）。

3）覆盖城乡的基本社会保险以及起辅助作用的商业保险制度。参保人员不仅是有收入的劳动者和退休人群，还应包括很多没有参加过正式工作的老年人群，让每一位老年人都有养老和医疗保障。重视老年人心理健康，为老年人特别是有特殊困难的老年人提供心理辅导、情绪纾解等心理关怀服务。

4）加强对老年群体健康知识的宣传和普及。以老年群体常见病为主要内容，有针对性地向老年群体普及老年保健和卫生科学知识，积极向老年人讲解相关常见病、多发病的预防和治疗（胡琳琳和胡鞍钢，2008）。

2. 老年健康保障内容丰富且具体

1）建立健全老年健康服务平台。①政府搭建老年健康信息管理网络；②设立专门播放老年节目的电视台；③开办专门刊发与老年健康有关的报纸或杂志。这些媒体除进行老年健康科普宣传以外，还可进行老年培训、老年健身、老年旅游、老年科研等多方面的信息传播。

2）推动规模化、社会化的老年健康服务机构建设。中国目前还相对缺乏比较有规模的社会化的老年健康服务机构，过去有一些养老护理机构，例如建在社区的养老公寓、老年之家等，由于规模小或是其他原因，大多都是限于吸纳那些患病或存在功能缺失的老年人，服务单一。未来的中国老年健康服务机构，其规模和体量都应达到一定水准：①半护理及全护理（床位）不少于千人，服务的老年人群总数不少于万人；②对所服务的老年人群均设立有心理健康管理、生活方式管理、健康信息管理等在内的档案管理制度；③在本服务机构就业的护理专业（大学毕业）人员不少于护理员总数的 50%；④本服务机构均设有门诊部或卫生所，或是与社区卫生服务机构建立了密切合作关系，由社区卫生机构向其提供医疗卫生服务和技术支持，等等。这些规模化、社会化的老年健康服务机构未来将可吸纳约 38.2%（黄金分割线）的老年人群集中化地享受优质服务。

3）社区老年健康服务延伸至家庭。相对于社会健康服务机构来说，家庭照顾护理成本更低、更人性化，而且受传统观念的影响，也是很多老年人希望并愿意接受的一种照顾护理方式。但这类人群应控制在总人数的 61.8%（黄金分割线）以内。这需要国家在政策上有针对性地出台新规，例如对于承担赡养老人责任的工作年龄人口提供带薪照料老人休假制度等。同时，所有家庭照顾护理者都应实行智能化管理。例如，安装有急救、应急以及一般生活需求的呼叫、通信设施与社区老年健康服务机构相连，可以做到随叫随到。另外，发展社会居家照顾支持性组织，对于居家服务，可以采取政府购买，或社会保险支付，或其他的方式解决其资金问题。

4）加强对老年健康的文化交流和精神关怀。①相关部门为老年人提供较好的文化娱乐场所，组织老年群体开展丰富多彩的娱乐活动，例如参加琴棋书画、戏剧、歌舞等活动。②充分发挥老年大学作用，可使老年人学习新知识，掌握新技能，不但能达到修身养性、充实精神生活的目的，还能使老年人在活动和学习中结识同龄人，结交新朋友。

参 考 文 献

百度文库. 2014-04-11. 医疗保险发展与老龄化的关系. https://wenku. baidu. com/view/408d0db 54693daef5ef73d6b. html.

个人图书馆. 2016-08-04. 看看美国养老院，终于知道什么是差距了. http://www. 360doc. com/ content/18/0621/17/57002211_764188227. shtml.

胡琳琳，胡鞍钢. 2008. 中国如何构建老年健康保障体系. 南京大学学报，（6）：22-29，138

蒋虹. 2007. 我国长期护理保险的发展模式选择. 西南金融，（1）：61-62

刘雷. 2017. 健康中国 2030——发展目标和指标体系研究. 科学与现代化，（2）：22

中国产业信息网. 2018-05-04. 2018 年中国人口老龄化现状分析、老龄化带来的问题及应对措施. http://www. chyxx. com/industry/201805/637022. html.

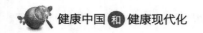

自由贸易区（港）背景下海南养老服务业发展研究①

应 验 徐晗溪

中国（海南）改革发展研究院

　　加快健康产业尤其是养老服务业发展是应对人口老龄化、保障和改善民生的重要举措，对促进社会和谐，推动经济社会持续健康发展也具有重要意义。我国一直重视养老服务业的发展，2013 年 9 月，我国出台的《国务院关于加快发展养老服务业的若干意见》对养老服务业发展做出了顶层设计和全面部署。2016 年 12 月，国务院办公厅印发《关于全面放开养老服务市场提升养老服务质量的若干意见》，对促进养老服务业更好更快发展作出部署，对进一步放开准入条件、优化市场环境、提升居家社区养老生活品质、建设优质供给体系等方面提出 17 项重点任务分工。2017 年 2 月，国务院印发《"十三五"国家老龄事业发展和养老体系建设规划》， 提出了 8 个方面主要任务，夯实"十三五"时期老龄事业发展和养老体系建设的制度、物质、人才、技术和社会基础。

　　然而，现阶段我国养老服务业发展规模小、层次少、水平低，养老产品与服务的供给与需求产生严重的结构性矛盾；尤其是在中国深度参与全球化进程中，由于养老服务业开放水平低所带来的产品、资金、人才的短缺已成为我国养老服务业发展的掣肘。优越的自然条件让海南在发展健康养老服务业上拥有得天独厚的优势，着力推动养老服务业发展，对于带动海南服务业开放、产业链升级，解决就业、吸纳人才都有重要意义。在海南建设自由贸易区（港）的新背景下，对海南养老服务业发展的趋势、结构性矛盾以及发展对策进行研究，可以为养老服务业的政策设计与工作推进提供参考。

一、养老服务业发展背景与趋势

1. 养老服务业发展背景

　　1）医疗条件及生活水平改善带来人均寿命的显著提升。据国家统计局报道，截至 2018 年底，我国 60 岁以上老人人口已超过 2.4 亿，占总人口的 17.9%。国务院新闻办公室于 2017 年 9 月发布的《中国健康事业的发展与人权进步》白皮书

①本文系海南省 2017 年哲学社会科学规划课题"海南省现代服务业高端人才政策创新研究"（HNSK＜QN＞17-78）阶段性成果。应验，1990 年生，浙江湖州人，美国佐治亚大学公共管理硕士；徐晗溪，1989 年生，哲学硕士，《海南日报》记者。

显示，中国人均预期寿命已从 1981 年的 67.9 岁提高到 2016 年的 76.5 岁。这一方面说明，经过改革开放以来的各项举措，我国居民的主要健康指标已总体达到中高收入国家平均水平；但另一方面也表明，我国已经进入了老龄化社会。规模庞大且快速增长的老年人口和随之而来的养老服务需求，给予健康养老产业巨大的发展空间。

2）居民收入水平显著提高，我国居民对生活环境、健康养老的消费类型逐渐从生存型过渡到发展型，部分甚至进入享受型。随着中国进一步深化质量、效益、动力三大变革，建立健全现代化经济体系，中国中等收入群体将会在处理好"产业—创新—制度"三者关系的情况下实现倍增。[1]2013 年 10 月国务院发布的《关于促进健康服务业发展的若干意见》提出，"到 2020 年，基本建立覆盖全生命周期、内涵丰富、结构合理的健康服务业体系，打造一批知名品牌和良性循环的健康服务产业集群，并形成一定的国际竞争力，基本满足广大人民群众的健康服务需求"。有强大经济支撑的大健康产业催生"健康+"产业链上下游新业态、新模式的迅猛发展。[2]

3）养老服务产业链更加丰富，服务模式更加智慧。移动互联网、物联网、大数据、智能终端等新一代信息技术产品快速发展，推动互联网与传统养老产业深度融合，保健品、生物医药、健康器械新业态快速发展，促进各类养老资源优化配置和使用效率的提升。《2017 年健康服务机器人前景分析》显示，未来，可承担家庭照料、养老护理、医疗康复、残疾人照料等功能的健康服务机器人产值将超过工业机器人，并将走进普通家庭。比如，目前一台 1.2 米高的健康服务机器人的定价在 10 万元以内，未来普及型健康服务机器人将实现量产，价格也将控制在 2 万元以内。[3]可以预见未来养老服务业产业链将不断延伸，服务供给方式也将更加智慧。

2. 养老服务业发展趋势

立足养老服务业发展的三大背景，养老服务业在新阶段也显示出四大发展趋势。①产业融合将更加深入。随着城乡居民收入水平提高和消费结构升级，老年人多元化、个性化、高端化养老需求逐渐增多，带动行业龙头企业拓展发展领域，延伸产业链条，养老产业逐渐呈现出与医疗、地产、旅游等业态融合发展趋势，跨界融合发展正在加速推进。②投资主体将更加多元。随着健康养老市场化改革进程加快，营商环境将进一步优化，民间资本和社会力量投资健康养老产业的积极性明显提高，地产、保险、医疗等行业市场主体加速谋划布局健康养老产业。

①应验.全球化背景下中国中等收入群体倍增的路径探析.中国井冈山干部学院学报，2018，11（1）：119-125
②应验.中国健康产业国际合作路径研究与建议.卫生软科学，2017，31（7）：11-13
③2017 年健康服务机器人前景分析. http://mp.ofweed.com/robot/a645663824186.（2017-01-09）

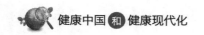

③国际水平将更加提升。随着中国国际化水平的提高，养老服务业业逐渐对标国际水平。例如，国家设立海南博鳌乐城国际医疗旅游先行区，允许国内患者在博鳌申请并使用国际最新的药品和医疗器械。④服务业市场将更加开放。2013年以来，我国采取了一系列扩大医疗、健康服务业市场开放的政策措施，以激发社会资本的活力。社会办医、康养地产、养老金融产品等"养老+"产品逐渐产生。

二、海南建设自贸区（港）与养老服务业机遇

建设海南自贸区（港）是我国在经济全球化深刻复杂变化背景下推动形成全面开放新格局、打造对外开放新高地的重大举措。①发展海南养老服务业也要高起点谋划，创新体制机制，走出一条国际化、专业化的养老服务业发展新路。从服务业开放与自贸区（港）两个角度看，海南养老服务业发展大有可为。

1. 服务业开放与服务贸易发展的分析视角

海南在发展养老服务业上拥有产业基础与政策优势。一方面，据2017年海南省人民政府工作报告指出，海南服务业对经济增长贡献率达79.5%。另一方面，《国务院关于同意开展服务贸易创新发展试点的批复》中同意海南开展服务贸易创新发展试点，要求海南积极推动境内外专业人才和专业服务便利流动，为外籍高端人才在华工作居留等提供便利。2018年6月10日，《国务院关于同意深化服务贸易创新发展试点的批复》正式公布，海南成为深化服务贸易创新发展试点之一。随着2018年两会提出要扩大金融业的开放力度，推动保险业对外发展，保险和养老金服务的进出口贸易的国际合作将迎来新的发展机遇。考虑海南在养老服务业上的产业基础与政策优势，发展养老服务业将进一步带动海南服务业市场开放与服务水平的提升。

2. 自由贸易区与自由贸易港的分析视角

自2009年国际旅游岛的以旅游业为主的产业开放到2018年的海南全岛建设自由贸易试验区，探索建立自由贸易港的地域开放，海南发展目标、定位、模式都发生了重大变化。2018年4月13日，习近平总书记在视察海南时给海南确定了旅游、现代服务业、高新技术产业这三个重点发展方向。明确要求海南建设的自由贸易区（港），不以"转口贸易"为主，而以"服务贸易"为主，通过人流带动需求，通过需求带动发展，走出一条以"人流"代替"物流"的中国特色自由贸易港新路。养老服务业是一个典型依赖"人"的服务业类别。养老服务业的服

---

①中国（海南）改革发展研究院课题组.尽快形成海南自由贸易港总体方案（20条建议）.经济参考报，2018-06-27（007）

务主体是医生、护士、保健员以及其他勤杂人员，服务对象也是寻求更好养老服务的老年人。随着自由贸易区（港）的建设，服务主体与服务对象的年龄性别结构、需求种类、国际化程度均有发生重大变化，把握好自由贸易区（港）的环境变化与"人流"的巨大需求，海南养老服务业将有巨大发展前景。

三、海南养老服务业发展结构性矛盾

海南高度重视人口老龄化问题，相继出台了《海南省人民政府关于支持社会力量兴办非营利性养老服务机构的若干政策》《海南省人民政府关于加快发展养老服务业的实施意见》等政策措施，在推进社会养老服务体系建设，完善社会养老服务机制方面取得了一定成效。但从总体上看，多层次、多元化、国际化的需求与总量不足、结构不合理、服务水平不高的供给之间的结构性矛盾仍十分突出。

1. 突出矛盾是供需错配

①健康医疗旅游发展迅猛。一个健康医疗旅游者可为目的地市场带来平均约1 万美元的综合收入，远远高于通常意义的国际游客对于目的地市场经济收入的贡献。目前来三亚的境外游客中，80%的客人会选择中医理疗产品，人均消费在1 200 美元左右。根据《海南国际旅游岛建设发展规划纲要（2010—2020）》显示，预计到 2020 年，旅游人数达到 7 500 万—8 000 万人天次，如果有 30%的游客享受养生保健、中医旅游等医疗旅游服务产品，人均综合消费达到 3 000 元，将带来 600 亿—700 亿元的收入。②海南养老服务需求巨大。近年来，老年人口选择在海南过冬的刚性需求不断增强，居住时间由短期向中长期过渡，消费结构由吃住行等低端消费向养老服务、康复护理等中高端消费升级。③有效供给仍十分有限。根据第三次经济普查数据测算，2015 年海南省健康产业单位现有 2 176 家，从业人员 91 254 人，营业收入 243.74 亿元。截至 2017 年 11 月，全国非公立医疗机构 44.6 万余家，占全国医疗机构总数的 45%。而到 2014 年，海南社会办营利性医院只有 20 家，排在全国倒数 3 位。[①]

2. 根源在于市场开放度低

①国家赋予海南的开放政策尚未用足，突出表现在国务院赋予博鳌乐城国际医疗旅游先行区 9 项优惠政策大多数至今仍未充分使用或推广，先行区的建设工作于 2015 年才正式启动，政策效益尚未对海南全岛产生明显辐射和溢出效果。②健康服务领域垄断远未打破，社会资本进入难。截至 2014 年 6 月底，海南全省共有各类养老服务机构 254 家，其中公办养老机构 226 家，民办养老服务机

---

① 数据来自海南省人民政府。

构 28 家。社会资本进入健康服务业领域面临多种障碍，区域卫生规划、医疗机构设置规划以及健康服务类公共产品的提供方式等，对社会资本进入都有限制。③健康服务业企业发展政策的差别。例如，海南公立医院的体检中心按居民用电收费，电费是 0.6083 元/千瓦时，而私立体检中心通常是租赁铺面开办，电费是按商业用电 1.079 元/千瓦时收取，差价近 1 倍，公办与私立健康服务机构缺乏平等竞争的市场环境。④健康服务业企业面临一系列体制机制性障碍。例如，尽管国家明确民营医院获得医保、新农合定点资质，与公立医院享有同等待遇，但在实际执行过程中，民营资本、国外资本兴办医疗健康机构获得医保、公费医疗定点资格比较困难。

3. 主要短板是人才量少质低

①健康产业领域中的养老服务业人才总量少。中国健康养老产业联盟产业研究中心等机构联合发布《中国健康养老产业发展报告（2016）》显示，中国现有养老机构护理人员不到 30 万人，其中只有 4 万多人持有职业资格证书，这一数字离民政部《全国民政人才中长期发展规划（2010—2020 年）》中"到 2020 年要实现养老机构护理人员达 600 万人"的目标还存在巨大差距。具体到海南养老服务业人才数量、质量、国际化水平等指标差距更加明显。②专业化、复合型经营人才奇缺。一个优秀的养老机构负责人不一定是专科领域的学术权威，但必须掌握公益事业的企业化运营，并同时具备健康管理学、康复治疗学、老年护理学、老年人保健与营养、老年心理学等相关学科知识。但实际情况是由于健康养老领域的专业性和高门槛，专业化、复合型经营人才奇缺。③养老服务业从业人员"三高三低"现象明显。具体表现是养老服务业从业人员平均年龄高、劳动强度高、流动性高以及养老护理员学历层次低、社会地位低、收入低。出现这种现象表层原因是从业人员少、专业水平低所带来的服务能力差，但深层次原因是社会观念对养老服务业存在的偏见，在养老机构工作被看成是"伺候人"，导致从业人员不愿学、不愿干、干不长。

四、海南养老服务业发展对策建议

新背景创造新需求，新需求催生新发展。海南养老服务业在海南建设自由贸易区（港）的新背景下，必将激发全国乃至全球对海南的养老服务业的新需求。

1. 推进产业全面开放

①破解需求与供给错配矛盾。面对多层次、多元化的养老服务需求与养老服务产品供给总量不足、结构不合理、服务水平不高的突出矛盾，关键要加快推进

医疗健康产业全面开放，充分利用"两个市场"和"两种资源"，积极吸引国内外先进技术、新型健康产业业态、专业人才等高端要素集聚，以市场换管理，以政策引人才。②形成养老服务贸易的新优势。海南作为全国服务贸易创新发展试点省，其中最大亮点是在健康服务方面走在全国前列。建议把加快养老服务业市场全面开放作为海南服务贸易创新发展试点的重大任务。③出台海南省健康及养老产业税收优惠政策。要在体现养老服务业公益性的同时，发挥好市场调节的基础作用，建立一套多层次的税收政策体系，满足多层次的养老服务需求。规范养老服务税收优惠政策以提高制度统一性，以服务项目性质为准实施优惠以增强制度公平性，扩大税收优惠范围与力度以增强政策效力。①

2. 创新金融渠道支持

①拓宽投融资渠道。统筹利用高成长服务业发展引导基金、现代服务业产业投资基金支持健康养老产业发展。鼓励社会资本采取建立基金、发行企业债券等方式筹集资金，用于建设养老设施、购置设备和收购改造社会闲置资源等。通过政府和社会资本合作、贷款贴息等模式，撬动更多资金投向养老服务业。②②推动金融产品和服务创新。鼓励银行业金融机构通过放宽信贷条件、给予利率优惠等方式支持社会力量兴办养老机构，允许养老机构利用有偿取得的土地使用权、产权明晰的房产等固定资产抵押贷款，不动产登记机构应予办理抵押登记手续。③推进商业保险资金以投资新建、参股、并购、租赁、托管等多种方式，积极兴建养老社区以及养老健康服务设施和机构，引导慈善资金投向社会养老服务项目。

3. 积极吸纳社会参与

①支持社会资本以多种形式举办医疗健康机构。引导社会力量通过独资、合资、合作、联营、参股、租赁等 PPP 方式参与公办养老机构改革。改革公办养老机构运营方式，鼓励实行服务外包。③例如德国法律规定，私立的养老护理人员培训学校在自主成功运营 3 年以上之后，其教师和外聘教师工资的 93%将由州政府的大众教育部门承担。②鼓励境外资本投资健康服务业。进一步放开市场，引进境外投资者在海南省独资或合资、合作举办设立营利性养老服务机构及养老服务企业总部，在政策允许范围内享受与省内营利性养老机构同等优惠政策。推动具备条件的境外资本在海南设立合资、独资医疗及健康服务机构。降低或取消外资股权比例限制，部分或全部放宽经营资质和经营范围限制。③支持保险资金投资健康养老项目。鼓励保险公司在风险可控的前提下，通过股权、债权、基金、资

---

①郭佩霞，胡彬.支持养老服务业发展的税收政策探析.税务研究，2018，（1）：36-41
②刘丹.我国养老服务业金融创新发展研究.改革与战略，2017，33（10）：185-187，198
③徐宏，岳乾月.养老服务业 PPP 发展模式及路径优化.财经科学，2018，（5）：119-132

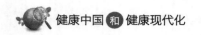

产支持计划、保险资产管理产品等多种形式，为养老服务企业及项目提供中长期、低成本的资金支持。

4. 加强人才队伍建设

①加快养老服务管理人才的培养和引进。积极拓宽养老服务业人才培养投入渠道，建立政府、用人单位、社会筹措等多元化的投入机制。加快形成学历教育与职业培训双轨，包括研究生—本科生—高职生在内多层次、高素质的人才培养体系。[①]②建立职业技能培养与实训基地。支持海南高等院校和中等职业学校与国际健康养生团队合作，开发符合健康服务业国际化要求的精品课程和培训模式，培养和孵化现代健康产业的管理和服务品牌团队。同时，引入国际化考核指标，强化对健康服务业从业人员的技能考核。[②]③建立医疗健康人才交流机制。鼓励支持海南省医院、学校及企业加强与国内外相关知名机构的交流合作，鼓励互派人员访问、交流、学习；定期举办由医生、高级看护人才、健康管理人才及企业人才共同参与的全球健康服务业职业人才峰会，强化跨领域交流；鼓励相关机构采取人才派遣、兼职合作等方式实现人才柔性流动。

中国健康现代化的路径发展研究

赵西君[③]

中国科学院中国现代化研究中心

健康是人类永恒的话题。健康不仅仅是广大人民群众的共同追求，也是民族昌盛和国家富强的重要标志。因此，健康既是人类自身的大事，也是整个国家和民族的大事。健康现代化的研究对于提高人们健康水平，破除制约我国健康现代化的制约因素，探索国家健康现代化的路径具有重要的理论意义和实践价值。

一、中国健康理念的发展演变

健康理念并不是一成不变的，而是随着人们生活水平的不断提高和科学技术

---

①傅文第，李和伟，邸维鹏等.分类分层加快培养适合地方发展需要的养老服务业人才.成人教育，2017，37（11）：40-43

②应验.海南健康产业人才培养刍议.海南日报，2017-01-11（第11版）

③赵西君，中国科学院中国现代化研究中心副研究员、博士，主要从事区域经济与产业发展、地区现代化研究。Email：xijunlx@163.com。

的不断进步，健康理念也会不断演化和升级。1948 年，世界卫生组织提出"健康不仅为疾病或羸弱之消除，而系体格、精神与社会之完全健康状态"，经过 40 年的发展，1989 年世界卫生组织又将健康概念调整为"健康应包括身体健康、心理健康、社会适应良好和道德健康"①，从三维健康上升为四维健康的理念，健康被赋予新的内涵。

  中国健康发展理念随着人们不断增长的物质需求而演变，大体可分为三个阶段。①第一阶段，新中国成立至改革开放前。由于物质资料的匮乏且收入低微（1952 年全国职工年平均货币工资只有 445 元）人们只能以自身的温饱需求为第一追求，人们对健康的理解与感知只停留在"生理健康"这一层面。②第二阶段，改革开放至 2013 年。改革开放之后我国逐步建立了社会主义市场经济体制，物质产品日益丰富，人们的收入水平也不断提高，据国家统计局数据，2013 年全国居民人均可支配收入达到 18 311 元，人均 GDP 超过 7000 美元，第三产业增加值占比（46.1%）首次超过第二产业（43.9%）。物质的繁荣已经使"活着"不再是人生最紧迫的事，人的需要层次完全脱离了"生存"的层次上，而是由生理需要跃升到心理需要的层次，在这一阶段"精神健康"逐步成为与"生理健康"共同成为健康的主要内容。③第三阶段，2013 年至今。"道德健康"逐步引起了人们的高度重视。其中，诚信道德、职业道德、社会美德等逐渐成为人们健康理念的重要组成部分，中央政府也在积极引导人们树立正确的道德观念，在社会主义核心价值观里面，提出"爱国、敬业、诚信、友善"是公民基本的道德规范（图 1）。

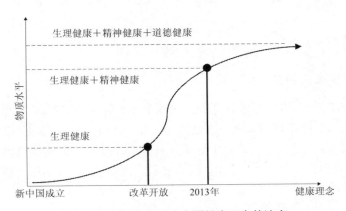

图 1 新中国成立以来中国健康理念的演变

---

①Mechanic D. Social policy，technology，and the rationing of health care. Medical Care Research and Review，1989，46（2）：113-120

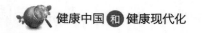

二、中国健康现代化的发展特点

1. 中国健康水平不断提升

随着物质生活水平的不断提升，人们更加关注身体健康，自 2008 年国家卫生部根据《中国公民健康素养——基本知识与技能（试行）》对健康基本知识、健康生活方式、健康基本技能等方面进行了监测，2008 年我国健康素养水平为 6.48%，2016 年提高到 11.6%。这也说明人们健康水平在不断提升。

预期寿命是反映健康的核心综合指标。世界银行公开数据显示，中国出生时预期寿命不断增加，由 1960 年的 43.7 岁上升到 2016 年的 76.3 岁（图 2）。

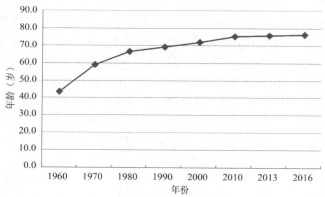

图 2　1960—2016 年中国出生时预期寿命

资料来源：世界银行公开数据

2. 中国健康条件在不断完善

根据第六次全国体育场地普查数据公报显示，截至 2013 年，体育场地数量达到 190 971 个，是新中国成立初期的 539 倍；万人体育场地数量是 12 个，场地面积已经达到 1.86 亿平方米，是新中国成立初期的 171 倍；人均体育场地面积达到 1.46 平方米（表 1）。在广大农村地区，人们也开始注重健身运动，健身场地和健身设施也在不断增加。

表 1　我国体育健身场地基本情况

年份	场地数量（个）	用地面积（平方米）	建筑面积（平方米）	场地面积（平方米）
1949	354	1 383 134	24 161	1 088 462
1960	621	2 479 035	79 768	1 811 231
1970	1 267	3 407 491	153 044	2 754 308

续表

年份	场地数量（个）	用地面积（平方米）	建筑面积（平方米）	场地面积（平方米）
1980	3 412	9 518 194	785 343	7 085 162
1990	8 704	21 215 509	1 309 732	16 960 763
2000	42 449	129 251 399	6 953 723	59 915 524
2010	180 261	539 927 979	18 048 575	168 999 825
2013	190 971	424 393 293	2 4218 268	185 656 033

资料来源：根据《第六次全国体育场地普查数据汇编》整理，http://www.sport.gov.cn/pucha/index.html

　　根据世界银行数据显示，我国医疗卫生设施普及率由 1990 年的 47.5% 上升到 2015 年的 76.5%，每千人床位比例从 1965 年的 1.4 张上升到 2015 年的 5.1 张，医院密度从 1965 年 7.35 个/百万人上升到 2014 年的 18.91 个/百万人，每千人医生比例由 1960 年的 0.90 人上升到 2015 年的 2.21 人，每千人卫生技术人员比例由 1980 年的 2.85 人上升到 2016 年的 6.12 人。由此可见，我国医疗卫生条件正逐步改善，由医院、基层医疗卫生机构、专业公共卫生机构等组成的覆盖城乡的医疗卫生服务体系也正在形成，医疗卫生条件的改善为我国健康现代化的发展提供了重要基石。

3. 中国健康政策在不断完善

　　自新中国成立以来，中央政府就高度重视公民健康，1952 年发动了"爱国卫生运动"积极推进全国防疫工作，共同建设公共卫生环境。2008 年国家卫生部发布了《中国公民健康素养——基本知识与技能（试行）》，引进健康素养的概念，广泛开展各种健康教育干预和健康知识普及，提高广大群众健康知识知晓率和健康行为形成率。2016 年，国务院印发《"健康中国 2030"规划纲要》，主要是推进健康中国建设，并认为健康中国建设是全面建成小康社会、基本实现社会主义现代化的重要基础，是全面提升中华民族健康素质、实现人民健康与经济社会协调发展的国家战略。由此可以看出中央政府高度重视全国人民健康水平的提高（表 2）。

　　不仅如此，我国自 20 世纪 80 年代以来，为能够更好地发挥医疗卫生的服务作用，积极开展一系列的医疗体制改革，其中所有制结构、管理体制、运行机制等方面成为改革的重点。改革使得医院的数量、床位、设备、人员数量相比计划经济时期有了明显的增长，就医环境全面改善，技术水平和业务素质迅速提高。

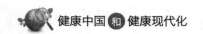

表 2　2009—2018 年我国医药卫生主要文件政策梳理

文件名称	核心目标	出台时间
《中共中央　国务院关于深化医药卫生体制改革的意见》	建设覆盖城乡居民的公共卫生服务体系、医疗服务体系、医疗保障体系、药品供应保障体系，形成四位一体的基本医疗卫生制度	2009 年 3 月
《关于促进健康服务业发展的若干意见》	力争到 2020 年，基本建立覆盖全生命周期、内涵丰富、结构合理的健康服务业体系，健康服务业总规模达到 8 万亿元以上	2010 年 10 月
《关于公立医院改革试点的指导意见》	探索建立与基层医疗卫生服务体系的分工协作机制，加快形成多元化办医格局	2010 年 2 月
《国务院关于印发国家基本公共服务体系"十二五"规划的通知》	对社会保险、基本社会服务、基本医疗卫生、人口和计划生育的重点任务、基本标准和保障工程进行了规划设计，特别是对基本标准进行了量化	2012 年 7 月
《国务院关于加快发展养老服务业的若干意见》	提出"医养结合"养老模式，进一步推进养老服务产品更加丰富，市场机制不断完善，养老服务业持续健康发展	2013 年 9 月
《关于推进县级公立医院综合改革的意见》	坚持公立医院公益性质，以破除以药补医机制为关键环节，全面深化县级公立医院管理体制、补偿机制、价格机制、药品采购、人事编制、收入分配、医保制度、监管机制等综合改革	2014 年 3 月
《国务院办公厅关于印发全国医疗卫生服务体系规划纲要（2015—2020 年）的通知》	对各类医疗卫生机构、卫生人才进行规划，优化医疗卫生资源配置，构建与国民经济和社会发展水平相适应、与居民健康需求相适的整合型医疗卫生服务体系	2015 年 3 月
《国务院办公厅关于城市公立医院综合改革试点的指导意见》	到 2017 年，城市公立医院综合改革试点全面推开，现代医院管理制度初步建立，医疗服务体系能力明显提升，就医秩序得到改善，城市三级医院普通门诊就诊人次占医疗卫生机构总诊疗人次的比重明显降低医药费不合理增长得到有效控制；群众满意度明显提升，就医费用负担明显减轻	2015 年 5 月
《"健康中国 2030"规划纲要》	以普及健康生活、优化健康服务、完善健康保障、建设健康环境、发展健康产业为重点的健康中国战略	2016 年 10 月

三、基于国际比较的中国健康现代化的路径障碍分析

1. 健康服务能力有待进一步提升

自新中国成立以来，我国健康服务有了大幅度提升，但与经济社会发展和人民群众日益增长的服务需求相比，医疗卫生资源总量仍显得相对不足。2015 年，中国每千人护士和助产士人员比例为 2.34 人，远低于美国（9.88 人）、英国（8.44 人）、德国（13.79 人）等发达国家，也低于世界平均值和高收入国家值。2015 年中国卫生设施普及率仅为 76.5%，而美国、英国和德国则分别达到了 100%、99.2% 和 99.2%。同时，我国医疗卫生服务能力层次较低，执业（助理）医师中大学本科及以上学历者占比仅为 45%；注册护士中大学本科及以上学历者占比仅为 10%。

2. 健康产业发展明显滞后

健康产业是一个地区健康现代化发展的重要标志。健康产业涵盖范围很广，既包括健康制造业，例如医疗器械、保健器具、保健用品制造等，也包括健康服务业，例如健康咨询、健康管理、休闲健身等产业。然而，中国健康产业作为一个新兴产业，与发达国家仍有很大的差距，2014 年中国健康产业[①]占 GDP 比例为1.98%，而美国、德国、法国在 2010 年健康产业增加值占 GDP 比重已经达到 7.64%、7.34% 和 9.06%。2014 年中国从事健康产业的劳动力比例为 3.16%，而美国、德国、法国从事健康产业的劳动力比例则在 2011 年分别达到 11.98%、10.71% 和13.33%，由此可见，中国健康产业发展的潜力非常巨大。

3. 健康发展环境仍然面临较大压力

中国健康现代化离不开良好的生态环境。近年来，中央政府十分重视生态环境建设，党的十八大提出了建设"美丽中国"的号召，并努力践行着"绿水青山就是金山银山"的发展方针；党的十九大提出又提出"建设的现代化是人与自然和谐共生的现代化"和"建设生态文明是中华民族永续发展的千年大计"战略部署。不仅如此，生态文明建设逐步写入党政领导班子的政绩考核目标中，2016 年，中共中央办公厅、国务院办公厅印发《生态文明建设目标评价考核办法》，发挥评价考核"指挥棒"作用，落实地方党委和政府领导班子成员生态文明建设责任，生态环境的"一票否决制"已成为普遍现象。据世界银行数据显示，中国生态环境正在持续变好，森林覆盖率由 1990 年的 16.74% 上升到 2015 年的 22.19%，然而与发达国家相比，部分生态环境质量依然面临较大的压力。以 $PM_{2.5}$ 为例，2013年，中国 $PM_{2.5}$ 年均浓度达到 54.36 微克/米 ^{3}，是世界平均值的 1.73 倍，也远高于美国、英国、法国等发达国家，分别为它们的 5.1 倍、5.0 倍和 3.9 倍。

4. 健康医疗体制机制仍有待改革

良好的医疗卫生体制机制是保障我国走向健康现代化的制度源泉，当前我国的医疗卫生体制机制仍存在诸多问题，主要表现在：①优质医疗资源分布不均匀，大城市集中了过多的优质医疗资源，而偏远地区和农村地区卫生服务能力十分薄弱，医疗设施利用效率不高，导致大城市医疗机构"一号难求"与基层医疗机构"少人问津"的矛盾依然存在；②医疗费用昂贵，医疗保险制度不到位，"因病致穷"现象屡有发生；③医生收入与劳动强度不成正比，未建立应有的激励机制；④以药补医机制尚未有效破除，科学的补偿机制尚未建立；⑤公立医院与私营医院存在不公平竞争等。

---

①中国健康产业数值为国家标准产业分类 4.0 版中"卫生和社会工作"的数据。

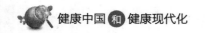

四、中国健康现代化的政策建议

1. 形成正确的心理健康观念

随着生活水平的提高，人们开始普遍注重身体健康，合理膳食、合理用药、科学运动等已经深入人心，人们的身体素质开始明显变好。随之而来的，人们的心理健康和精神健康问题开始凸显，以抑郁症、焦虑症为代表的精神疾病开始蔓延，"亚健康"开始成为社会热门话题。不同于身体健康，影响精神健康的因素非常复杂，并且在医学领域也尚处于探索阶段，但精神健康对于健康现代化的实现至关重要，因此必须加强引导和树立正确的心理健康观念。①加大心理健康、精神健康乃至道德健康的研究力度；②在健康教育的同时，根据不同人群应提供适当的健康教育服务，增设心理辅导站；③围绕精神健康的核心问题，加大宣传力度，例如电视宣传、海报宣传、公益广告宣传等，帮助人们建立正确的心理健康观念。

2. 加强健康服务能力建设

良好的健康服务能力是健康现代化实现的重要保障，与国外发达国家相比，我国健康服务能力仍有较大差距。①在人力资源方面，继续加大护士、助产士、全科医生以及高端医疗人才的培养力度，以满足当前医护人员特别是养老医护人员短缺的问题，同时要加大在岗医护人员的业务能力培训力度；②大力提高社区基层医疗组织的健康服务能力，真正实现社区医疗组织作为我国健康服务保障的前沿阵地的作用，解决人们有病就直接涌向大医院、大城市，过度挤占优质医疗资源的弊病；③进一步提升健康医疗信息化服务能力，大力推进大数据、物联网、云计算、人工智能等新一代信息技术在健康领域的运用；④大力探索一些新型的医疗健康模式，比如医养结合发展模式、分级诊疗模式等。

3. 大力发展健康产业

健康产业的发展不仅能够满足人们对健康医疗用品的旺盛需求，也能够大大提升我国在国际健康领域的竞争力。①大力发展医疗设施产业，立足国际医疗设备发展前沿，加大科研投入力度，鼓励发展一批高精尖的医疗设备，逐步提高国产医用设备配置水平，同时大力发展健康运动产品，例如体育器械产品、户外运动产品、养生养老产品等；②大力发展医药产业，重点开发具有靶向性、高选择性、新作用机理的治疗药物，同时加大中医药产业的发展力度，大力推进中医药产业现代化；③进一步丰富和完善健康保险、健康金融、健康管理、健康咨询等健康服务产业的发展，加强行业规范、信用体系等方面的建设，使健康产业真正在健康现代化建设中发挥行业保障服务作用。

4. 进一步深化健康医疗体制机制改革

医疗卫生体制机制能够从深层次上影响中国健康现代化的实现与否，我们应以《"健康中国2030"规划纲要》为引领，加快落实国务院颁布的《"十三五"深化医药卫生体制改革规划》，重点在卫生法律法规建设、医疗保障制度、医院管理制度、基本药物供应制度、医务人员激励机制等方面进一步深化改革。在基本医疗保险制度方面，应打破户籍和行政区划限制，建立异地就医、异地结算机制，制定并实施基本医疗保险在不同制度、不同区域之间的转移接续办法，同时建立基本医疗保险与大病保险、医疗救助、商业健康保险相互联通的机制。进一步发挥公立医院的公共服务职能，体现国家医疗卫生对公民健康保障的基本作用。继续深化公立医院体制改革，大力推进政事分开、管办分开，建立现代公立医院管理制度。建立合理的医务人员激励机制，坚决破除以药补医机制，理顺药品价格和医疗服务价格。总之，要乘势国家各项事业深化改革的有利契机，全面深化我国医疗卫生事业改革，形成高效、规范、科学合理的医疗卫生体制机制，全面促进中国健康现代化的实现。

参 考 文 献

国务院.2016.关于印发"十三五"深化医药卫生体制改革规划的通知

国务院办公厅.2016.国务院办公厅关于促进医药产业健康发展的指导意见

何传启.2010.现代化科学——国家发达的科学原理.北京：科学出版社

王黎明.2002.先进医疗设备是医院提高医疗水平的重要条件.医疗设备信息，（1）：32-33

吴小龙，费建明.2009.创新卫生执法手段的有关法律和现实思考.中国公共卫生管理，25（1）：18-19

尹力.1999.我国医疗机构的主要问题及其对策.中国医院管理，19（1）：8-9

张兴国，陈丹.2016.健康观念转变及其当代意义.辽宁大学学报（哲学社会科学版），44（1）：30-36

中共中央，国务院.2016."健康中国2030"规划纲要

World Bank.2016.World Development Indicators.http://databank.worldbank.org/data/home.aspx.